Christina Mann und Friedhelm Strickler

Aus dem Reich der wilden Kräuter

Christina Mann und Friedhelm Strickler

Aus dem Reich der wilden Kräuter

Heilkunde und Rezepte

Mythologie und Zauber

Standort im Garten

illustriert von Heidi Janicek

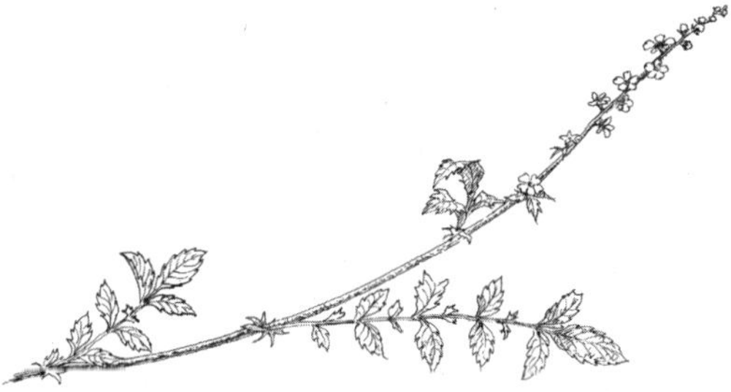

pala verlag

Die Lektüre dieses Kräuterbuches ersetzt keinesfalls den Besuch bei einem Heilkundigen im Falle einer Krankheit. Wir weisen ausdrücklich auf Folgendes hin: Für die Nachahmung, für die beschriebenen Anwendungen, für die Rezepte und deren Gelingen, für die medizinischen Hinweise und die Wirkungen der Pflanzen in diesem Buch wird von den Autoren und auch vom Verlag keinerlei Haftung übernommen.

Inhalt

Liebe Leserin, lieber Leser,

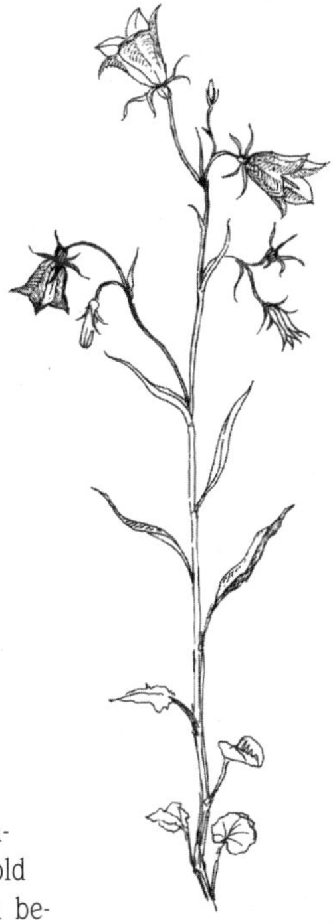

»Am Abend vor der Sommersonnenwende zog einst vor langer Zeit in Irland ein einzelner Reitersmann über die saftigen Wiesen Connachts zum Meer hin. Friedlich senkte sich der Abend auf das Land herab. Die Hecken strömten süßen Duft von Geißblatt und wilden Rosen aus, und unter den Hufen des Pferdes schimmerte ein weißer Teppich aus Gänseblümchen. Vorn lag ein Wald von Eichen und Eschen, deren Stämme in dichten Bodennebeln verschwanden. Und blau schienen aus der Ferne die Berge von Connemara herüber.

Der Mond ging auf und stand als silberne Sichel am Himmel. Die Dunkelheit nahm zu. Dennoch setzte der Reiter seinen Weg unverdrossen fort durch die Stille, die nur vom Seufzen des Windes in den Gräsern und vom Knarren des Sattels unterbrochen wurde. Doch als er sich dem Wald näherte, ließen ihn merkwürdige Geräusche innehalten. Sanfte Harfen- und Flötenlaute drangen an sein Ohr.

Einen Augenblick später gewahrte der Reisende eine prächtige Prozession. Der Zug bestand aus hundertvierzig in Gold gekleideten Rittern. Ihre Pferde waren mit goldenen Hufen beschlagen und goldenen Glöckchen behängt. Zwischen ihnen war eine Schar junger Frauen zu erkennen – der Kleidung nach alle Prinzessinnen. (...)

Die sonderbare Prozession tauchte aus dem Nebel auf und verschwand wieder darin, war einen Moment sichtbar und schon im nächsten nicht mehr – schien von dieser Welt und gleichzeitig doch wieder nicht. Der Zug erstrahlte in goldenem Licht und hinter ihm gab ein Weg, der in den Wald zurückführte, den Blick auf eine gewaltige Festung frei. (...)

Was der Reisende in jener unvergesslichen Nacht gesehen hatte, steht wohl zweifelsfrei fest: Er war Zeuge einer Prozession von Feen gewesen – jener Gattung von Geschöpfen, die in menschlicher Gestalt und im Besitz übermenschlicher Kräfte einst die Randgebiete der menschlichen Welt bevölkerten. Und er war einer der letzten Menschen, denen ein solcher Anblick vergönnt war. Zu jener Zeit, als der Reisende unterwegs war, hatten die Feen bereits begonnen, sich von der Menschheit zurückzuziehen. Es war die Epoche, als den Wäldern, die den Erdball bedeckten, große Flächen Ackerland abgetrotzt wurden, als die Wege der Marketender und die Straßen der Händler schon in entlegene Winkel der Erde reichten und in der Wildnis Dörfer und Städte entstanden. Während der Mensch immer größere Teile der Natur zähmte, verwandelten sich deren Beschützer, die Feen, endgültig in ätherische, vom menschlichen Auge nicht mehr wahrnehmbare Geschöpfe. Das waren sie nicht immer gewesen.

Einst, als die Geschichte ihren Anfang nahm – bevor die Menschen begannen, die Welt nach ihren eigenen Vorstellungen zu ordnen, und bevor zwischen der irdischen Welt und den übrigen Geschöpfen feste Grenzen entstanden –, bewegten sich die Feen frei unter den Sterblichen, und die beiden Gattungen machten recht häufig miteinander Bekanntschaft. (...)« (Verzauberte Welten, Hamburg 1984, S. 7)

Die »wilde« Flora um uns herum gehört zu den alltäglichsten Sachen, die uns umgeben, so alltäglich, dass sie uns oft keines Blickes wert ist. Wir haben verlernt, die Wunder der Natur zu sehen, wir haben vergessen, dass wir ein Teil dieses Wunders sind. Blind, taub und gefühllos stolpern wir ein Lebtag vorbei am Zauber dieser Welt. Wir haben vergessen, wie man in ihn eintaucht, keine Geschichten mehr, keine Sagen, keine Märchen, keine Legenden. Wir haben vergessen und wir vergessen jeden Tag ein bisschen mehr. Wir können die Feen nicht mehr sehen ...

Und doch, woher kommt der Boom der Fantasiegeschichten von Fuchur, dem Drachen, bis hin zu Harry Potter und einer ungezählten Menge an guten und schlechten Geschichten in Büchern und anderen Medien? Ist vielleicht doch die Sehnsucht nach Märchen und Geschichten, nach dem, was sich hinter dem Offensichtlichen verbirgt, nach mehr als Aufstehen, Arbeiten, Essen, Fernsehen, Schlafen in uns? Fehlt uns vielleicht doch die innere Verbindung, die grundsätzliche Harmonie mit der Welt um uns herum?

Vielleicht ist auch das ein Grund dafür, dass die Beschäftigung mit den wilden Kräutern unserer Welt wieder mehr und mehr modern geworden ist, dass es ein offenes Ohr für das Wissen darüber gibt, nicht nur für die medizinischen, sondern eben und gerade für die zauberhaften Eigenschaften vieler wilder Pflanzen.

Und vielleicht liegt es an einer größeren Offenheit, dass sich immer mehr Menschen entschließen, die Natur wieder zu entdecken, indem sie sich mit den wild wachsenden Pflanzen beschäftigen.

Begleiten Sie uns mit diesem Buch auf einer Reise, die den Obertitel »Faszination Wildkräuter« verdient, begleiten Sie uns auf einer Wanderung zurück zur Natur. Vielleicht lassen Sie sich anregen, selbst einmal auf den Boden zu schauen, was dort so alles wächst, und wer weiß, vielleicht finden Sie ihn wieder, den Zauber dieser Welt.

Es ist nicht so sehr wichtig, ob die einzelnen Informationen, Geschichten und Mythen heute nachweisbar sind und ob sie alle korrekt nacherzählt wurden, wichtig ist das Gefühl, das sie uns zu den Pflanzen vermitteln. Früher glaubten die Leute an das, was wir berichten, ob aber Sie das heute auch tun, bleibt Ihnen selbst überlassen.

Die sachlichen Informationen aber, die Sie im zweiten Teil des Buches bei den konkreten Kräuterbeschreibungen finden, sind sorgfältig recherchiert. Allerdings gilt auch hier, dass die verschiedenen Einsatzmöglichkeiten von Wildkräutern in der Literatur und anderen Foren sehr unterschiedlich diskutiert werden. Sinnvoll ist es allemal, im Ernstfall keine Selbstversuche zu starten, sondern einen Fachmann oder eine Fachfrau aus dem großen Bereich des Gesundheitswesens zu Rate zu ziehen.

Alle wilden Pflanzen enthalten Vielstoffgemische und viele von ihnen dabei Giftstoffe, die für den menschlichen Körper schädlich sind. Das Sammeln von und Selbstversuche mit wilden Pflanzen sind ohne hinreichende Kenntnisse und Ausbildung unverantwortlich und können unter Umständen sehr unangenehme bis tödliche Folgen haben!

Wir alle haben in der Schule gelernt, was Assimilation ist, und wir alle haben gelernt, dass ohne die assimilative Leistung der Pflanzen kein tierisches und auch kein menschliches Leben auf diesem Planeten möglich wäre, und doch werden die Regenwälder jedes Jahr kleiner und wird auch in unserem Kulturkreis die Vielfalt der Pflanzen jedes Jahr geringer. Das Schlimme dabei ist, dass dieser Prozess höchst schleichend vor sich geht, das heißt, wir merken es gar nicht so richtig. Natürlich hören wir immer wieder mal etwas über die Abholzung der Regenwälder oder über das große Waldsterben, aber im Prinzip steht jeder Einzelne dem ziemlich hilflos gegenüber, und auch wenn wir Recyclingpapier verwenden und den Verbrauch an Papier einschränken, wenn wir unser Glas recyceln, weitgehend regionale Produkte einkaufen, nur Wasser sparende Waschmaschinen kaufen und Ähnliches, so richtig geholfen hat es unserer Natur bisher nicht. Nun ist es wohl wenig sinnvoll, anklagend den Finger zu heben oder jammernd und zeternd durch die Welt zu laufen, es gilt zu schauen, was jeder Einzelne von uns dafür tun kann, dass uns die Pflanzen erhalten bleiben und dadurch auch unser aller Lebensraum.

Deswegen ist der wichtigste Grund für dieses Buch nicht, Ihr Wissen über die Pflanzen zu vermehren, denn es ist nicht wichtig, alles über eine Pflanze im Kopf zu haben. Selbstverständlich erfahren Sie in diesem Buch das Wichtigste zu den genannten Pflanzen, aber trotzdem eben nur einen Ausschnitt, es fehlen zum Beispiel botanische Einzelheiten. Wichtig ist eben, dass wir die Pflanzen als solche schätzen und erhalten, und zwar überall dort, wo dies jedem Einzelnen möglich ist, und diese Möglichkeiten sind oft größer, als man glaubt.

Natürlich heißt das nicht, dass man nun im Garten nichts mehr tut. Doch wenn man sich zum Beispiel den unmäßigen Einsatz aller möglichen und unmöglichen Mulchmaterialien anschaut, wird schnell deutlich, dass man auch zu viel des Guten tun kann. Zahllose öffentliche Anlagen sind zugemulcht, Unkraut ade, das spart Geld und sieht hübsch ordentlich aus, aber es unterdrückt auch zahlreiche (unerwünschte) Kräuter – Unkräuter eben. Kräuter, die noch gar nicht so lange unerwünscht sind, die im Gegenteil früher oft und reichlich verwendet wurden.

Sicher, heute brauchen wir sie nicht mehr, und oft genug sind wir auch Zwängen ausgesetzt, die uns kaum Spielraum lassen, wie in der Landwirtschaft oder dann, wenn ein Grundstückseigentümer auf der schnellen und billigen Mulchmethode besteht. Ebenso viele Menschen, wenn nicht noch mehr, hätten aber die Möglichkeit, solche Zwänge hinter sich zu lassen. Viele halten die Unkräuter selbst für höchst unerfreuliche Zeitgenossen (was sie manchmal auch sein können, man schaue sich nur einen meiner Kräutergärten an, in dem ich seit Jahren mit dem – durchaus

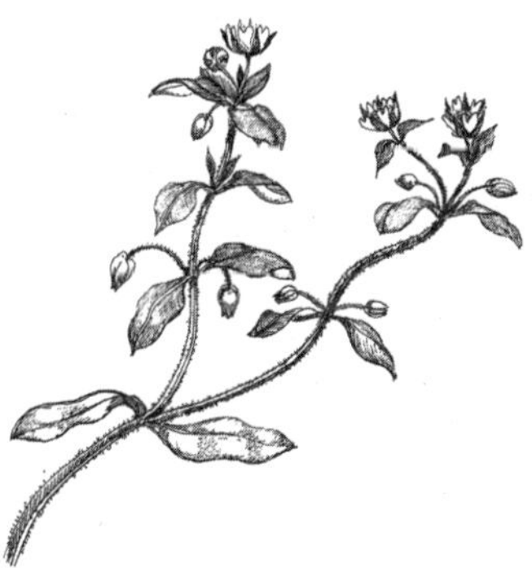

gesunden – Acker-Schachtelhalm auf Kriegsfuß stehe) und schätzen den Wert einer gezüchteten Gartenblume viel höher ein, weil sie oft viel schöner aussieht. Wobei kaum jemand darüber nachdenkt, woher dieses Schönheitsideal kommt, oder reflektiert, warum wir so ordentliche Gärten brauchen (ganz abgesehen davon, dass es auch ziemlich viel Arbeit macht).

Andererseits bin ich sicher, wüssten die meisten Gärtner, dass eine wilde Schafgarbe dreißig bis vierzig Wildbienenarten ernähren kann, während eine gezüchtete Gartenschafgarbe nur Nahrung für drei Arten liefert, es gäbe viel mehr wilde Schafgarbe in unseren Gärten, auch gemeinsam mit den farblich natürlich beeindruckenderen Gartensorten.

Deswegen will dieses Buch eine Lanze brechen für all die wilden Kräuter, die wir so bedenkenlos ausrupfen, über die wir so achtlos hinwegsehen und die eben auch immer weniger werden, wie der Klatsch-Mohn, die Kornblume, die Kornrade, das Quendelblättrige Sandkraut, der Hasenklee und viele mehr. (Diese sind übrigens in diesem Buch nicht aufgeführt, eben, weil man sie kaum noch findet.)

Es geht mir, wie gesagt, nicht darum, botanisches Wissen zu vermitteln, sondern darum, wieder ins Bewusstsein zu rücken, dass diese Pflanzen bedeutend sind, dass sie es wert sind, von uns beachtet und geschätzt zu werden. In den letzten Jahren ist diesbezüglich ein Wandel festzustellen. Kräuter erfreuen sich zunehmender Beliebtheit, und gerade die Wildkräuter nehmen dabei einen großen Raum ein. Vielerlei Kochbücher findet man und allerlei Literatur über die sonstigen alltäglichen Verwendungsmöglichkeiten der wilden Kräuter. Auch dazu werden Sie Einiges in diesem Buch finden. Ein Schwerpunkt ist aber die übergeordnete Bedeutung der Kräuter, denn die Wildkräuter verdienen unsere Achtung nicht nur dafür, was sie alltäglich für uns leisten können, sondern eben auch für das, was sie ewige Zeiten lang für uns geleistet haben, in medizinischer, ernährungsphysiologischer und nicht zuletzt in mythologischer Hinsicht.

Begleiten Sie uns nun auf einer typischen Wildkräuterwanderung mitten in Deutschland mit Kräuterfreunden so typisch wie Sie und ich. Alles, was Sie dort erfahren und durchaus noch Einiges mehr, finden Sie im zweiten Teil des Buches nach Kräutern geordnet wieder. Denn natürlich wachsen im Verlauf eines Jahres viel mehr Kräuterarten, als man während einer Wanderung im Frühling entdecken kann. Zahlreiche von ihnen erhielten einen eigenen Steckbrief im zweiten Teil des Buches, einfach, weil wir sie wichtig und erwähnenswert finden. Manche ihrer Inhaltsstoffe wegen, andere ihrer mythologischen Bedeutung wegen. Es lohnt sich auf jeden Fall, dort zu stöbern.

Im Anhang finden Sie außerdem eine Liste ausgewählter Literatur sowie eine Kurzbeschreibung der Inhaltsstoffe und einige grundlegende Überlegungen zu Arbeitsweisen der Phytopharmazie.

März 2005

Zur 3. Auflage 2013

Seit der ersten Auflage dieses Buches sind einige Jahre ins Land gezogen, und trotzdem hat dieses Kräuterbuch nicht an Aktualität verloren. Im Gegenteil, anders als ich 2005 vermutet hätte, ist der Trend zu wilden und nichtwilden Kräutern ungebrochen, wenn nicht gar gewachsen. Nicht nur, weil inzwischen eine Flut von Literatur zu diesem Thema das Land überschwemmt, auch in meiner ganz persönlichen »Bildungs«arbeit mit und zu den wilden Pflanzen erhielt ich in den letzen zehn Jahren immer mehr und breiteren Zulauf. Und das liegt sicher nicht nur an mir, vielmehr hatte ich in sehr vielen Gesprächen mit Teilnehmern von Kräuterwanderungen, Kräuterseminaren, Ausbildungen und anderen Veranstaltungen den Eindruck, dass sich immer mehr Menschen und auch immer jüngere Menschen auf dem Weg zurück zu natürlicheren Umgangsweisen mit sich selbst und der Natur befinden. Dazu gehört für viele Menschen wohl auch, bewusster mit sich selbst und mit der sie umgebenden Natur umzugehen, sie zumindest einmal kennen zu lernen und zum Beispiel auch die Pflanzen in das eigene Leben – zumindest ansatzweise – einzubeziehen.

Obwohl es in Deutschland nicht einfach ist, weil sich das öffentliche Gesundheitswesen und die staatlichen Kontrolleinheiten zunehmend von (Wild-)Kräutern als Heilpflanzen distanzieren, scheint es in der Bevölkerung ein wachsendes Bedürfnis nach Information zu und Beschäftigung mit den wilden Pflanzen zu geben. Dabei spielen die heilkundlichen Fähigkeiten eine große Rolle. Das Bedürfnis nach Information und Wissen drückt sicher auch aus, dass viele Menschen ihren Körper ernster nehmen und auch die Verantwortung dafür wieder mehr zu übernehmen wünschen. Oft geht es in erster Linie nicht darum, sich im Krankheitsfall mit Heilpflanzen kurieren zu können. Vielmehr interessiert die Menschen, wie sie mit Hilfe der Kräuter Krankheiten verhindern oder vorbeugen können. Und gerade da kann man sicher auch viel erreichen.

Ein gutes Beispiel dafür sind die Bitterstoffe, die sich einerseits in sehr vielen wilden Pflanzen finden und die andererseits aus unserer Nahrung weitgehend weggezüchtet wurden. Bitterstoffe sind essentiell notwendig für die langfristige Gesunderhaltung des menschlichen Körpers und ich kann mir gut vorstellen, dass einige Zivilisationskrankheiten wie Bluthochdruck, Übergewicht, Herz-Kreislauf-Erkrankungen und andere ursächlich auch damit zusammenhängen, dass in unserer Nahrung kaum noch Bitterstoffe vorhanden sind.

Menschen, die sich mit wilden Pflanzen beschäftigen, die versuchen, diese wieder in ihr alltägliches Leben einzubeziehen, sei es in der Ernährung, sei es als Tinktur oder Saft oder Likör, Menschen, die die wilden Pflanzen wieder im Garten zulassen, tun dies in erster Linie für sich selbst. Damit erreichen sie nicht nur, dass sie selbst länger gesund bleiben, sie sind auch Vorbilder für andere, sie finden zahlreiche Nachahmer und sie tragen einen guten Teil bei zur Erhaltung der Biodiversität, die letztlich für uns alle (überlebens-)wichtig ist.

Ayurveda und TCM (Traditionelle Chinesische Medizin) sind heute keine Fremdworte mehr, immer mehr Menschen scheint die TEM (Traditionelle Europäische Medizin) aber direkter anzusprechen, was nicht wundert, immerhin ist sie Teil unseres eigenen Kulturkreises. Zuhören, hinhören zu dem, was unsere Vorfahren noch wussten, zusammenbinden mit dem, was die heutigen Wissenschaftler herausfinden, und sich selbst eine Meinung bilden, sich also kritisch, aber konstruktiv sowohl mit den historischen als auch mit den aktuellen Informationen auseinanderzusetzen, führt möglicherweise dazu, dass man wieder selbst entscheiden kann, was man mit welcher Pflanze tun möchte und was nicht.

Wie schon eine keltische Triade sagt: Drei Dinge gibt es, die die Weisheit ruinieren: Ignoranz, unvollständiges Wissen und Vergesslichkeit.

Dass es geht und auch staatlich anders geht, zeigt das Beispiel der Schweiz, in der derzeit etwa 200 Phytotherapeutika als offizielle Heilmittel zugelassen sind – ebenso wie diverse Heilverfahren der komplementären Medizin, die vom Arzt verordnet von der Krankenkasse bezahlt werden. Das gibt der Heilpflanze einen Status als Heilmittel und damit einen großen Wert.

Wildpflanzen in der freien Natur zu sammeln, ist heutzutage nicht überall möglich und erwünscht. Umso erfreulicher ist es, dass es immer mehr Gärtner und Gärtnereien gibt, die sich diesem Thema widmen.

Mein ausdrücklicher und herzlicher Dank geht deshalb besonders an meinen guten Freund und Wildpflanzengärtner Friedhelm Strickler, der all die wunderbaren Wildpflanzen »Im Garten« beschreibt und dem Buch damit und mit den »Weiteren empfehlenswerten wilden Kräutern« einen wichtigen zusätzlichen Nutzen gibt.

Christine Ma[illegible]

Februar 2013

Ein Frühlingstag ...

An einem wunderschönen, typisch rheinhessischen Frühlingstag Ende April ist es, als ich in der Eckelsheimer Dorfmitte stehe, meine Nase Richtung Sonne strecke und der Dinge harre, die da in Form einer Kräutergruppe auf mich zukommen sollen.

Glasklarer blauer Himmel über mir, gegenüber die alte Scheune, gestochen scharfes Grün um mich herum und die Sonne so hell, dass ich kurz über eine Sonnenbrille nachdenke, lassen mir das Herz höherschlagen. Endlich ist der lange Winter vorbei. Endlich lugen sie wieder hervor, unsere kleinen grünen Freunde, und endlich wieder Zeit zum Sammeln, Ausprobieren und Genießen, Zeit, mit Freunden Kräuterlatein zu spinnen, zu feiern, die meiste Zeit wieder im Freien zu verbringen, eben, so richtig zu leben. Und während ich so über das kommende Jahr sinniere, schweift mein Blick umher und bleibt auf der Wiese hinter mir an einem **Gänseblümchen** hängen.

»Es muss aber das erste sein, denn dann«, so hat schon meine Oma erzählt, und so steht es auch immer wieder schwarz auf weiß geschrieben, »wenn man das erste Gänseblümchen sieht und es unverzüglich verspeist, geht einem das Geld in diesem Jahr nicht aus«.

Also, das ist doch ein Grund, und außerdem mache ich das schon seit Jahren so und bisher hat es auch geholfen. Also, nix wie rüber, gebückt ... na, und dann sehe ich das kleine Blümchen so vor mir mit dem weißen Blütenkranz und dem gelb-rot-rosa Köpfchen und kann mich fast nicht überwinden, es abzupflücken, so hübsch schaut es aus.

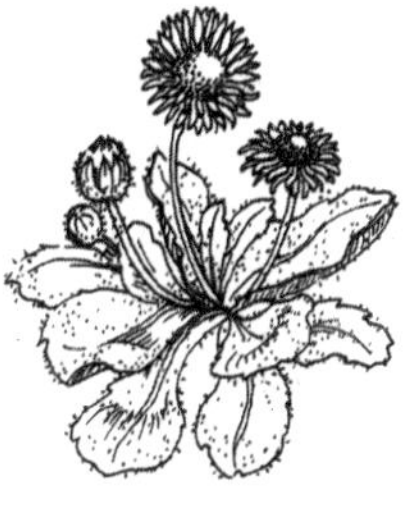

Gänseblümchen

Überhaupt ganz erstaunlich, was so ein kleines Blümchen alles kann.

In der Küche war es früher schon sehr beliebt, nicht nur als gut aussehende Dekoration, nein, die Köpfchen schmecken in Salaten ganz ausgezeichnet, sind in vielen Gegenden Bestandteil der »Grünen Neune« und Rezepte für Kapern-Gänseblümchen finden sich in jedem besseren Kräuterkochbuch. Auch in der Heilkunde schätzte man die kleinen Korbblütler wegen ihrer milden schleimlösenden und wassertreibenden Inhaltsstoffe. Für unsere Vorfahren, die Kelten und Germanen, war das Gänseblümchen sogar der Frühlingsbringer, je weiter man nach Norden kommt, desto bedeutsamer. Im verregneten Irland zum Beispiel erzählt man sich, dass dann, wenn man auf neun Gänseblümchen treten kann, der Frühling da ist. Die Germanen weihten das Gänseblümchen ihrer wichtigsten Göttin, Freya, die als Göttin der Liebe und Fruchtbarkeit galt.

Und während mir immer mehr zu dieser kleinen Schönheit *(Bellis perennis)*, die bei Regen gleich die Blüte schließt, einfällt, siegt schließlich die (Geld-)Gier, ich pflücke das eine, ganz besondere Köpfchen, schiebe es in den Mund und beginne, während ich aufstehe, genüsslich darauf herumzukauen.

»Hmhmmm«, räuspert es hinter mir, so völlig versunken bin ich in das Blümchen, dass ich nicht bemerke, dass jemand aufgetaucht ist.

»Guten Appetit, essen Sie eigentlich alles, was so wächst?« Verblüfft drehe ich mich um, ein bisschen dumm komme ich mir vor und außer einem »na ja« will mir auch nichts Gescheites einfallen (natürlich esse ich nicht alles, was so herumwächst – blöde Frage –, wer ist das denn?).

»Klaus«, stellt sich mein Gegenüber vor, »bin ich hier richtig bei der Kräuterführung?«. »Ja genau«, kann ich gerade noch antworten, da kommen von der Straße immer mehr Menschen auf mich zu. Sie gruppieren sich von ganz alleine um mich herum, es liegt vielleicht an meiner grünen Jacke, dass alle denken, ich bin hier die Kräuterführerin.

Derweil sich die Gruppe formiert, kann ich sie einen Moment lang betrachten. Da ist die kleine ziemlich rundliche Dame(?), eigentlich wirkt sie weniger damenhaft, geschminkt, die Haare ganz schwarz gefärbt und so ist sie auch gekleidet. Neben ihr steht ihr Gatte, ein ganzes Stück größer, aber während sie so aussieht, als stemme sie ununterbrochen die Hände in die Hüften und packe an, scheint er ruhiger zu sein. Als Heti und Fritz stellen sie sich vor: »Wir fahren jeden Sonntag raus«, und schütteln mir die Hand.

Klaus kenne ich schon, sieht ein bisschen aus wie ein Städter in seiner schwarzen Hose, seinem schwarzen T-Shirt und der unvermeidlichen schwarzen Lederjacke. Schlank und gut gebaut grinst er mich an und macht meine (zugegeben vorschnelle) Interpretation zunichte, als er erzählt, dass er aktives Mitglied beim BUND sei und seine Pflanzenkenntnisse etwas auffrischen wolle. Also, darauf wäre ich nicht gekommen.

Dann ist da noch ein Paar, etwa Ende fünfzig in Wanderausrüstung! Tatsächlich, Wanderstiefel, Stöcke, Wanderstrümpfe, Wanderhosen, alles, was dazugehört, sogar einen kleinen Rucksack haben sie dabei. Oje, hoffentlich sind sie nicht enttäuscht, wenn wir mehr stehen als gehen, geschweige denn wandern in den nächsten zwei bis zweieinhalb Stunden. »(Hanne-)Lore und Franz«, stellen sie sich ganz locker vor, duzen mich und die anderen ebenso selbstverständlich, wie Heti damit angefangen hat, und erzählen, dass sie aus der Gegend um Kaiserslautern kommen, viel wandern (»Das sieht man gelle!«), sich schon mit Kräutern auskennen und hier halt noch mehr erfahren wollen. Über die Pflanzen, aber, so meinen sie, sie wüssten auch nichts über Rheinhessen oder die Rheinhessische Schweiz. Den Begriff hätten sie mal gelesen, aber ansonsten wäre das Blatt noch weiß.

Als Nächstes stellen sich Kalle, Marina und Jonas vor, Letzterer hockt bei Kalle hinten im Rucksack und wird mit seinen zweieinhalb Jahren glücklich noch getragen. Und wenn mich nicht alles täuscht, kommt in ein paar Monaten noch etwas Kleines dazu.

»Unsere Kinder sollen gesund aufwachsen, deshalb wollen wir wissen, was man so alles essen kann und auch welche Kräuter wir nutzen können, wenn sich die Kids unwohl fühlen.« Und was ich von Tofu halte, über den Fuchsbandwurm denke, ob sie die Wildkräuter auch im Garten anbauen können ... Puh, so viel kann ich so schnell nicht beantworten, ich vertröste die beiden auf später und drehe mich um zu Franzi, Saskia und Michi (immer diese Abkürzungen, die jungen Frauen heißen natürlich Franziska und Michaela, aber sie stellen sich eben so vor).

»Du bist also die Hexe«, begrüßen sie mich und wirken ein bisschen verwirrt. Vielleicht muss ich doch noch an meinem Outfit arbeiten, so richtig gehe ich als Hexe wohl nicht durch. »Wir finden die Kräuter toll«, erklären die drei, »und vor allem alles über die Frauen von früher, für die waren die Wildkräuter ja noch richtig wichtig«. Eigentlich sehen die drei ganz normal aus mit ihren Jeans und Sweats, den langen, offen getragenen Haaren, außer Saskia, die trägt sie ziemlich kurz. Das Hobby Frauenforschung hätte ich ihnen auf den ersten Blick nicht zugetraut.

Und dann noch dieser da. »Guten Tag, ich bin Martin«, ein bisschen förmlich die Hand geschüttelt mit einem kurzen Blick, und dann hat er sich schon wieder abgewendet. Keine Angaben zur Herkunft, zu Interesse oder gar zur Person. Hm, vielleicht ein lehrender Beruf? Volkshochschule? Jeans, Hemd und legere mittelbraune Lederjacke sprechen dafür, ebenso wie die lederne Umhängetasche – die stammt sicher noch aus der Studienzeit. Na ja, warten wir's ab.

Last but not least sind da noch Hilde und Marion, beide nur ein bisschen älter als ich und beide – wie sympathisch – mit den gleichen Figurproblemen ausgestattet wie ich (ob's doch am Landleben liegt?). »Wir sind Landfrauen und wollen mal gucken, was ihr so macht bei der Kräuterschule. Dann können wir vielleicht mal mit der Gruppe kommen.« Aha, die Landfrauenvorhut, warum nicht, schließlich bin ich auch eine Landfrau, wenn auch keine organisierte, und so fühle ich mich den beiden irgendwie verwandt.

Die Rheinhessische Schweiz liegt am westlichen Rand von Rheinhessen, dort, wo die rheinhessischen Waldgebiete anfangen, die mehr oder weniger bis hinüber nach Frankreich reichen. Rheinhessen gehört zum Bundesland Rheinland-Pfalz. Dass sich Rheinhessen nicht nach Rheinland-Pfalz anhört, daran ist der Wiener Kongress schuld. Der hat nämlich anno dazumal dem Großherzog von Hessen als Ersatz für Westfalen, das an Preußen ging, ein umgrenztes Gebiet links des Rheins übereignet, das ab 1818 Rheinhessen hieß (im Volksmund eben »Hessen über dem Rhein«). Und dieser Name hat sich bis heute gehalten. Die Landschaft ist geprägt durch viele Hügel vulkanischer Natur, durch für rheinhessische Verhältnisse viel Wald und durch recht unterschiedliche landwirtschaftliche Nutzung. Es gibt einige eher kleine Dörfer, in denen die Landwirtschaft noch Schwerpunkt ist, größere Industrie- oder Gewerbeansiedlungen fehlen. Jedenfalls ist die Gegend hier sanftmütig und reizvoll, und es gibt viele, viele Sonnenstunden und wenig Regen. Im Radio hat mal einer gesagt, hier wäre das Kalifornien Deutschlands, und wenn man es genau überlegt, haben wir hier sogar Küsten, allerdings fehlt uns heutzutage das Wasser zum Baden. Sonst hatte er eigentlich Recht.

Die Gegend um Eckelsheim, Wöllstein und Gumbsheim hat im Jahresmittel oft unter 400 Millimeter Niederschlag und zählt daher geozonal zu den Steppenlandschaften. Deswegen wird auch kein Gemüse, das im wahrsten Sinne des Wortes verdursten würde, angebaut. Für Kräuter allerdings sind das ziemlich gute Voraussetzungen. Das Klima ist so ideal, dass einerseits Pflanzen der Tundra und Taiga, also aus dem hohen Nordosten, gedeihen (noch weiter südlich ist es denen zu warm), und gleichzeitig Arten aus der mediterranen Pflanzenwelt aus dem Süden Europas bis hierher vorgedrungen sind (noch weiter nördlich ist es denen zu kalt). Dazu kommen die außergewöhnlichen vulkanischen Böden auf den Hügelkuppen und gleichzeitig die feuchten Gebiete in den Bachniederungen. Und schon hat man auf engstem Raum ideale Wachstumsbedingungen für eine Vielzahl von Pflanzengesellschaften, die Rheinhessen und seine Schweiz zu einem ganz außergewöhnlichen Mekka für Wildkräuter machen.

Frühlingswanderung

Der Schwerpunkt der heutigen Wanderung liegt auf den Frühlingskräutern und ihrer Bedeutung für uns. »Aber jetzt gehen wir endlich los und schauen, was denn hier so alles wächst.« Gesagt, getan laufen wir los, die Hauptstraße entlang Richtung Feldweg. Kurz bevor wir abbiegen, taucht Lene neben mir auf, »ich hunn's doch noh gschafft«, schnauft sie.

Wie schön, Lene gehört zu den Eckelsheimer Ureinwohnern, ist schon hier geboren und außerdem die geborene Gärtnerin. Wildkräuter rupft sie eigentlich lieber aus, aber weil wir uns gut kennen, hat sie schon lange einmal mitgehen wollen. Na endlich.

So, jetzt biegen wir aber ab Richtung Feldweg und Gärten und kommen dabei zwangsläufig an der Rentnerbank vorbei, die wie immer von Rentnern belegt ist. »Unn, gehner widder Schißmelde gucke«, tönt es uns entgegen, und einer zum andern »guck, die Madam is widder unnerwegs mit de Tourischde«, die Rentner grinsen sich eins über uns. »Tach auch« und »Gude« (das ist die rheinhessische Abkürzung für »Guten Tag«) grüßen wir höflich zurück und lassen uns nicht auf Diskussionen ein.

Nur Franzi flüstert hinter vorgehaltener Hand: »Mein Gott, das ist ja wie in der Muppet-Show, wer sind denn die?« Nachdem wir einige Abstandsschritte hinter uns gebracht haben, erklärt Lene grinsend: »Des is die Unnergässer Kerb. Es gibt in Eckelsem die Unnergässer und die Obbergässer, un wenn die Unnergässer beinanner hocke, dann isses die Unnergässer Kerb. Un weil die nix besseres zu due hunn, hocke se de ganze Dach uffm Bänkche und äjern die Leit.« (Gesagt hat sie »un hängen de Leit e fresch Maul an«, aber das wollte ich nicht so veröffentlichen.)

Aha, grinsen wir jetzt gemeinsam und konzentrieren uns in der Folge auf den holprigen Weg, der vor uns liegt. Sehr weit kommen wir allerdings nicht, schon ruft Klaus: »Was ist denn das hier, das wollte ich schon immer mal wissen. Kann man damit was machen?«

»Löwenzahn?«, frage ich, fast erschrocken, denn der fällt mir gleich in den Blick, also wirklich! »Der gehört doch«, denke ich, »zu den fünf bis acht wilden Kräutern, die die Deutschen angeblich im Durchschnitt noch benennen können«.

Gundermann

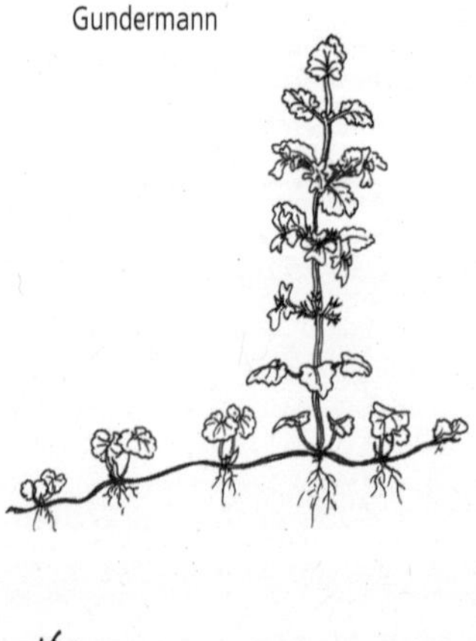

»Nein, der doch nicht«, Klaus ist, glaube ich, ein bisschen empört, dass ich ihm solch eine Unkenntnis zutraue. »Das Kleine da, neben dran.« »Ach so«, erleichtert pflücke ich eines der Kräuter, auf die Klaus gedeutet hat, und zeige es herum. Es blüht mit kleinen helllila Lippenblüten, die so wunderschön gezeichnet sind, dass ich gleich meine Lupe mit herumgebe, damit sie jeder genau ansehen kann. Nierenförmige, gegenständige Blätter, unterseits oft leicht rötlich, wachsen an dem leicht kriechenden Stängel. Man findet sie recht häufig, diese kleine

Pflanze, sie bevorzugt nährstoffreiche, nicht zu trockene Böden und wächst verstärkt in der Nähe menschlicher Behausungen und auch besonders gerne an Zäunen.

Gundermann wird die kleine Pflanze meistens genannt (in manchen Gegenden heißt sie auch Gundelrebe, weil sie wie Efeu und wilde Reben mehr oder weniger rankend wächst), und mir ist sie recht ans Herz gewachsen. Mit all den vielen Sachen, die ich schon über sie gelesen und vor allem gehört habe, aber eben auch so, wie sie mir immer wieder in der Natur daherkommt, eben wie ein kleiner Zauberer, wie ein Heinzelmännchen steht sie oft da und verrät nicht, wie kostbar sie ist. Man muss erst durch die Lupe schauen.

Während ich nun beginne, die kleine Pflanze vorzustellen, nähert sich Martin ihr zentimeterweise. Er hockt sich über die kleinen Blüten, öffnet seine lederne Umhängetasche und zieht – aha – ein Pflanzenbestimmungsbuch hervor. Er schlägt im Inhaltsverzeichnis nach, findet die richtige Seite und vergleicht aufmerksam die Fotografie im Buch mit der Pflanze am Boden, bevor er sich, zustimmend nickend, erhebt und mir wieder zuwendet.

Ich habe, die Angelegenheit aus den Augenwinkeln beobachtend, derweil weitergesprochen: »Der Name kommt aus dem Altgermanischen und bedeutete nicht wie manchmal beschrieben ›Guter Mann‹. ›Gund‹ kommt eher von ›pus‹, ›livor‹ und das steht für flüssiges oder giftiges Körpersekret, womit möglicherweise auch alle eitrigen, entzündlichen Wunden und Ausflüsse gemeint waren. Gegen diese war der Gundermann die von den Germanen bevorzugt verwendete Heilpflanze. Sogenannte Gundpflanzen gab es mehrere, zum Beispiel gehören auch die Hauswurz dazu sowie Veronika-Arten (Ehrenpreis) und Gamander-Arten.

Dank seiner ätherischen Öle, Gerbstoffe und Bitterstoffe ist der Gundermann tatsächlich ein gutes Heilmittel auch heute noch bei eitrigen Wunden. Man kann ihn aber auch bei Husten und verschleimten Bronchien einsetzen.

Wie hoch der kleine Zaubermann in der Gunst der Germanen und auch späterer Völker stand, sieht man an seiner großen sozusagen magischen Bedeutung. Gegen Blitz und Donner half er, die erste Milch musste durch einen Gundelrebenkranz fließen, dann blieben die Kühe vor Schäden bewahrt, und wenn man zu bestimmten Anlässen Gundelreben bei sich trug, dann konnte man die Hexen erkennen. Auch zum Klären von Flüssigkeiten, früher war das meistens Bier, verwendete man ihn. Und ganz allgemein nutzte man den Gundermann häufig wegen seines Geruchs und seines Geschmacks als würzende Beigabe für allerlei Gerichte.

Vor allem aber durfte der Gundermann in der ›Grünen Neune‹, der bedeutsamen Kultspeise im Frühjahr, nicht fehlen, denn er hatte die Macht, Stärke und Mut zu verleihen. Tatsächlich wirkt er seines Vitamingehaltes wegen stärkend auf das Immunsystem. Wir stimmen aber auch all denen zu, die behaupten, am besten passe Gundermann in eine Kartoffelsuppe. Am besten, finde ich, schmeckt Gundermann bis Mai und Juni, er gehört zum Glück auch zu den Pflanzen, die man noch während der Blüte gut essen kann. Weil er so anspruchslos ist, kann man das Pflänzchen sogar zu Hause auf der Fensterbank kultivieren, oder man sucht ein schönes Plätzchen im Garten, dann hat man ihn immer zur Hand.«

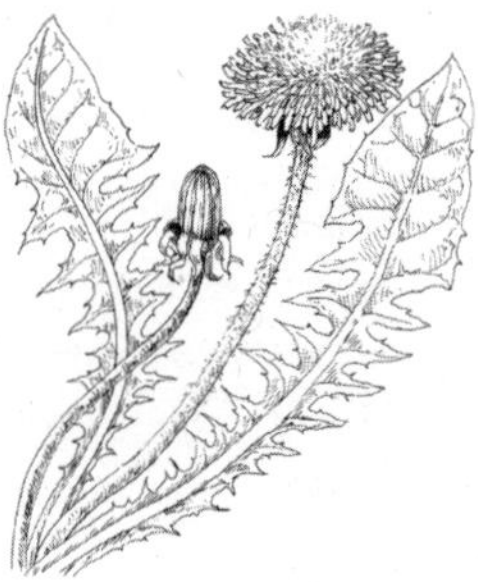

Löwenzahn

Womit ich meine Ausführungen beende, mich dem Weg zuwende und sofort von empörten Protesten aufgehalten werde. »Halt mal, jetzt wollen wir auch etwas zum **Löwenzahn** hören, auch wenn wir den alle schon kennen!«

Also gut: »Löwenzahn, Pis en lit, dente du lion, Bettseicher, Popelblume, Wilder Hasenkol, Bayerischer Enzian, Baierisches Vergissmeinnicht, Stachwurz, Hahnenspeck, Rossmucken, Kerzenblume, Faule Madn, Pusteblume, Weibertreu ... noch mehr?«

Mehr habe ich leider nicht behalten, aber im »Wörterbuch der deutschen Pflanzennamen« stehen auf ungelogen 29 Seiten (Spalte 600 bis 655) zig Namen von *Taraxacum officinale.* Und es ist, wie es eben ist im (Kräuter-)Leben, je mehr Namen, desto mehr Bedeutung hat die Pflanze im Alltag der Menschen (gehabt). Über Löwenzahn könnte ich ein ganzes Tagesseminar gestalten und hätte immer noch nicht alles gesagt, was es zu sagen gibt, weshalb es mir oft schwerfällt, das Wichtigste zu dieser Pflanze auszusuchen.

»Meine Oma hat immer die Stängel gekaut«, berichtet Saskia. »Aber das ist doch giftig«, fällt ihr Kalle ins Wort. »Also, meine Oma hat immer gesagt, dass sie vom Stängelkauen eine gesunde Galle und Leber hat. Bloß wir Kinder durften das nie, das weiß ich noch«, verteidigt Saskia ihre Oma.

Das, was Saskias Oma tat, war früher recht verbreitet. Löwenzahn gehört zu den sogenannten Bitterstoffdrogen und ist als solche ein geschätztes Mittel bei Gallen- und Leberbeschwerden. Wenn man erwachsen ist, keine Allergien hat und das Stängelkauen (aber nicht essen!) nicht übertreibt (ich kaue während der Frühjahrsperiode immer wieder mal einen Stängel, aber drei pro Tag sollten die Höchstdosis sein), dann, so heißt es oft, ist das ein gutes Vorbeugemittel gegen Gallenbeschwerden. Ich hatte aber auch schon Gäste, die deutlich mehr gekaut haben und nur Positives zu berichten wussten. Kinder sollen es wegen der enthaltenen Stoffe nicht tun, aber sie haben auch noch keine Sorgen mit Gallenbeschwerden und von alleine kommen sie kaum auf die Idee, schließlich ist das Kauen ziemlich bitter.

Am besten hilft aber die Wurzel bei Gallen- und Leberbeschwerden, denn in ihr sind die meisten Bitterstoffe enthalten. In den Blättern dagegen ist mehr Kalium enthalten, das sich positiv auf die Nieren auswirkt.

»Ja wieso jetzt die Blätter als Heilmittel für die Nieren?«, fragt Heti. »Ich dachte immer, es geht um die Blätter als Salat oder Gemüse. Letzthin waren wir im ›Gockel‹ in Saarbücken, da gab es Löwenzahnsalat, den wir nicht gegessen haben, weil wir dachten, das muss doch bitter sein. Irgendwie dachten wir immer, das sei nur was für die ganz Grünen, also die, die alles essen.«

Beides stimmt. Junge Löwenzahnblätter eignen sich auch als Salat sehr gut. Im Restaurant bekommt man oft gebleichten Löwenzahn, der sich mit dem wilden, ungebleichten kaum vergleichen lässt, eben nicht so bitter ist. Deswegen hätten die beiden ruhig essen können.

Will man – was sehr empfehlenswert ist – wilden Löwenzahn essen, sollte man dies unbedingt vor der Blüte tun, danach sind die Blätter so bitter, dass man schon sehr daran gewöhnt sein muss oder nur geringe Mengen essen kann. Eine leichte Bitterkeit hat Löwenzahn aber immer, und will man sie umgehen, gibt es einen alten Küchentrick: heißes Öl. Dieses mindert Bitterstoffe aller Art, aber Fett ist sowieso recht hilfreich. Also macht man Löwenzahnsalat mit Olivenöl an. Oder man gibt Eier (wegen des im Eigelb enthaltenen Fetts) hinzu und mischt gerne mit Kartoffeln und anderem Salat oder anderen Kräutern.

»Wenn wir schon beim Kochen sind, dann solltet ihr auch einmal Löwenzahnwurzelkaffee versuchen. Ein außergewöhnliches Getränk, das man leicht selbst herstellen kann und mit dem man Gäste noch überraschen kann. Schließlich ist es heutzutage angesichts der zahllosen Kochbücher ein schwieriges Unterfangen, etwas zu bereiten, das noch nicht alle kennen. Jede Modetorte, jeder Eintopf für Gäste steht schon irgendwo beschrieben, Löwenzahnkaffee, den kennen die meisten eurer Gäste sicher noch nicht.

Oder wusstet ihr zum Beispiel, dass die Menschen früher all diese gelb blühenden Frühlingspflanzen und ganz vorne weg den Löwenzahn ›Glückspflanzen‹ nannten? Das Warum ist eigentlich leicht zu erklären und nachzuvollziehen: In jedem Frühling machen wir uns auf und sammeln an einem sonnigen Vormittag unseren Bedarf an Löwenzahnblütenköpfchen. Aus denen stellen wir dann, je nachdem, Blütenhonig, Blütengelee, Löwenzahnblütenwein, -sekt oder -limonade her. Weil man so viele Sachen daraus machen kann, brauchen wir immer recht viele Blütenköpfchen. Also dauert das Sammeln eine ganze Zeit lang und während ich so über die Wiese krauche und Köpfchen für Köpfchen pflücke, merke ich, dass es mir zunehmend besser geht, statt dass ich über Rückenweh und Knieschmerz klagen muss.

Das hat einen guten (farb-)psychologischen Grund, der früher noch wesentlich stärker zum Tragen kam als heute: Wenn man nach einem langen, dunklen, weil elektrizitätswerklosen Winter wieder Helligkeit erlebte, war es Balsam für die Seele, das heißt, es wirkte tatsächlich stimmungsaufhellend. (Deswegen freuen wir uns auch immer so auf den Frühling.) Und wenn ihr euch jetzt vorstellt, dass die Sonne von oben scheint und man gelb strahlende Löwenzahnblüten pflückt, dann ist es so, als schiene die Sonne gleichzeitig von unten. Kein Wunder, dass wir uns besser fühlen. Deswegen gehe ich auch nicht Löwenzahnblüten pflücken, ich gehe immer Sonnenscheinchen holen. Na, und mit den Glückspflanzen hat man früher natürlich auch Glück zaubern können. Wie das geht, verrate ich beim nächsten Mal, sonst kommen wir gar nicht mehr vorwärts.«

Und folge zügig, ohne mich um das gebrummelte Murren zu kummern, unserem Weg Richtung Bach. Während meine Mitwanderer angeregt darüber diskutieren, ob man jetzt mit Pflanzen zaubern könne oder nicht, und die Meinungen dazu recht unterschiedlich sind, lassen wir die Gärten rechts und links hinter uns. Ich bin darüber ganz froh, ordentliche Gärten machen mir, obwohl ich weiß, dass es nicht so sein müsste, hin und wieder ein traditionell schlechtes Gewissen, vor allem, weil meine Gärten so unordentlich aussehen. Einerseits natürlich, weil ich nie genug Zeit habe, andererseits aber, weil es mir zunehmend schwerfällt, die wilden Kräuter einfach so auszureißen. Die nutzen das natürlich aus und wachsen dann – so scheint mir – erst recht wie wild, und

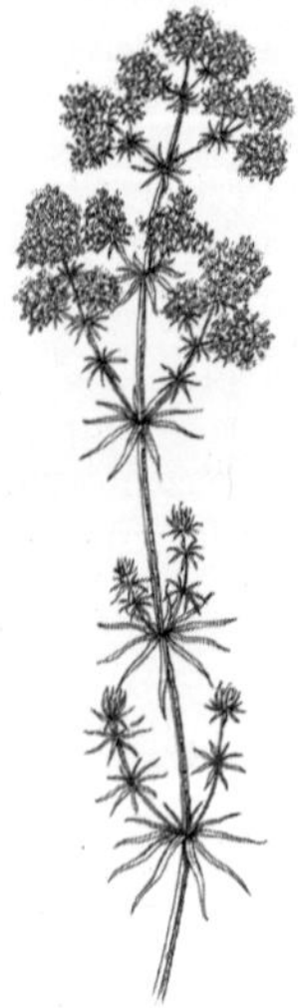
Echtes Labkraut

schon ist von Ordnung oder System im Garten keine Spur mehr zu sehen. Das ist dann zum Vorzeigen nix mehr. Wenn es allerdings darum geht, sich vielfältig mit Kräutern zu ernähren, sind meine Gärten an Vielfalt kaum zu überbieten. Also, lassen wir die Gärten hinter uns! Sie werden an dieser Stelle durch kleinere, für rheinhessische Verhältnisse typische Ackerstücke abgelöst. Zum Teil stillgelegt, bieten diese Flächen Wildkräuterfreunden eine erfreulich große Vielfalt an Pflanzen und so dauert es nicht lange, bis ich ein weiteres kriechendes Kraut entdecke, pflücke und frage, ob es jemanden an etwas erinnert. Nach einer kleinen schweigenden Stille kommt ein zaghaftes »... Waldmeister?« von Lore und »nee« von Hilde, »das ist doch Klebber«.

Tatsächlich hat Hilde recht, aber irgendwie auch Lore. Mit seinen im Kranz um den Stängel angeordneten Blättern erinnert das Kraut an den Waldmeister und ist auch mit diesem verwandt. Es gehört in die Gruppe der sogenannten Labkräuter, speziell handelt es sich um das **Kletten-Labkraut,** in Rheinhessen häufig auch abgekürzt Klebber genannt (weil es mit seinen kleinen Widerhaken überall festklebt, ähnlich wie auch die Samenkapseln der Großen Klette). Fast direkt daneben, noch kaum zu sehen, wächst erfreulicherweise ein Wiesen-Labkraut, sodass ich anhand der Ähnlichkeiten und Unterschiede sehr schön gleich beide Pflanzen erklären kann.

Martin nähert sich den beiden Galiums von hinten, betrachtet sie kritisch und holt dann sein Bestimmungsbuch hervor, um nachzuschauen, ob die Pflanzen mit denen im Buch deckungsgleich sind. Sieht so aus als hätte ich recht gehabt, jedenfalls kommt als Kommentar nur ein zufriedener Blick, und das Buch verschwindet wieder in der Tasche, während sich Martin meinen Ausführungen zuwendet.

»Von den bei uns vorkommenden Labkräutern – darunter auch das Echte Labkraut, *Galium verum)* – sind das Kletten-Labkraut *(Galium aparine)* und der Waldmeister *(Galium odoratum)* wohl am bekanntesten.

Ihren Namen haben die Labkräuter von einer Fähigkeit des Echten Labkrauts: Dieses enthält ein Gerinnungsenzym, das dem Kälbermagenferment Lab ähnelt. Deswegen verwendete man das Echte Labkraut früher, um Milch zum Gerinnen zu bringen, um daraus anschließend Käse herzustellen. Wozu man das Kraut mit der Blüte beziehungsweise den Samen voran eigentlich nur lange genug in die Milch halten musste. Allerdings geht dieser Vorgang mit echtem Lab bedeutend leichter vonstatten.

In Gräbern von Neandertalern und Germanen wurden Labkrautsamen gefunden. (Was manchmal dahin gehend interpretiert wird, dass schon die Germanen deren gerinnende Fähigkeit nutzten. Die Neandertaler hatten sicher noch keine Kühe.) Und in der germanischen Mythologie war das Labkraut der Göttin Freya (der Göttin der Fruchtbarkeit und Liebe) geweiht (dann waren es vielleicht doch eher nicht die gerinnenden

Eigenschaften, die das Kraut beliebt machten ...). Als ›Hexengarn‹ gehört es, wegen seiner haftenden Eigenschaften, auch zum großen Kreis der Hexenkräuter oder Zauberkräuter.

Echtes Labkraut gilt in der Volksmedizin als Heilmittel gegen Nierenleiden und bestimmte Hautkrankheiten, allerdings wendete man das Kraut häufig in Verbindung mit anderen Kräutern an. Das Kletten-Labkraut wirkt ähnlich, überhaupt ähneln sich die Wirkstoffe der Galium-Gruppe. Besonders hilfreich sind die kühlenden Eigenschaften der Labkräuter. So hilft bei Sonnenbrand ein Labkrautbad ganz ausgezeichnet. Essen kann man sie auch, vor der Blüte, allerdings gibt es viele Kräuter, die – so finde ich – besser schmecken. Leicht herzustellen ist auch eine Kletten-Labkraut-Tinktur, die sich stärkend auf das Immunsystem auswirkt.«

Ich zeige noch auf das gegenüberwachsende junge Schöllkraut und dann geht's wieder los, am Bach entlang Richtung Beller Kirche. Dabei missachte ich die zahlreichen Brennnesseltriebe ebenso wie die Triebe des Wiesen-Storchenschnabels, nur an der Taubnessel komme ich nicht vorbei, die blüht so fröhlich und gleich weiß und lila, da muss ich einfach stehen bleiben.

»Oh, schau mal, die Brennnesseln blühen!«, ruft Marina. »Nee, nicht Brenn-, **Taubnessel** heißen die«, verbessert Klaus und hat auch recht damit. »Aber kann man mit denen denn auch was machen?«, wundert er sich, »ich dachte immer, nur die Brennnessel könne man als Tee trinken«.

»Doch, doch, sogar ganz schön viel gibt diese Pflanze her, erinnert euch nur daran, wie ihr als Kinder an den Blüten genuckelt habt«, helfe ich der Erinnerung auf die Sprünge. »Genau«, ruft Karin, »manchmal war's süß und manchmal nicht«.

»Nicht mehr süß war es dann, wenn die Bienchen (eher die Hummeln) schneller waren als die Kinder, dann war der süße Nektar für diesen Tag schon aufgegessen«, erkläre ich und fahre damit fort, dass man aus der Taubnessel zum Beispiel sehr schöne Süßspeisen herstellen kann, für die wegen des hohen Gehalts an eigener Süße kein zusätzlicher Zucker oder Honig mehr nötig ist. Essen kann man die Taubnessel auch, allerdings muss ich gestehen, uns schmeckt sie nicht so gut, wir essen lieber Brennnessel. Man kann sich aber merken, dass, wenn mal nichts anderes mehr da ist, die Taubnesseln zu den Pflanzen gehören, die man während der Blüte isst, denn Taubnesseln blühen fast von Anfang an.

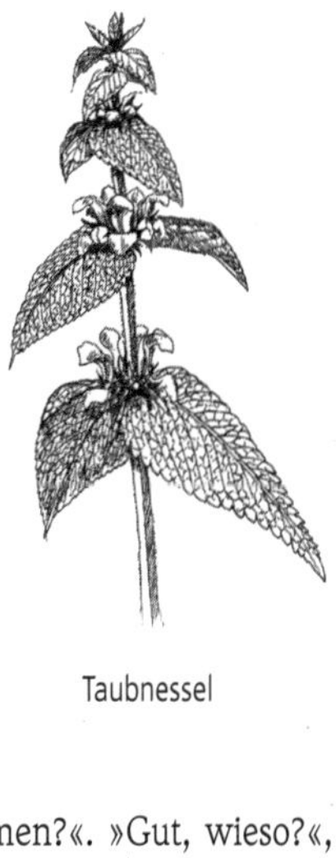

Taubnessel

»Wo«, so frage ich weiter, »wart ihr denn letztes Jahr im Urlaub?«. Einige verblüffte Blicke später kommen dann zögerlich die Urlaubsorte, Tirol, Schwarzwald (wandern natürlich), Ostsee, und das junge Trio erzählt ganz begeistert von den griechischen Inseln, die sie besucht haben.

»Und«, frage ich weiter, »wie ist euch so das Essen bekommen?«. »Gut, wieso?«, höre ich von allen Seiten. Nur Franzi und Michi werfen sich sonderbare Blicke zu.

»Tja«, meint Michi, »nach den ersten Umgewöhnungsproblemen ging es dann auch mit griechischem Essen«. »Aber erst mal waren wir ganz schön krank, weil alles so scharf und anders war als zu Hause. Das war echt blöd«, erzählt Franzi weiter. »Einen Arzt zu besuchen, haben wir uns nicht getraut, und was einkaufen in der Apotheke ging auch nicht, man kann das ja alles gar nicht lesen. Es hat uns einige Tage unseres schönen Urlaubs gekostet, bis wir wieder fit waren.«

Aha, das war's, was ich hören wollte, es ist doch immer wieder erstaunlich, wie sehr sich die Urlaubserfahrungen ganz unterschiedlicher Menschen ähneln. Es gibt wirklich kaum Führungen, bei denen nicht mindestens ein Teilnehmer schon mal wegen des empfindlichen Magens und Urlaubsspeisen an Problemen wie Durchfall, Übelkeit, Völlegefühl, Blähungen oder Ähnlichem gelitten hätte. Nicht, dass mich das freut, aber es passt immer gut zur Taubnessel, »denn«, so erkläre ich den Mitwanderern, »die Taubnessel, die in ganz Europa wächst, ist ein wunderbar mildes Mittel gegen Magen- und Darmprobleme dieser Art. Man trinkt drei Mal am Tag eine Tasse heißen Taubnesseltee und spätestens nach drei Tagen ist man sein Leiden los. Zwar gibt es sicher wirksamere Kräuter für diese Fälle, das Angenehme ist aber, dass man die Taubnessel überall findet, auch in Ländern, in denen die Verständigung ansonsten unter Umständen schwierig ist, etwa in Griechenland oder in der Türkei. Früher verwendete man die Taubnessel auch noch sehr intensiv als Frauenkraut, häufig in Verbindung mit Schafgarbe und Frauenmantel, hauptsächlich gegen den so genannten Weißfluss. Und natürlich gehört auch die Taubnessel zu den Zauberkräutern, aber zum Zaubern müssen wir mal eine eigene Wanderung machen.«

Inzwischen sind wir bis zum Bach vorgedrungen, dessen Lauf wir jetzt folgen. Dort, in der Senke, ist es relativ feucht und das merkt man auch an den Pflanzen, die dort wachsen.

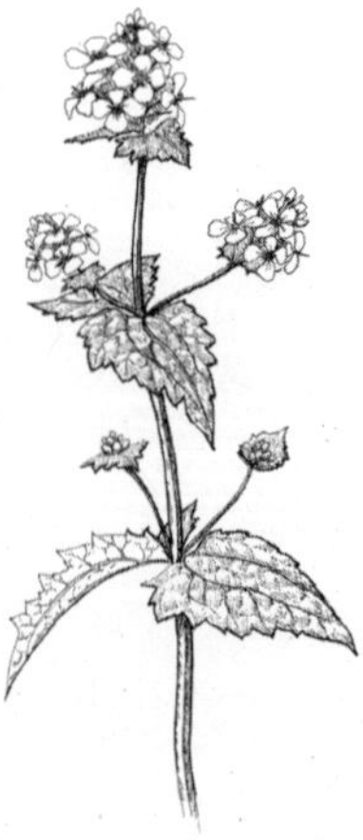

Knoblauchsrauke

Während wir uns noch über die Urlaubspläne fürs kommende Jahr unterhalten, entdecke ich am Bach eines meiner Lieblingskräuter des Frühlings. Ich hangele mich den Bachhang (daher kommt das auch) hinab, pflücke einen Stängel des besagten Gewächses, hangele mich wieder hoch, zeige ihn her und frage, ob jemand das Kraut schon kenne. Tiefes Schweigen antwortet.

Also nehme ich ein paar Blätter, zerreibe sie zwischen den Fingern, um die ätherischen Öle zu aktivieren, und verteile sie in der Gruppe.

»Ja, genau, das kenne ich«, »genau«, »äääh« ... »Knoblauch«, ruft erlösend Franz, und er hat recht, es handelt sich um die **Knoblauchsrauke,** unser Pendant zum Bärlauch der Waldgegenden.

Knoblauchsrauke ist ein weiß blühendes Kreuzblütengewächs, das einen etwas feuchten Standort bevorzugt und deshalb häufig an Bachrändern oder in Niederungen zu finden ist. Seine antiseptischen Eigenschaften ähneln denen des Knoblauchs und des Bärlauchs, allerdings sind sie nicht so intensiv, was wir dahin gehend nutzen, dass wir einfach mehr davon essen können.

Überhaupt braucht man hinterher keine Kaffeebohnen oder reichlich Abstand zum Nachbarn, mit Knoblauchsrauke bleibt der Atem rein. Früher auch in der (Wund-) Heilkunde verwendet, ist das Kraut heute verstärkt in der Küche zu finden. Ob seines charakteristischen Geschmackes sind Verwechslungen kaum möglich, sodass auch der Wildkräuterlaie in seinen Genuss kommen kann. Man isst die Blätter bis zur Blüte, danach werden sie bedauerlicherweise ziemlich bitter, weshalb wir unseren Jahresvorrat an Knoblauchsrauke immer einfrieren. Trocknen lohnt sich für die Küche nicht.

Solange es aber frische Knoblauchsrauke gibt, schwelgen wir so richtig darin. Alle Arten von Salaten werden mit dem Kraut bereichert, ein tolles Pesto mit Knoblauchsrauke und Vogelmiere stellen wir her (und ganz lukullisch wird es in der kurzen Zeit, in der die Pfeilkresse dazukommt), im selbst gemachten Kräutersalz, bei Brotaufstrichen, auf Quiches, in allen Variationen von Kräuterquark und Spundekäse ist uns das Knoblauchskraut ein immer wiederkehrender Quell des Genusses. Schon beim Erzählen läuft mir das Wasser im Mund zusammen. Und manchmal schaffe ich es, Brot zu backen, mir frische Schafgarbenblättchen und Knoblauchsraukenblättchen zu besorgen, und dann gibt's eine dicke Scheibe ganz frisches Brot, gesalzene Butter (nicht zu knapp) und die frischen Kräuter, etwas zerkleinert, obendrauf. Das ist für mich das Größte, ehrlich!

Martin ... doch, doch, es stimmt ... – er öffnet seine Tasche, holt das Buch hervor und ... wie gehabt. Wenn das kein Lehrer ist, fresse ich einen Besen.
Ich schmunzele in mich hinein und begleite die Truppe den Weg entlang.

Während die Kräuterwanderer noch die Knoblauchsrauke mit ihrem intensiven Duft bewundern und den Geschmack testen, biegen wir um die Ecke und haben kurze Zeit später einen dicken Teppich von **Schafgarbe** mitten auf dem Weg unter uns, so richtig verlockend zum Essen.

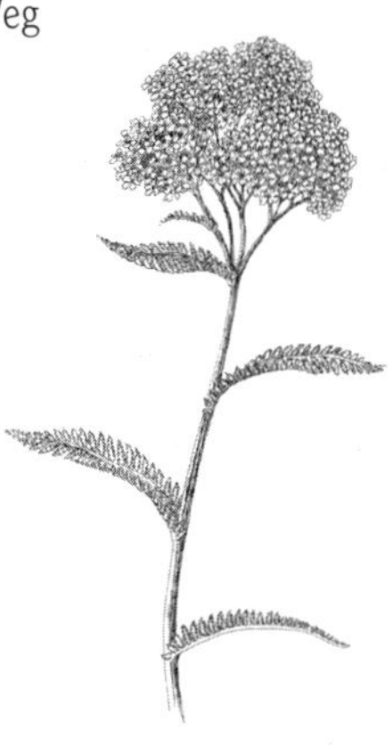
Schafgarbe

Jetzt ist genau die richtige Zeit, Schafgarbe zu essen, und so kann ich meiner Kräutergruppe auch das Essstadium zeigen, wir probieren sogar die kleinen Blättchen und sind alle sehr angetan davon, wie wohlschmeckend das Kraut ist. Viel mehr Bedeutung, als es für die Küche besitzt, hat das Kraut aber in der Heilkunde und Mythologie. »*Achillea millefolium,* der lateinische Name dieser Pflanze, leitet sich der Sage nach von Achilles ab. (Ihr wisst schon, jener berühmte griechische Held damals vor Troja, der nur an der Ferse verwundbar war.) Dieser, so wird erzählt, war gut mit dem griechischen König Telephos befreundet, der an einer nicht heilenden Kriegswunde am Bein litt. Nun traf Achilles seinen ebenfalls guten Freund und Ausbilder, den heilkundigen Zentaur Chiron, und dieser gab Achilles den Tipp, die Wunde des Telephos mit der Schafgarbe zu behandeln. Achilles tat wie empfohlen und nach kurzer Zeit begann die Wunde endlich zu heilen. Auf diese Art, so sagt man, wurde die große

Wundheilkraft der Schafgarbe bekannt und deshalb nannte man sie in Erinnerung an Achilles ›Achillea‹.«

Verantwortlich für die Heilkraft sind hauptsächlich die Gerbstoffe der Schafgarbe. Gerbstoffe wirken adstringierend, das heißt zusammenziehend. So helfen sie bei der Blutstillung, übrigens äußerlich, aber auch innerlich. Deshalb verwendete man die Schafgarbe auch sehr viel in der Frauenheilkunde, zum Beispiel bei Geburten mit unvorhergesehenen Blutungen, aber auch zum Beispiel bei unspezifischeren inneren Blutungen. Neben Gerbstoffen enthält die Pflanze reichlich Bitterstoffe, die man nutzt, um den Magen zu beruhigen.

Dazu kommt die Wirkung der ebenfalls enthaltenen ätherischen Öle, die beruhigend und entzündungshemmend wirken. Antibiotisch wirkende Stoffe helfen sowohl bei der Wundheilung als auch dem Magen. Heutzutage braucht man die wundheilende Kraft der Pflanze kaum noch, schließlich empfiehlt sich bei inneren und auch bei äußeren Blutungen der Gang zum Fachmann. In der Ersten Hilfe, zum Beispiel beim Wandern, kann man das Kraut aber sehr schön einsetzen, wenn man beachtet, dass es nicht sinnvoll ist, offene Wunden zusätzlich bakteriell zu belasten. Man muss also ganz genau schauen, wo man das Kraut pflückt.

Zur antibakteriellen Wirkung der Schafgarbe ist ein Gerichtsprozess aus früherer Zeit überliefert. Damals lebte eine Milchfrau, die wusste von ihren Vorfahren, dass man Schafgarbenblüten in die Milch hängte, damit die Milch bei schwülem Wetter nicht so schnell sauer wurde (der elektrische Kühlschrank war noch nicht erfunden). So tat sie es dann auch, wurde aber über kurz oder lang vor der Obrigkeit angeklagt wegen Verfälschung der Milch. Es gab einen Prozess und interessanterweise gewann die Frau damals den Prozess, da sich nachweisen ließ, dass die antibakterielle Kraft der Schafgarbe tatsächlich das Verderben etwa von Milchprodukten verlangsamte. Eine Erkenntnis, die man sich im Übrigen auch bei Bier zunutze machte, während etwa Wein von vorneherein so viel Alkohol hat, dass dieses Verfahren nicht notwendig war. Mit dem Aufkommen der modernen Kühlmöglichkeiten verflüchtigte sich dieses alte Wissen. (Die Milchfrauen waren die Vorfahren der Milchmänner, an die wir uns heute noch erinnern, schließlich holten doch viele von uns die Milch noch in Flaschen vor der Türe, und die Milchmänner waren die Vorfahren des Tetrapacks.)

Ein zumindest in meiner Kindheit bekannter Trick war bei Schülern sehr beliebt. Steckte man sich die Spitze eines Schafgarbenblattes in die Nase, so setzte wegen der reizenden Wirkung der Spitze nach kurzer Zeit bei den meisten Nasenbluten ein, das man nutzte, um schleunigst – mit Erlaubnis des Lehrers – die ungeliebte Bildungsstätte zu verlassen. Heute funktioniert das nicht mehr so gut, meine Kinder berichten, Nasenbluten führe allerhöchstens dazu, dass man die Couch der Sekretärin nutzen müsse. Wohl kein großes Vergnügen.

»Ui«, Kalle quietscht beeindruckt von so viel Kräuterkraft und setzt zu einer Frage an. Aber im gleichen Moment beginnt auch sein Sprössling Jonas in höchsten Tönen zu quietschen und mit seinen kleinen Händen kräftig in Kalles sowieso schon spärlichen Haaren zu zausen. Sein Quietschen hört sich weniger begeistert an. Der Zweieinhalbjährige scheint meinen langen Vortrag ermüdend bis störend gefunden zu haben und scheut sich nicht, lauthals zu protestieren. Und bevor wir ihm ganz die Laune verderben, schließlich muss er noch ein bisschen durchhalten, holt Kalle ihn schnell aus der Rückentrage, stellt ihn auf seine stämmigen Beinchen und ab geht's rechts um die Kurve. Papa folgt, ebenso wie wir alle, stehenden Fußes.

Die Abbiegung bringt uns in die feuchtesten Gebiete Eckelsheims, wir nähern uns dem Wasserhäuschen. Und während ich noch die Kurve mit Elan nehme, ruft es »Moment mal!« von hinten. Die Wandersleute haben das Wanderschild entdeckt, das in der Kurve steht und mit den Symbolen der Beller Kirche, eines eher undefinierbaren Krautes und eines Wandermannes (nee, echt, das ist keine Frau) in Holz geschnitzt ist und selbstverständlich in die richtige Richtung weist. Weniger selbstverständlich allerdings das Bild, das sich mir bietet.

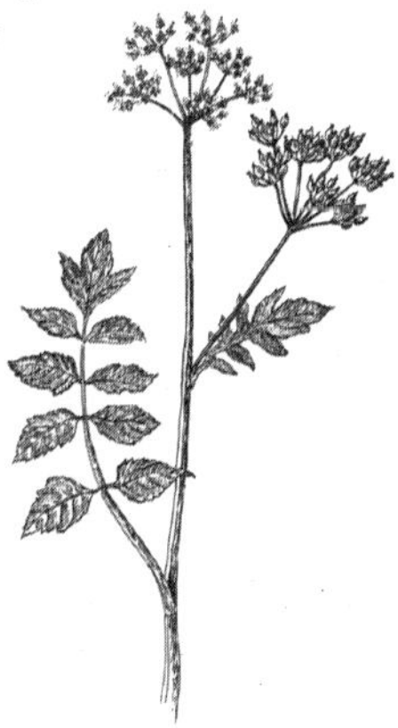

Pastinak

Franz hält nämlich mit schmelzendem Blick das ehrlich gesagt nicht mehr sehr attraktiv aussehende Schild im Arm, während Lore halb hockend versucht, eine Fotografie zu machen. Der Rest der Gruppe steht feixend um die beiden herum und macht Verbesserungsvorschläge dahin gehend, was dem Schild noch fehle, ob Franz im Grunde seines Herzens einsam sei, ob wir das Schild dann einfach mitnehmen, na, man kann sich das sicher vorstellen.

Immerhin, das Gelächter ist groß, und so warten wir geduldig, bis die Fotos in der Kamera sind, sogar Jonas findet die Aktion spannend. Anschließend schlendern wir in die feuchte Senke und finden die Triebe von **Pastinak** und Wiesen-Bärenklau wie auch den dort reichlich vorkommenden **Beinwell.**

(Martin öffnet seine Ledertasche, zieht das schlaue Buch hervor, na ja, der Rest ist bekannt ...)

Beinwell

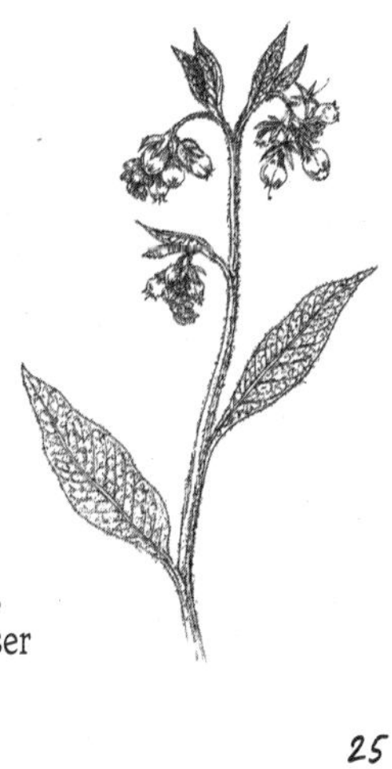

Die Triebe sind noch ziemlich klein und so berichte ich nur kurz über die leckeren und gesunden Wurzeln des Pastinaks. Wiesen-Bärenklau und Beinwell stelle ich kurz vor, beide Pflanzen hat die Kommission E des ehemaligen Bundesgesundheitsamtes allerdings von der Liste der essbaren Pflanzen gestrichen. Das ist schade, muss aber mitberichtet werden. Natürlich erzähle ich auch ein wenig darüber, dass man bei beiden Pflanzen die jungen Blätter früher als Gemüse gegessen hat, beim Wiesen-Bärenklau auch gerne die Blütenansätze. Bedauerlicherweise breitet sich der Riesen-Bärenklau, die sogenannte Herkulesstaude, stark aus. Sie wirkt unter Umständen stark reizend auf die Haut, sodass jeder Kontakt mit dieser Pflanze vermieden werden sollte, und im kleinen Bruder, dem Wiesen-Bärenklau, sind eben auch geringe Anteile dieser gefährlichen Reizstoffe enthalten, sodass der Verzehr vor allem für etwas empfindliche Menschen wirklich nicht geeignet ist.

Der Beinwell ist wohl vor allem wegen des in seiner Wurzel enthaltenen Stoffes Allantoin bekannt und wird deswegen auch heute noch als Heilpflanze bei Prellungen, Zerrungen, Verstauchungen und Ähnlichem genutzt, allerdings nur äußerlich. Die in der Pflanze ebenfalls enthaltenen Pyrrolizidinalkaloide lassen die Pflanze nicht zum Verzehr geeignet erscheinen, und auch die äußerliche Anwendung auf der unversehrten Haut sollte nicht länger als sechs Wochen dauern. Auch eine bekannte Variation, der blau blühende Comfrey, enthält besagte Alkaloide und sollte deshalb nicht verspeist werden. Eine Beinwellsalbe für die äußerliche Anwendung herzustellen, ist aber ganz einfach und kann jedem gelingen.

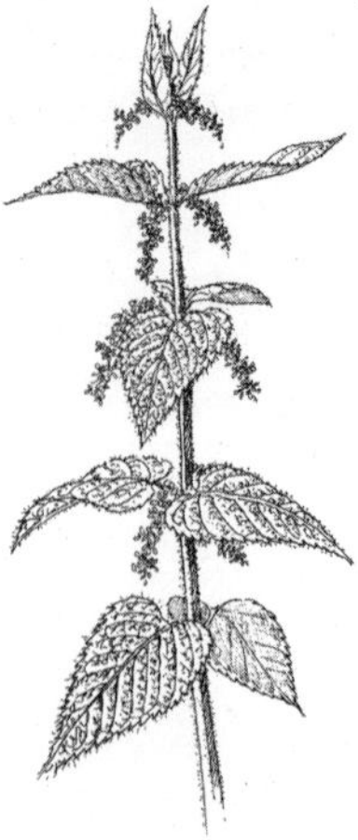

Brennnessel

Obwohl wir schon fast reif sind für eine Pause nach all dem anstrengenden Zuhören, wäre es ein rechter Frevel, die **Brennnessel** unbeachtet zu lassen.

Brennnessel *(Urtica dioica)* ist, so schätze ich, wohl das bekannteste Wildkraut unserer Zeit. Kaum jemand, der nicht als Kind die brennende Wirkung der »Brenn-Nessel« selbst erlebt hätte. Und auch die heilsame Wirkung dieser Pflanze ist unumstritten.

»Brennnesseltee, Brennnesselshampoo, Brennnessel-Haarwasser, Brennnesselsaft – wer hätte nicht im Laufe seines Lebens mal eines dieser überall erhältlichen Produkte in der Hand gehabt«, beginne ich und führe aus: »Zumindest in meiner Generation kennt man noch das Märchen von den sieben Schwänen, in dem die Prinzessin sieben Hemden aus Brennnesseln nähen muss, um ihre verzauberten Brüder zu befreien (wisst ihr noch, einen Arm schafft sie nicht, und da behält der jüngste Bruder einen Schwanenarm zurück).«

»Und in unserer Generation«, ergänzt Lore, »hat man im und nach dem Krieg sogar noch Brennnesseln sammeln müssen im großen Stil. Die wurden dann in großen Hallen abgegeben und ich glaube, die haben sie sogar als Stoffgrundlage verwenden wollen. Aber vielleicht haben sie auch Tee daraus gemacht, das soll sehr gut sein für die Blutreinigung.«

»Also, das hört man ja dauernd«, mischt sich Michi ein, »aber verstehen tue ich es nicht. Wie soll denn das gehen mit der Blutreinigung? Das kann ich mir überhaupt nicht vorstellen.«

»Das ist auch ein etwas unglücklicher Begriff, der sich noch aus alten Zeiten erhalten hat«, erkläre ich. »Ihr müsst euch das nur etwas anders vorstellen. Die sogenannten blutreinigenden Kräuter wie Brennnessel, Brunnenkresse, Scharbockskraut, Löwenzahn und viele andere wirken zunächst mal stark anregend auf den (Wasser-)Stoffwechsel des Körpers. Damit sind sie harntreibend und dadurch, dass sie harntreibend sind, wirken sie durchspülend. So reinigen sie Galle und Leber durch einen intensivierten Stoffwechsel.

Man macht deshalb auch so gerne Frühjahrskuren mit diesen Kräutern, weil sie helfen, die im Körper ›abgelagerten‹ Stoffe (um nicht zu sagen Gifte) auszuspülen. Das tut man im Frühjahr, weil dann der Stoffwechsel durch mehr Licht (das hatten wir schon) sowieso angeregt ist und weil sich im Winter oft mehr unerwünschte Stoffe im Körper ›ablagern‹ als im Sommer.

Deswegen ist auch die ›Grüne Neune‹ eine Kultspeise des Frühlings, allerdings ist das bei weitem nicht der einzige Grund. Bis heute kennen wir zum Beispiel auch die Frankfurter Grüne Soße, die gerne zu Ostern gereicht wird und die ebenfalls auf diese alte kulturell so bedeutsame Speise zurückgeführt werden kann.«

Martin öffnet seine Tasche. (Das ist nicht wahr – oder?) Also, wenn er jetzt sein Bestimmungsbuch herausholt, dann kriege ich auf der Stelle einen Lachkrampf. Puh, Glück gehabt, was da herausbefördert wird, ähnelt auffallend einem Schreibblock und einem Stift. Anscheinend sind wir in die zweite Phase eingetreten. Das Vertrauen in meine Fähigkeiten ist nun vorhanden, jetzt kann man sich den merkwürdigen Inhalten zuwenden und sie zwecks weiterer Verwendung mitschreiben.

Man kann sich leicht vorstellen, dass die Menschen früher nicht nur wenig Licht im Winter hatten, es fehlte, je weiter der Winter fortschritt, auch immer mehr an Vitaminen und Mineralstoffen. Ohne elektrische Kühlschränke und schnelle Transportmittel beschränkte sich die Vorratshaltung in Mitteleuropa im Bereich Obst und Gemüse hauptsächlich auf Äpfel und Kartoffeln und Wurzelgemüse, dazu kamen eingesäuerte, eingesalzene und getrocknete Lebensmittel. Je weiter der Winter fortschritt, desto weniger Vitamine enthielten diese eingelagerten Lebensmittel, Sauerkraut vielleicht einmal ausgenommen. So kam es, dass die schwächeren Gesellschaftsmitglieder wie Kinder, ältere Menschen und Kranke zu Beginn des Frühjahrs häufig unter Krankheiten oder Schwächezuständen litten, die auf Vitamin- und Mineralstoffmangel zurückzuführen waren. Umso wichtiger war es, zu Beginn des Jahres die ersten grünen Pflanzen zu verzehren, die noch vor jedem Salat im Garten sprießen und die sich durch einen hohen Gehalt an Vitaminen und Mineralienstoffen auszeichnen. Es mag ein wenig Absicht dahinter gesteckt haben, dass gerade diese Kräuter in den wichtigen Frühjahrsspeisen auftauchten, die man zu rituellen Anlässen wie Imbolc (später Mariä Lichtmess) am 2. Februar oder Ostara (später Ostern) zubereitete.

Als wesentliche Kräuter für diese wichtigen Speisen wurden sie so zum Kulturgut oder Volksgut, jedes Kind kannte sie, und es war selbstverständlich, sie auch in den täglichen Speiseplan mit einzubeziehen. Daraus mag sich auch herleiten, dass die jeweiligen neun (der magischen Neun halber) Kräuter dieser Kultspeisen von Gegend zu Gegend differierten. Es handelte sich immer um die am häufigsten vorzufindenden vitaminreichen Frühlingskräuter eines Landstriches. Das sind an der Küste andere Kräuter als bei uns in Rheinhessen oder als im Erzgebirge.

Schaut man sich die Vitamingehalte der wilden Kräuter genauer an, ist ihre Stellung als Kulturgut sehr berechtigt. So haben je nach Standort zum Beispiel frisch geerntete Brennnesseln pro 100 g essbare Masse einen durchschnittlichen Vitamin-C-Gehalt von 300 mg! Vogelmiere enthält 115 mg Vitamin C und auch Brunnenkresse, Scharbockskraut, Giersch oder Melde weisen ganz beachtliche Vitamingehalte auf, während es etwa Kopfsalat auf nur 8 bis 20 mg Vitamin C pro 100 g bringt. Nach einem Tag im Kühlschrank hat auch das dann nachgelassen. Übrigens können auch Holunderbeeren da lange nicht mithalten. Allerdings darf man die frischen Kräuter nicht kochen, weil das die hitzeempfindlichen Vitamine zerstört.

In diesem Zusammenhang sei wenigstens ein Kraut noch erwähnt, das wir hier in Rheinhessen auch sehr schätzen, selbst wenn es nicht zu den bei uns heimischen Wildkräutern gehört: die Petersilie (als heimisch können wir nur die Hundspetersilie vorweisen). Übrigens mögen wir sie natürlich nicht nur wegen des hohen Vitamin-C-Gehalts. Die Petersilie war bereits eine sehr geschätzte Pflanze bei Hildegard von Bingen, und die kommt schließlich direkt aus unserem schönen Ländchen, deshalb hat die Petersilie hier eine recht gediegene Tradition.

»Aber hör mal«, beschwert sich Franziska, »wer soll das denn essen? Ich hab mal in einem historischen Roman gelesen, dass sich die Priester mit Brennnessel gegeißelt haben, das muss schon ganz schön weh tun. Da kannst du doch nicht im Ernst behaupten, dass man Brennnessel roh essen kann.«

»Also geißeln weiß ich nicht so genau«, fügt Lore noch hinzu, »aber meine Oma (das ist lange her, gelle) hat noch erzählt, dass man Gichthände mit Brennnesseln innerlich und vor allem äußerlich behandelt hat, das hat auch ganz schön weh getan, aber die Schmerzen hat es wohl gebessert«.

Das Brennen wirkt sicher sehr anregend auf die Durchblutung, was in diesem Fall wohl hilfreich ist. Nach einem Eigenversuch zeigte sich aber auch, dass dieses Verfahren an sich ziemlich schmerzhaft ist. Allerdings kann ich die Schmerzen gichtiger Hände (zum Glück) nicht beurteilen, so mag diese Anwendung durchaus ihre Berechtigung haben, innerlich hilft Brennnessel sicher durch die harntreibende Wirkung.

Laut antworte ich: »Doch, kann man, jedenfalls fast. Die Brennnessel brennt wegen ihrer sogenannten Brennhärchen auf der Blattoberfläche, die, wenn sie durch Berührung brechen, eine ätzende Flüssigkeit (eine Säure) aus den Spitzen absondern, welche die Haut punktuell verätzt. Ist aber das Härchen gebrochen, brennt es nicht mehr. Deswegen muss man die Brennnessel mit Handschuhen sammeln. Gegen die Härchen hilft heißes Wasser, dann brechen sie und brennen nicht mehr. Also muss man die Brennnessel entweder beim Waschen mit heißem, aber nicht mehr kochendem Wasser abspülen oder kurz in kochend heißes, aber nicht mehr kochendes Wasser werfen, sie kurz abbrühen, dabei spült man die Säure weg. Wenn man es kurz macht, hat es für die Vitamine keinen großen Verlust zur Folge.

Anschließend kann man die Brennnessel weiterverarbeiten und verspeisen, ohne Verbrennungen befürchten zu müssen. So geben wir zum Beispiel bei einer Brennnesselsuppe die Brennnesseln erst kurz vor dem Servieren in die Suppe, damit die Vitamine erhalten bleiben. Toll schmeckt auch ein selbst gemachter Brennnesselfrischkäse, man kann sie sogar unter den Salat schneiden als Salatwürzkraut. Abgewöhnt haben wir uns allerdings, die Brennnessel in Bratgerichten oder Kochgerichten wie Kräuterburgern, Kräuternudeln und Ähnlichem zu verwenden. In diesen Fällen empfehlen sich Würzkräuter wie Dost, Quendel, auch Pfeilkresse, überhaupt die Arten, die Senfölglykoside enthalten. Die Brennnessel schmeckt angebraten oder gekocht gar nicht (mehr), hat ihre

Vitamine im Prinzip verloren und wird unansehnlich. Zu schade um die wertvolle Pflanze. Es sei denn, man macht zum Beispiel ein Kräuteromelett und gibt die Brennnessel auch hier ganz zum Schluss hinein oder, was wir inzwischen vorziehen, man bereitet selbst gemachte Spätzle und serviert diese mit einer köstlichen Brennnesselsauce. (In diesem Zusammenhang sei die Brennnessel stellvertretend für alle Kräuter genannt, die einen ausgesprochen hohen Anteil an leicht zerstörbaren Vitaminen haben. Auch Brunnenkresse, Scharbockskraut und Vogelmiere sind zu schade zum Kochen.)

Leider gehört die Brennnessel zu den Nitratsammlern, weshalb man auf jeden Fall immer nur die obersten frischen Triebspitzen essen sollte. Wir essen und sammeln die Brennnessel eigentlich nur im Frühjahr, aber auch wenn man sie später im Jahr für den Teevorrat sammelt, sollte man daran denken, nur die frischen grünen Triebe zum Trocknen zu verwenden. (Also am besten regelmäßig ernten, dann hat man immer ausreichend Triebspitzen.) Als Stickstoffsammler bevorzugt diese Pflanze besiedelte Gegenden, was eben auch häufig einen nitratreichen Boden bedeutet. Schade, aber gut zu wissen, wir schränken halt unserer Brennnesselverbrauch ein.«

So beende ich meinen Vortrag und mache mich auf in Richtung Beller Kirche. Mit halbem Ohr höre ich zu, wie sich Marion und Hilde darüber unterhalten, was passiert, wenn sie ihren Ehegatten daheim Brennnesselmus statt Spinat vorsetzen, und muss innerlich lachen, weil sich Hildes anschauliche Beschreibung ihres entrüsteten Bauerngatten über Grüngemüse, das noch nicht mal die Kühe fräßen, ziemlich realistisch anhört. Gleichzeitig denke ich, dass es mit manchen Pflanzen zum Verzweifeln ist. Eigentlich müsste ich noch so vieles erzählen, über die Mythen, die Zwerge, die Zaubereien, die wahre Macht der Brennnessel, über die spezifischen Fähigkeiten der Brennnesselsamen, aber gleichzeitig ist die Zeit doch sehr begrenzt und so verschiebe ich all das auf den Frühsommer und verspreche all den Brennnesseltrieben, an denen wir gerade vorbeikommen, dass ich sie beim nächsten Mal so richtig würdigen werde.

Nur wenige Schritte weiter bleibe ich wieder stehen, denn Mittlerer Wegerich und **Breit-Wegerich** glänzen so verlockend, dass ich nicht umhin kann, ihre Eigenschaften für die Küche zu loben, obwohl ich sie eigentlich mehr als klassische Erste-Hilfe-Kräuter schätze. Aber diese jungen Wegerichblätter in Bierteig ausgebacken und dann in den richtigen Dip getunkt und verspeist, sind schon einen Versuch wert.

Heti stupft Fritz ziemlich unsanft in die Seite. »Guck mal, du stehst ja genau drauf, und andere Leute wollen das später vielleicht noch essen. Pass doch auf, wo du deine Quadratlatschen hinstellst, muss doch nicht mitten auf den Breit-Wegerich sein ... – oder ist das jetzt ein Mittlerer Wegerich?« Sie beugt sich herunter, um den ramponierten Wegerich wieder in Form zu zupfen, allerdings mit mäßigem Erfolg. Fritz brummt ungnädig und bemerkt: »Ja, wo soll ich denn noch hintreten, da ist ja überall was zum Essen, eigentlich könnte man ja die Supermärkte auch abschaffen. Völlig überflüssig der ganze Kram aus Holland.«

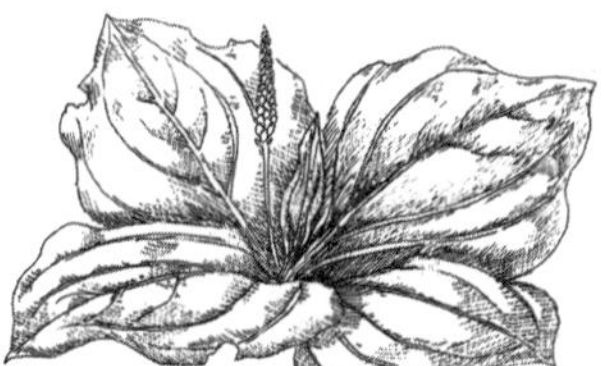

Breit-Wegerich

Ehrlich gesagt muss ich innerlich grinsen, das Problem ist mir nicht neu. An dieser Stelle bin ich aber fast dankbar für die eheliche Rempelei, denn sie ist die perfekte Einleitung für meine Erklärung zur Verbreitung der Wegerich-Arten, die es eigentlich darauf anlegen, dass man auf ihnen herumtritt.

Wegerich-Arten heißen nicht umsonst Wege-Rich. »Weg« wie Straße, das ist einfach. »Rich« leitet sich von einer indogermanischen Wortwurzel her und bedeutet so viel wie »König« (siehe auch lateinisch »rex«, König, oder keltisch »rigs«, König). Der Wegerich ist also der König des Weges.

Gleich nach dem Beifuß rangierend, war der Wegerich schon bei den alten Germanen und Kelten eine bedeutende Kultpflanze, eines der richtig wichtigen Gewächse. Denn im Prinzip ist es so, dass alle Pflanzen, die in unserer Region als indigene (einheimische) Arten wachsen, schon zu Zeiten der Germanen und Kelten gewachsen sind und insofern auch keltische oder germanische Pflanzen sind. Anders als zum Beispiel das Orientalische Zackenschötchen, das sich seit einigen Jahren hierzulande ausbreitet, das aber wie der Name schon sagt aus dem Orient kommt und hierzulande erst Fuß fassen kann, seit wir Menschen so mobil in der Welt herumreisen, dass wir von überall her Samen, Sporen und Ähnliches einschleppen, die sich bei passenden Bedingungen dann auch ausbreiten. Auch das Indische Springkraut und die Pfeilkresse gehören zu dieser eingeschleppten Pflanzenkategorie, den sogenannten Neophyten. Der Wegerich aber eben nicht, den schätzten schon Germanen und Kelten, und weil sie seine Eigenschaften sehr hoch bewerteten, nenne ich ihn eine Kultpflanze, im Gegensatz zu all den Pflanzen, die schon vor 2000 Jahren bei den Kelten wuchsen, die aber »nur« gewöhnliche Bedeutung hatten.

Stark beeindruckt waren die früheren Völker sicher von der Zähigkeit der Pflanze, die am liebsten an Wegen und auf verdichteten Böden wächst. Biologisch gesehen ist das allerdings keine Sensation, denn die Wegerich-Arten benötigen diese Standorte zur Vermehrung. Diese erfolgt dadurch, dass die mehr oder weniger klebrigen Samen auf allem haften, das sie berührt, um später abzutrocknen und wieder auf den Boden zurückzufallen – und schon wächst ein kleiner Wegerich. So konnte sich der Wegerich weit verbreiten, er ist mit der Einwanderungswelle der vergangenen Jahrhunderte bis nach Amerika gekommen. Sein lateinischer Name »plantago« (Fußsohle) und auch der indianische Name, der übersetzt »Fußspur des weißen Mannes« bedeutet, sprechen in diesem Zusammenhang eine deutliche Sprache.

Bevor die Römer begannen, auch bei uns Straßen zu bauen, waren Wege eher selten. Die wichtigen Wege (oft die einzigen, abgesehen von Trampelpfaden) führten zum Friedhof oder zum Altarplatz, dem Kultplatz. Alle bedeutenden Prozessionen fanden dort statt und im Verständnis der alten Völker waren diese Wege auch Verbindungen in die – damals im Glauben durchaus existente – Unterwelt beziehungsweise Überwelt. Deshalb wurden diese speziellen Wege konsequent sauber gehalten, also gekehrt, gekehrt, gekehrt (so mancher von uns, der jeden Samstag die Gass kehrt, hat vielleicht noch so ein keltisches Gen in sich). Auf Dauer hielt das kein Pflänzchen aus, außer dem Wegerich, der gerade das braucht, um sich zu vermehren. Deshalb ließ er sich auch nicht von den Prozessionswegen vertreiben, weshalb man glaubte, der Wegerich sei der

Begleiter in die Unterwelt oder Überwelt, je nachdem, ob es um eine Beerdigung ging oder ein Fest zu Ehren eines Gottes.

Dazu kommt die Fähigkeit des Breit-Wegerichs, akute Blutungen zu stillen und sich außerordentlich lindernd auf Wespenstiche auszuwirken. Für die Erste Hilfe muss man die Pflanzensäfte aktivieren und die Masse sofort auf die betroffene Hautstelle geben. Dies, im Abstand von wenigen Minuten mehrfach wiederholt, garantiert schnellen Erfolg. Vor allem die kühlenden und abschwellenden Eigenschaften des Breit-Wegerichs fallen dabei auf.

»Schaut man sich dagegen den **Spitz-Wegerich** und seine Inhaltstoffe an, ist diese Art vorwiegend zur Linderung von allerlei bronchialen Erkrankungen geeignet. Spitz-Wegerich-Hustensaft gibt es heute noch zu kaufen, und früher waren der Name und die Wirkung so bekannt, dass die meisten Hustenmittel den Spitz-Wegerich im Namen hatten, weil man wusste, dass die Menschen das dann auch kauften. Heute sind zum Beispiel auch Thymian und Efeu beliebte Hustenmittel. In meiner Familie allerdings nehmen wir vorwiegend selbst gemachten Spitz-Wegerich-Sirup, wenn uns ein Husten erwischt hat. Außerdem kann man ...?« Leicht irritiert breche ich ab.

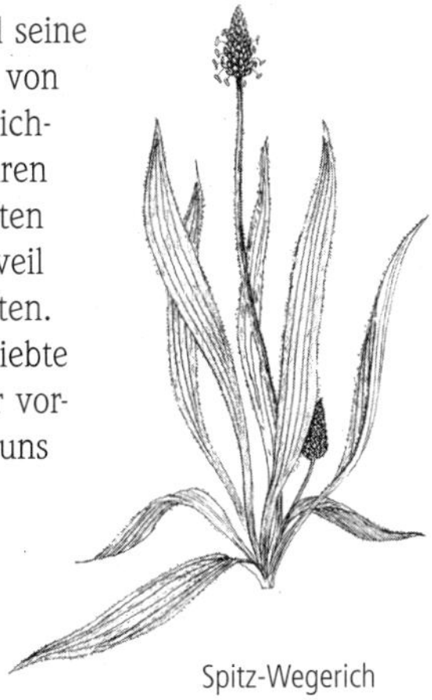

Spitz-Wegerich

Eigentlich wollte ich noch einmal über das Thema Essbarkeit sprechen und darüber berichten, dass mancherorts noch heute die Wegerichsamen auf dem Butterbrot gegessen werden, als mir auffällt, dass mir niemand mehr so richtig zuhört, weil alle auf Heti und Franz schauen, die sich die Schuhe ausziehen? (Außer Martin, der schreibt und schreibt und schreibt ...)

»?«, fragen sich alle, aber keiner traut sich so recht, darüber zu reden, schließlich ist der Akt des Schuhausziehens in der Öffentlichkeit unüblich, fast verpönt. Schweißfüße? Druckstellen? Hühneraugen? Sie gehören in unserer Gesellschaft zu den persönlichen Angelegenheiten, über die im Zweifel noch nicht einmal die Ehegatten ausreichend und umfassend informiert sind. Lediglich die Anzahl der im Vorrat befindlichen Fußdeos mag in mancher Familie Vermutungen darüber zulassen, wie es um die Fußbeschaffenheit des Gatten bestellt ist.

Jetzt endlich fällt Franz und Heti auf, dass alle sie mehr oder weniger berührt anschauen. »Was guckt ihr denn so?«, wundert sich Heti, »das ist doch ein alter Wandertrick«. Barfußlaufen? »Na, Wegerichblätter in die Schuhe legen. Die kühlen nicht nur bei Stichen, sondern auch bei geschwollenen Füßen. Und wenn wir so richtig weit gelaufen sind, gibt es nichts Schöneres, als eine Lage Wegerichblätter in die Schuhe zu legen, darauf geht es sich wie auf Wolken. Und hier wachsen so tolle große Blätter, da konnten wir einfach nicht widerstehen«, erklärt sie weiter.

»Au ja«, juchzt der Rest der Gruppe, »das ist klasse!«. Und schneller, als ich gucken kann, fangen die meisten an, das Ritual nachzuahmen, sodass mir schon bang um die

Anzahl der Blätter wird, die übrig bleiben würde. Zum Glück kommt Michi auf die Idee, nur einen Schuh zu belegen, um zu überprüfen, ob die Aussage der beiden Wandersleute überhaupt stimmt. Fast alle tun es ihr nach und die Gaudi ist groß. (Obwohl das noch gar nichts war gegen die Gaudi, als am Ende der Wanderung die Wegerichblätter – oder besser das, was davon übrig war – wieder gemeinsam aus den Schuhen entfernt wurde, aber das gehört wohl wirklich nicht in die breite Öffentlichkeit.) Tatsache aber ist, dass alle die Wirkung bestätigten, ebenso wie inzwischen viele, viele Kräuterwanderer jeder Altersstufe, probieren Sie es eben auch einmal aus, liebe Leser.

Danach ist es erst einmal aus mit der Konzentration, weil alle nur noch hüpfen, Fußsohlen abrollen, Fußtemperaturmessgeräte entwerfen (die Männer natürlich), kurz, so herumalbern, dass ich gar nicht erst versuche, zum Thema zurückzukehren. Kurzerhand führe ich die Gruppe über die Straße hinauf zur Beller Kirche (einer lokalen dachlosen Kirchenruine aus dem 15. Jahrhundert), wo wir erst mal eine verdiente Ruhepause einlegen.

Vorläufig will keiner weiter zuhören, im Gegenteil, im Handumdrehen ist die Gruppe mit sich selbst beschäftigt, es werden Kontakte geknüpft und bereits geknüpfte intensiviert, Erfahrungen ausgetauscht ebenso wie Rezepte, Buchtitel, Telefonnummern und so weiter.

So genieße ich denn auch die Pause, lehne mich an die warmen Steine, recke mal wieder die Nase in den Himmel und komme ins Sinnieren über alte Zeiten. Stelle mir vor, wie an dieser Stelle vor langen Zeiten vielleicht Kräuterfrauen gesessen haben, mit langen Röcken und Schürzen mit vielen verschiedenen Taschen für viele verschiedene Kräuter, wie sie ihr Wissen ausgetauscht haben, vielleicht auch die Kräuter, und wie sie es genossen haben, einfach mit Vertrauten beieinander zu sein. So wie ich es genieße, mit Freunden über Kräuter zu fachsimpeln, in der freien Natur zu sein, mein Wissen zu erweitern und zu tauschen mit den anderen. Also vielleicht so ähnlich wie früher, nur, dass sie damals viel mehr wussten als wir heute. Und die Welt war noch nicht so hektisch wie heute, wir Menschen waren noch nicht so gestresst, und niemand musste, um seinen Nachbarn zu imponieren, mindestens 5000 Kilometer weit weg Urlaub machen oder ein Auto der Spitzenklasse (heute besser zwei bis drei pro Familie) fahren und pro Wohnraum einen Fernseher vorweisen.

Ich könnte ins Schwärmen kommen, wenn mir nicht immer an genau dieser Stelle einfiele, dass der Lichtschalter, der Kühlschrank, der Knopf für die Zentralheizung und der Telefonhörer noch nicht erfunden waren und auch um die Ecke noch kein Aldi mit Butter und Käse im Sonderangebot. Ich bin nicht sicher, ob ich in dieser Zeit lange überleben würde, aber ich würde gerne mal gucken, so vier oder fünf Tage – mit Rückreisegarantie und geimpft natürlich.

»Hallo«, schreckt es mich auf, Saskia klopft mir auf die Schulter. »Ich hab da mal ne Frage. Die sagen doch alle, man soll nicht mehr draußen sammeln wegen des Fuchsbandwurms und so.«

Ach ja, darüber müssen wir auch noch reden. Also erkläre ich, dass die Wahrscheinlichkeit, von einem Fuchsbandwurm befallen zu werden, natürlich höher ist, je höher die Population von Füchsen ist, also im Wald sicher größer ist als bei uns in der Steppe.

Das rheinhessische Hügelland speziell bei uns in der Rheinhessischen Schweiz gehört aufgrund der klimatischen und geologischen Gegebenheiten zu den Halbwüsten und so eigentlich eher zu den Steppenlandschaften und nicht zu den Waldlandschaften. Insgesamt ist die Gefahr natürlich relativ und wird auch unter Kräuterfachleuten unterschiedlich diskutiert. Für die meisten ist der Fuchsbandwurm kein Grund, in der Wildnis keine Pflanzen mehr zu sammeln, tatsächlich ist das Risiko statistisch recht gering. Das nutzt einem aber nichts, wenn man betroffen ist, deswegen ist eine gewisse Vorsicht durchaus angeraten, wenigstens sollte man sich des Risikos bewusst sein, und ein Befall ist unter Umständen durchaus tödlich. Auch bei uns gibt es Füchse. Allerdings kann man einen Befall mit Fuchsbandwurm mit einem guten Ultraschallgerät heute viel früher als noch vor wenigen Jahren und vor allem rechtzeitig erkennen, weshalb sich Menschen, die sich gefährdet fühlen, ab und zu von einem Arzt ihres Vertrauens den Bauchraum schallen lassen sollten.

Aber auch ohne die Gefahr des Wurmes sollte man nicht einfach bedenkenlos lossammeln. Zu meiden sind die Ränder stark befahrener Straßen (und zwar ziemlich breit, weil die Autoabgase erst mal durch die Luft befördert werden, ehe sie gar nicht direkt am Straßenrand, sondern ein ganzes Stück weiter wieder runterkommen). Aber auch die ortsnahen Spazierwege haben ihre Tücken, denkt man an die vielen Menschen, die dort mit ihren Hunden spazieren gehen. Nicht, dass wir etwas gegen Hunde haben, wir haben selber welche, aber Kräuter sammele ich nur dort, wo kein Fuchs und kein Hund und auch keine Autoabgase hinkommen. Natürlich sind wir auf dem Land etwas privilegiert. Denn schließlich nennen wir als Landwirte Gärten und Brachflächen unser Eigen, sodass es uns an der Möglichkeit, Wildkräuter zu sammeln, nicht mangelt. Das ist in Städten nicht oft der Fall. Aber auch da kann man vieles machen, auf jedem Balkon, in jedem Garten, sogar im Haus, zum Beispiel mit thematisch bepflanzten Kräutertöpfen oder Themenschalen.

Inzwischen hören mir alle gespannt zu, denn das ist ein Thema, das sie interessiert. Deshalb reden wir dann auch gleich darüber, was man wann wofür sammelt. Da gibt es ein paar ganz einfache Grundregeln.

»1. Pflanzen, die man essen will, sollen in der Regel nicht blühen, also speist man vor der Blüte (Ausnahmen wie Taubnessel oder Gundermann bestätigen die Regel). Besonders wichtig ist diese Regel zum Beispiel bei der Brennnessel. Vor der Blüte will die Pflanze wachsen, weshalb die meiste Kraft sozusagen in die Blattmasse gegeben wird. Daraus folgt, dass man die wilden Kräuter für die **Küche** am ehesten im Frühling verwendet.

2. Für die **Heilkunde** werden in der Regel blühende Pflanzen genommen, die in diesem Zustand den Höchststand ihrer Kraft erreicht haben. Die Pflanze will sich vermehren, weshalb die meiste Kraft der Pflanze in den Blüten ist und überhaupt in der ganzen Pflanze. Dann sammeln wir sie für die Heilkunde und zum Trocknen, auch als Dekoration oder für die Wellness.

3. Im Herbst, wenn die oberirdischen Pflanzenteile abgestorben sind, kann man am besten die **Wurzeln** ernten. Dann ist die höchste Kraft der Pflanze in den Wurzeln, damit die Pflanze den Winter gut überstehen kann. Natürlich kann man auch im Frühling Wurzeln ernten, nur ist dann in der Regel ein Teil der Kraft der Wurzel verbraucht.

Für manche Pflanzen, zum Beispiel den Löwenzahn, gibt es sogar unterschiedliche Indikationen, je nach Sammelzeitpunkt der Wurzel. Doch jetzt genug der langweiligen Theorie, jetzt machen wir uns auf zur zweiten Hälfte der Wandertour, die uns in die trockeneren Gegenden bringen wird.«

Die Gruppe folgt mir, hat aber nach der Pause ganz neue Konstellationen gebildet. Interessanterweise haben sich Männlein und Weiblein voneinander geschieden, Heti und Lore sind ins Gespräch vertieft, Franz und Fritz bilden ein Paar. Klaus hat sich zu Kalle gesellt und Lene zu den Landfrauen. Und Michi, Franzi und Saskia, die sich während der Pause abwechselnd mit Jonas beschäftigten, haben sich Marina angenähert. Einzig Martin bleibt mit Block und Stift eher für sich.

Allerdings komme ich nicht dazu, das Warum genauer zu ergründen, denn nur wenige Meter weiter keimt ein außerordentlich hübscher **Stumpfblättriger Ampfer.**

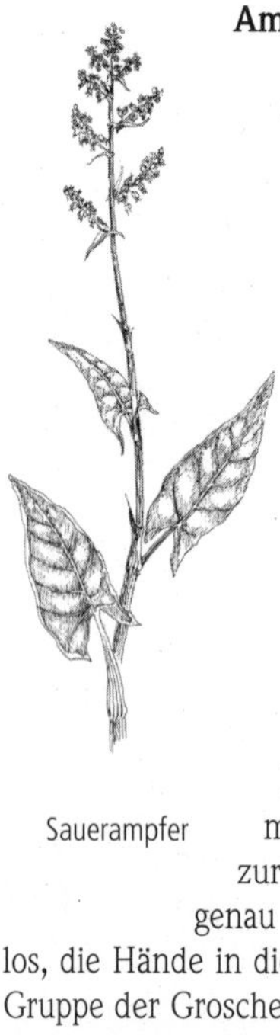

Sauerampfer

Eigentlich ist er keine klassische Frühlingspflanze, weil man diese Ampfer-Art nicht (mehr) isst, anders all den allseits bekannten **Sauerampfer,** aber ein paar erwähnenswerte Sätze will ich, während wir weitergehen, berichten. So wurden die großen Ampferblätter früher benutzt, um Butterstücke zu kühlen, indem man sie einfach darin einwickelte, auch Fieberkranke wurden äußerlich mit Ampferblättern gekühlt. In Notzeiten hat man den Ampfer auch gegessen und die Blattrippen waren recht beliebt als Speise. Als Viehfutter war er recht begehrt und in den Alpenländern kultivierte man ihn auch in den Gärten. Außerdem setzte man ihn dort auch wegen seiner adstringierenden Wirkung bei Hautkrankheiten und Darmerkrankungen ein. Und ein bekannter Kräuterkundler schrieb einmal, dass der regelmäßige Genuss eines Auszuges von Ampferblättern und -wurzeln in Wein einen Menschen mehr als 100 Jahre alt werden lässt.

»Was?« und »wie bitte?«, wie aus einem Mund schallt es von Fritz und Franz. Die beiden stecken die Köpfe zusammen und kramen in ihren Taschen. Mit Stift und Papier bewaffnet, hasten sie zurück, pflücken jeder ein Blatt, hasten wieder her und wollen ganz genau wissen, wie dieses Ding da heißt. »Guck dir die an«, prustet Heti los, die Hände in die Hüften gestemmt. Erst jetzt fällt auch bei mir und dem Rest der Gruppe der Groschen, und wie auf Kommando können wir uns nicht mehr halten und müssen lachen, bis uns im wahrsten Sinne die Tränen aus den Augen laufen. Das wiederum finden die beiden Männer ein bisschen übertrieben.

»Mein Gott«, grinst Franz, »die paar Kräuter im Wein halten wir auch noch aus, und wenn's ja hilft«. »Und wenn wir dann erst mal 100 sind, dann ...«, ergänzt Fritz mit einem schiefen Blick auf die weibliche Überzahl, aber mitlachen müssen sie doch. Sogar Martin hat seinen Stift in die Jackentasche gesteckt und scheint sich still, aber köstlich zu amüsieren. Jetzt ist wirklich alle Müdigkeit vertrieben, die Stimmung ist fast ausgelassen und wir beginnen mit dem Anstieg zur Kutsch.

Das Bild der floralen Landschaft ändert sich. Keimender Natternkopf und Triebe der Skabiosen-Flockenblume ebenso wie der Aufrechte Ziest und Feldmannstreu weisen darauf hin, dass die Böden wesentlich trockener sind als im Tal und sich damit auch die Pflanzengesellschaften verändern.

Hier liegen zahlreiche Naturschutzgebiete mit seltenen, schützenswerten Pflanzen, für die die Rheinhessische Schweiz bekannt ist. Sommerwurz, Kornrade, Sonnenröschen, Blauer Lattich, Feld-Beifuß, Thymian, Silber-Fingerkraut, Wilder Salbei, Dost, Orchideen und viele andere siedeln dort und sollen sich ausbreiten können. Dafür brauchen sie geschützte Lebensräume, auch und gerade geschützt vor uns Wanderern. Dankenswerterweise wachsen diese Pflanzen aber auch an den Wegesrändern, sodass wir sie den interessierten Wanderern zeigen können, ohne die Gebiete tatsächlich zu betreten. Oft ist es aber auch so, dass wir gar nicht groß über diese speziellen Pflanzen reden, weil so viele andere Pflanzen da sind, dass man auf diese doch sehr spezielle Flora gar nicht eingehen muss. Verwenden kann man sie meistens sowieso nicht, weil sie zu klein oder zu giftig oder eben naturgeschützt sind. Allerdings beschreiben wir immer das Konzept des Naturschutzes dort, wo wir wandern, damit sich den Naturfreunden die Zusammenhänge erschließen können.

Leicht schnaufend kommen wir oben auf dem Querweg an, dank täglichen Frühsports gelingt es mir immerhin, gleichzeitig zu steigen, zu reden und trotzdem nur leicht zu schnaufen. Nun wenden wir uns erst einmal nach rechts und kommen bald an eine sanfte Klippe, wo sich uns ein wunderschöner Blick in die Landschaft bietet, eine willkommene Abwechslung nach so viel Konzentration und Zuhören, wie es die Gruppe bisher leisten musste. Gegenüber in den Weinbergsreihen wächst ein kleines, ziemlich grünes Kraut.

»Guck mal da, das passt ja wunderbar. Meine absolute Lieblingspflanze (nein, diesmal aber wirklich), das kleine Sternenmädchen, schaut sie doch an, ach, sieht sie nicht hübsch aus ...«, ich kann gar nicht aufhören zu schwärmen.

Um mich herum völlig verständnisloses Schweigen, große Augen sehen mich an, mir schwant, es wüssten die anderen noch nicht einmal, von welcher Pflanze ich rede.

»Na hier«, stoße ich sie fast mit der Nase darauf, ein ganzer Teppich kriecht über die Erde den Hang hinauf, die **Vogelmiere.**

»Gänsegras?«, »Hühnerdarm?«, kommt es wie aus einem Mund und Karin und Sabine, die Landfrauen, sehen mich an, als wäre ich völlig verrückt. »Was willst du denn damit? Das geben wir allenfalls den Hühnern, obwohl, Hühner fressen das wirklich gerne. Aber mal im Ernst, warum ist das Unkraut denn dein Lieblingskraut?«

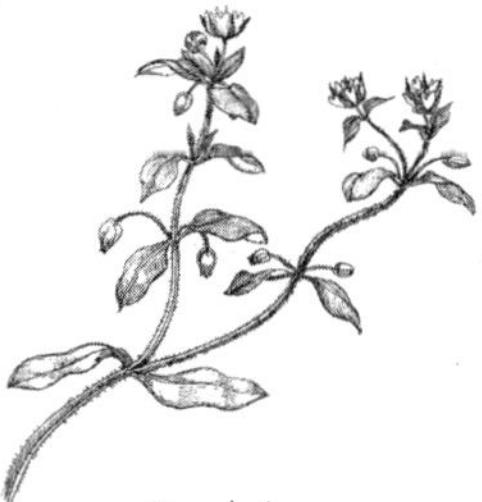
Vogelmiere

Ich hole Luft und setze an zu einem geharnischten Vortrag über das Thema Unkraut und schlucke schnell alles wieder hinunter. Jahrelange Erfahrung hat mich gelehrt, dass Vorträge darüber unnütz sind. Den meisten Leuten ist gar nicht bewusst, was sie sagen, wenn sie das Wort »Unkraut« benutzen. Das kommt nämlich eigentlich aus der Landwirtschaft von »unerwünschtem Kraut«, hat sich aber inzwischen als Bezeichnung für unnützes Kraut eingebürgert. Und unnütze Kräuter müssen verschwinden, eben auch aus dem Garten oder überhaupt. Also gewöhnte ich mir an, eher deutlich zu machen, dass es keine un-nützen Kräuter gibt, als akademische Diskussionen über den Sprachgebrauch des Mitteleuropäers bezüglich der ihn in freier Wildbahn umgebenden Flora zu führen.

Anders Klaus, unser Umwelt-Mann: »Es gibt überhaupt keine Unkräuter, das solltet ihr beiden doch wissen«, poltert er in Richtung Sabine und Karin los. »Wenn wir so abschätzig von der Natur reden, dann müssen wir uns nicht wundern, dass sie immer mehr zurückweicht. Wisst ihr eigentlich, wie viele Pflanzen auf der ganzen Welt jeden Tag aussterben, ganz zu schweigen von den zahlreichen Tierarten, und dass sogar ganze Kulturen bedroht sind? Und dann noch das Ozonloch, die Luftverschmutzung, das Trinkwasser und was weiß ich noch alles. Es gibt ernst zu nehmende Wissenschaftler, die behaupten, wenn das so weitergeht ...«

»Halt, halt, mal langsam«, falle ich ihm ins Wort. »Du hast ja recht, aber lass deinen Zorn doch nicht an den beiden aus. Die sind hier und interessieren sich für die Pflanzen, das ist viel mehr, als du von den meisten Menschen erwarten kannst. Die beiden sind die falschen Ansprechpartnerinnen für deine berechtigte Kritik. Nimm die Energie lieber, um noch mehr Leute zu bewegen, sich für Umweltthemen zu interessieren. Es hilft ja nicht, immer zu schimpfen. Was wir brauchen und hier auch versuchen, ist Naturschutz zum Anfassen.

Aber jetzt genug davon, ich wollte doch eigentlich von der Vogelmiere, der kleinen Sternenprinzessin, erzählen. Sie zählt zu den Nelkengewächsen und wächst überall dort, wo fruchtbarer, mineralischer Boden ist. Bekannt war sie früher in der Heilkunde wegen ihres Reichtums an Saponinen, den schleimlösenden Stoffen, die man gerne bei Verschleimung der Bronchien einsetzte. Manche Saponindrogen wirken auch harntreibend auf die Nieren und die Blase. Die sogenannten Schleimstoffe heißen deshalb so, weil sie sich auf die (gereizten, entzündeten) Schleimhäute legen, dadurch schützend und mildernd wirken und weil sie sich auch so anfühlen. Saponine schäumen in wässrigen Lösungen, weshalb zum Beispiel das **Seifenkraut** Seifenkraut *(Saponaria officinalis)* heißt. Die Seifenkrautwurzel enthält viele Saponine und wurde früher neben ihrem Einsatz bei Husten auch als waschaktive Substanz gegen Schmutzwäsche verwendet.« (Martin schreibt eifrig mit ...)

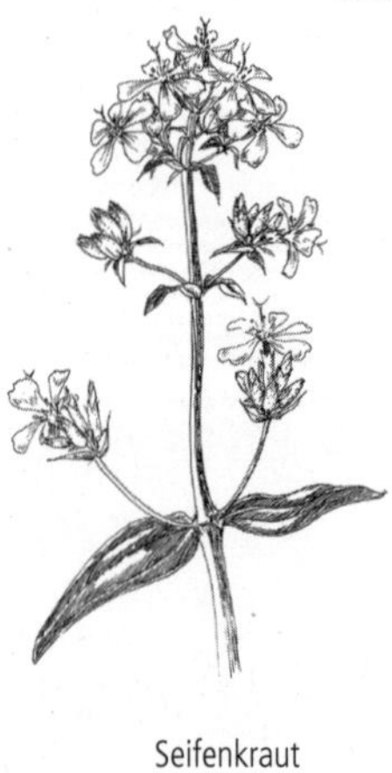

Seifenkraut

»Ach nee«, Sabine guckt verdutzt. »Du meinst, wir könnten unsere Männer mit Waschbrett, Schmutzwäsche und Seifenkrautwurzel an den Bach schicken und die Waschmaschine sparen?« »So ungefähr«, nicke ich ihr zu. Es funktioniert, allerdings muss ich zugeben, dass die moderne Waschmaschine auch nicht zu verachten ist, und wenn sich die Männer weigern sollten, wollte ich lieber nicht auf die Maschine verzichten.

Gegen Husten verwendet man saponinhaltige Drogen (allen voran die Schlüsselblume), weil Saponine wegen ihrer Fähigkeit zu schäumen auch expektorierend, das heißt auswerfend wirken. Dann ist die Kombination mit Schleimstoffen ein weiterer Vorteil. Die Schleimstoffe mildern die eitrigen Stellen, indem sie sich auf diese legen, und lösen sie bereits leicht ab. Mit Hilfe der Saponine werden sie dann nach draußen befördert. Entweder durch Husten oder auch durch den Darm.

Aber: Wie so oft bergen die hilfreichen Saponine und Schleimstoffe auch eine nicht unwesentliche Gefahr. Im Übermaß verwendet, zerstören Saponine die Zellwände der roten Blutkörperchen, und Schleimstoffe legen sich auch auf die Darmwand, sodass die Resorption allgemein eingeschränkt ist. Das bedeutet, dass unter Umständen andere Medikamente nicht mehr oder nur eingeschränkt wirken, also bitte nie im Übermaß verwenden!

Zurück zur Sternenprinzessin. Viel wichtiger als die Saponine sind mir im Frühling die Vitamine und Mineralstoffe der kleinen Pflanze, die das ganze Jahr, sogar im Winter unter dem Schnee, zu blühen vermag. Vor allem Vitamin C (115 mg je 100 g verzehrbare Pflanzenmasse), Kalzium (1780 mg je 100 g) und Kalium (1210 mg je 100 g) treten in den Vordergrund, natürlich schwanken diese Werte je nach Standort, Bodenbeschaffenheit und Jahreszeit. Aber es lohnt sich, sie als Salat oder Gemüse zuzubereiten, vor allem, weil die Vogelmiere ein ausgesprochen wohlschmeckendes Kraut ist, das nussig schmeckt und leicht an frische Erbsen erinnert. Man kann sie zum Beispiel unkompliziert als Gemüse zubereiten, mit geräuchertem Tofu oder Zwiebeln und Pfeilkresseblüten.

Am besten aber schmeckt Vogelmiere frisch, zum Beispiel als Rohkost pur oder gemischt mit anderen Salaten, Gemüsen oder Kräutern und einer Essig-Öl-Marinade. Ich mische auch gerne ein paar gehackte Nüsse darunter, das unterstreicht den Geschmack. Unsere Kinder essen am liebsten eine Rohkost aus je einer Hälfte klein geschnittener Vogelmiere und einer Hälfte geraspelter Möhren mit frisch gerösteten Nüssen und einer Sauce aus Sahne, Zitronensaft, Salz und etwas Zucker.

Vogelmiere ist aber nicht nur ein Kraut für den Körper. Der Legende nach bringt ein Vogelmierenbad Frohsinn und Ausgeglichenheit zurück. Sehr lecker und gesund ist auch ein Tee aus frischer Vogelmiere, dazu eine gute Handvoll frisches Kraut mit heißem Wasser überbrühen und fünf bis zehn Minuten ziehen lassen. Süßen ist nicht notwendig, da die Vogelmiere von selbst eine angenehme Süße hervorbringt.

Man findet die Vogelmiere eigentlich überall und selbst Kindern (jedenfalls meinen) ist sie ein sehr angenehmes Kräutlein. Im Mittelalter wurde sie jungen Mädchen ins Bett gelegt, um sie vor dämonischen Unholden zu schützen.

Unser letzter Blick gilt dann aber doch der wunderschönen Landschaft, bevor wir uns wieder auf den Weg machen. Hinter mir aufgeregtes Gebabbel über die neuen Erkenntnisse in Sachen Gänsegras und über mögliche Fundorte. Mir scheint, ich habe meinen Gästen die Sache einigermaßen schmackhaft gemacht. Hilde und Marion basteln schon an den ersten Rezepten, während Franzi und Michi und Saskia noch überlegen, wo sie möglichst gut Vogelmiere ernten könnten. Die Herren der Schöpfung hingegen haben sich zusammengetan und sinnieren über die Frage, wie sie wohl aus all den neuen Informationen einen gescheiten Schnaps herstellen können. Einzig Lene brummelt etwas mürrisch in ihren Bart, und wenn ich sie richtig verstehe, dann heißt das Gemurmel so viel wie, dass sie »jo schließlich kaa Hinkel wär, dem mer des Gras vorwerffe dut, damits schee fett werd und griene Eia leeht« (dass sie ja schließlich kein Huhn wäre, dem man Vogelmiere gibt, damit es schön fett wird und grüne Eier legt).

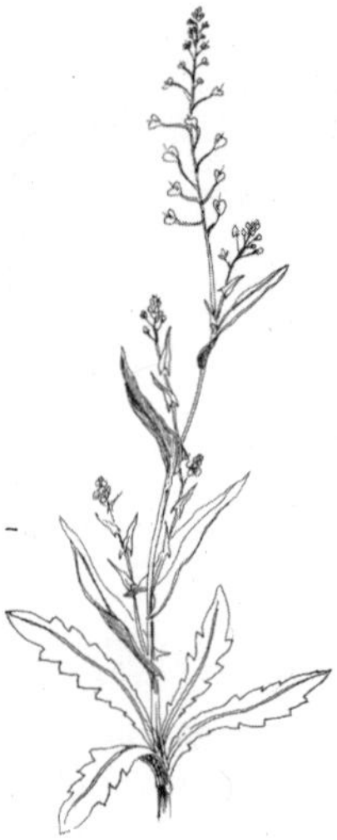

Hirtentäschel

Wir folgen dem Weg einfach geradeaus, als mir am Wegesrand ein Kräutlein auffällt, das in ganz Europa vorkommt und unsere Aufmerksamkeit verdient. Das **Hirtentäschelkraut.**

Schnell habe ich die Gruppe um mich versammelt und doziere, während Martin schon Block und Stift bereithält: *»Capsella bursa-pastoris.«* Wahrhaftig, ich hätte auch Oberlehrerin werden können. Jedenfalls stelle ich mir so die Gesichter von Schülern vor, die versuchen, möglichst schlau zu gucken und dabei so ziemlich gar nichts kapieren. Einzig Martin schaut mehr nachdenklich drein und macht sich dann auch daran, seine Schulkenntnisse auszugraben.

»Capsella«, beginnt er, »ist die Kapsel, ›bursa‹ heißt ja wohl ›Börse‹ oder ›Tasche‹, dann bleibt ›pastoris‹, übersetzt man doch als ›Pfarrer‹. Also, die Kapsel ist die Tasche des Pfarrers – oder was?« Echt klasse die Erklärung, da zeigt sich doch, dass Aufpassen in der Schule auch Sinn macht.

»Hättest du statt Pfarrer ›Pastor‹ übersetzt und gleich die ursprüngliche Bedeutung dieses Wortes, nämlich ›Hirte‹ genannt – ein Pfarrer ist im Grunde genau das –, dann wäre es perfekt gewesen«, antworte ich. »Seht euch die Samenkapsel an. Die ist so geformt wie früher die Provianttaschen der Hirten und deshalb heißt das Kraut eben ›Hirtentäschel‹ oder lateinisch ›Capsella bursa-pastoris‹. Einfacher geht es nicht, was die Namensgebung angeht. Es ist im Übrigen sehr oft so, dass die Namen der Pflanzen auf bestimmte Formen oder Pflanzenteile zurückzuführen sind.«

Martin öffnet einmal mehr seine Tasche, lässt diesmal aber Block und Stift demonstrativ darin verschwinden. Anscheinend gucke ich ihn etwas verwundert an (eigentlich wollte ich gar keine Reaktion zeigen), denn er zuckt mit den Schultern und meint erklärend: »Ich kann das sowieso nicht alles mitschreiben, besser ich komme noch mal wieder, dann kann ich mir vielleicht mehr merken. Oder noch besser, du kommst gleich selbst in die Projektwoche und machst mit meinen Schülern die Kräuterwanderung, dann kann ich wenigstens den Rest der Wanderung noch genießen.« »Siehste«, hätte ich beinahe gesagt, »wusste ich doch gleich, dass das ein Lehrer ist«, aber zum Glück kann ich mich zurückhalten. »Über die Schulveranstaltung können wir gerne reden«, stimme ich lächelnd zu, »wenn das terminlich klappt, ist es kein Problem«.

»Als Kinder«, wirft nun Lene, die einen Stängel des Hirtentäschels gepflückt hat, ein, »haben wir die Kapseln ganz oft gegessen. Meine Oma hat sogar gesagt, sie wären gut fürs Herz«.

»Das Hirtentäschel«, beginne ich meine Erläuterungen, »ist ein Kraut, dem man früher hauptsächlich eine große Wirkung auf die Blutgefäße nachsagte.

Viele Pflanzenheilkundler nutzen es auch heute noch in diesem Sinne, zum Beispiel, um Nasenbluten zu stoppen, oder bei zu starker Menstruation oder sogar zum Auflegen auf blutende Wunden. Für Letzteres ist es besser, das Kraut vorher gut abzubrühen und dann etwas klein gemacht auf die Wunde zu geben. Notfalls kann man aber auch das frische Kraut verwenden, wenn man vorher die Blattsäfte aktiviert hat. (Das ist natürlich so eine Sache. Man muss schon aufpassen, dass man nicht noch mehr Bakterien in die Wunde bringt, als sowieso schon drin sind.)

Was die kleinen Samen angeht, sind die Wirkungen umstritten. Ob sie tatsächlich positiv auf das Herz wirken, ist zumindest fraglich, ebenso wie manche Äußerungen, die den Kapseln positive Wirkungen für Diabetiker bescheinigen. Allerdings sprechen die im Kraut enthaltenen Flavonoide dafür, dass eine positive Wirkung auf Blutgefäße vorhanden ist, denn Flavonoide beugen der Kapillarbrüchigkeit vor und verbessern so den Blutfluss und sie wirken auch positiv auf die Herzkranzgefäße. Fraglich ist nur, ob es ausreicht, hin und wieder ein paar Kapseln zu verspeisen. Bei ernsthaften Erkrankungen der weiblichen Unterleibsorgane verordnete man das Hirtentäschel jedenfalls immer in Verbindung mit anderen Heilpflanzen oder zusätzlich zu diesen (zum Beispiel Frauenmantel oder Gänse-Fingerkraut).

Auf jeden Fall aber schmecken die kleinen Kapseln ausgezeichnet und sind als großzügige Beigabe für Salate äußerst gut geeignet. Leider ist es etwas mühsam, sie zu sammeln, weil sie sehr klein sind. Auch die Blätter der Blattrosette lassen sich – vor der Blüte – sehr schön in der Küche verwerten. Man speist sie sowohl roh im Salat wie man sie auch zum Beispiel in Aufläufen und im Gemüse verwendet.

Da das Kraut sehr lange, nämlich von Mai bis in den Oktober, blüht, kann man es fast das ganze Jahr frisch verwenden. Zum Trocknen wird es mit der Wurzel geerntet und aufgehängt, ist aber leider nicht sehr lange haltbar.

Ähnlich wie bei vielen anderen Pflanzen gab es natürlich auch mit dem Hirtentäschel viele Spielereien, zum Beispiel werden die Samen von Verliebten gepflückt nach dem Motto: Er liebt mich, er liebt mich nicht, er liebt mich ...«

»Aber sag mal«, unterbricht mich Franzi, »jetzt hast du schon öfter davon gesprochen, dass man die Pflanzensäfte aktivieren soll. Wie macht man das denn? Man hat ja schließlich beim Wandern oder im Freibad nicht gerade eine Saftpresse dabei.«

Da hat sie allerdings recht, das ist sicher erklärungsbedürftig.

Also: »Die Blattoberfläche schützt das Blattinnere, und wenn ich mir die Hilfsstoffe der Pflanze äußerlich zunutze machen will, muss ich versuchen, unter die Blattoberfläche vorzudringen oder das, was unter der Blattoberfläche liegt, an die Blattoberfläche zu bringen. Das geht am besten zu Hause. Früher hat man zum Beispiel für Wundpflaster die Blätter klein geschnitten, dann mit dem Mörser zerstoßen, den Brei in ein warmes, feuchtes Mulltuch gegeben und anschließend auf die Wunde gelegt. Oder man gab den Brei direkt auf die Wunde und hat das Ganze mit einem Mulltuch verbunden.

Muss man Erste Hilfe in freier Natur leisten, geht das nun leider nicht, wer hat schon einen Mörser auf Wandertouren dabei? In so einem Fall hat man zwei Möglichkeiten.

Entweder – und das ist die schlechtere der Möglichkeiten – nimmt man die Blätter und zerreibt sie intensiv zwischen den Händen. Dabei zerstört man die Blattoberfläche und die Säfte können austreten. Oder man kaut die Blätter so lange, bis sie eine breiähnliche Konsistenz angenommen haben und verwendet sie dann.«

»Brrr«, Franz verzieht angewidert das Gesicht. »Muss das sein?«

»Die letztere Möglichkeit ist effektiver – bezogen auf die Pflanzensäfte – als die erstere, beide Möglichkeiten haben aber leider den Nachteil, dass man sie nur verwenden kann, wenn man die Blätter an einem einigermaßen sicheren Standort sammeln kann. So ist es ein Vorteil von Freibädern, dass dort keine Hunde oder Füchse hineinkommen, weshalb man dort unbedenklich kauen könnte. Auf gut begangenen Wanderwegen ist es so eine Sache mit den Hunden. Wie immer man das Wundpflaster letzten Endes herstellt, sinnvoll ist meistens, die Breiauflage zwei- bis dreimal zu wechseln, bevor man einen Verband anlegt.«

So, jetzt aber erst einmal genug, wir machen uns wieder auf den Weg und das Ende unserer Wandertour rückt langsam, aber sicher näher.

Nicht viel später höre ich hinter mir kleine entzückte Schreie. »Guck, guck, die kenn' sogar ich ... die Käspappel.« So stelle ich mir Dornröschen vor, nachdem sie der Prinz küssend geweckt hat, aber es ist nur Lene, die verzückt kauend vor einer **Weg-Malve** kniet. Am Ende einer Rebenreihe im Weinberg hat sich diese breitgemacht, ein wirklich schönes Exemplar, das meiner Aufmerksamkeit glatt entgangen ist.

»Das ist eine was?«, meldet sich Klaus, »eine Pappel?«. »Nee, eine Weg-Malve«, berichtigt ihn Heti.

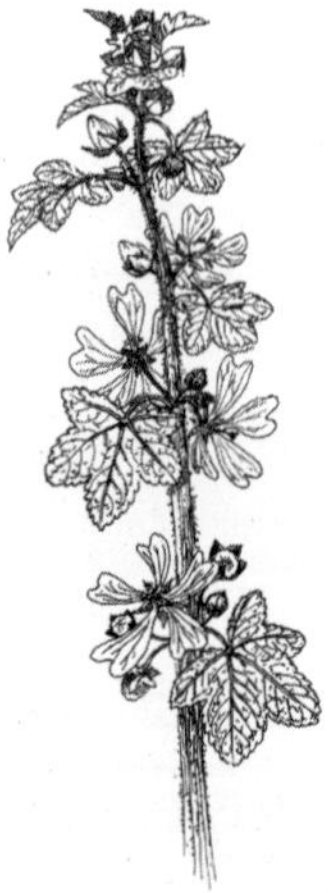

Wilde Malve

»Ja, aber meine Malven im Garten sehen irgendwie anders aus. Wird die hier denn auch noch groß?« Martin ist ein bisschen verwirrt.

»Die Weg-Malve ist eine kriechende Malve, die deswegen auch nicht besonders hoch wird, ansonsten aber mit der groß gewachsenen Malve durchaus mithalten kann«, erkläre ich. »Und wenn man sich die kleinen Früchte anschaut, die Lene inzwischen leider fast alle verspeist hat«, sage ich mit einem leicht strafenden Blick auf dieselbe, »dann fällt auf, dass sie kleinen Käselaiben ähneln, weshalb man sie hier bei uns auch Käspappel nennt«. Der Rest der Gruppe macht sich über die verbliebenen Früchtchen her und ist angetan von ihrem guten Geschmack.

»Malven sind ja ziemlich heilkräftig«, kaut Franz, »erzähl doch mal, wie das genauer ist mit denen. Man nimmt sie bei Husten – oder?«

»So ist es«, bestätige ich. »Malven können aber noch einiges mehr. Sie enthalten Schleimstoffe und etwas Gerbstoffe, und hauptsächlich diese sind für die Kräfte der Pflanze verantwortlich. Bei entzündlichen Prozessen helfen vor allem die Schleimstoffe. Sie bilden einen Mantel um bakterielle Ansammlungen, die dann ausgeschieden werden können, wirken also entzündungshemmend. Sie kleiden die inneren Wände, zum Beispiel die Bronchienwand oder die Darmwand, aus und sind deshalb auch reizlindernd, zum Beispiel bei Husten oder entzündlichen Darmproblemen. Zusammen mit den Gerbstoffen, deren adstringierende Wirkung hierbei zusätzlich hilft, sind sie auch ziemlich gut bei Durchfallerkrankungen.

Auch bei Hauterkrankungen haben Malven eine erfreulich positive Wirkung, ebenso wie man sie bei Mundtrockenheit und sogar zur Wundheilung verwendet. Wobei im letzteren Fall auch ihre Gerbstoffe eine große Bedeutung haben.

Die meisten Inhaltsstoffe sind in den Blüten vorhanden, trotzdem kann man ruhig das ganze Kraut verwenden inklusive der Wurzel. Man muss allerdings auch bei der Anwendung von Malven daran denken – was im Übrigen für alle schleimstoffhaltigen Pflanzen gilt –, dass sie Schleimstoffe enthält, die sich unter anderem auch auf die Darmwände legen und dort die Resorption von allem Möglichen einschränken können. Zum Beispiel kann sich das auf die Wirkung der Antibabypille auswirken. Also aufgepasst, sonst ist man beziehungsweise frau möglicherweise schneller schwanger als geplant.«

»Uh«, Franzi verschluckt sich fast an ihrer letzten Frucht und schaut erschrocken herüber.

»Keine Angst«, beruhige ich sie. »So schnell geht das nun auch wieder nicht. Da brauchst du schon eine ordentliche Menge. Man kann übrigens auch die Malvenblätter essen, allerdings schmecken mir diese nicht so gut. Ich verzichte meistens zugunsten anderer Pflanzen auf deren Genuss.«

Und schon sind wir wieder unterwegs. Während wir an den Weinbergsrändern entlangschlendern, werden die Gespräche ruhiger und ich habe den Eindruck, dass sich langsam Müdigkeit breitmacht. Es ist eben doch auch anstrengend, so lange aufmerksam zuzuhören, schließlich sind wir nun schon gute zwei Stunden unterwegs. Also beschließe ich, möglichst schnell den heimischen Hof zu erreichen. Wir sind gerade in den letzten Seitenweg der Straße, die man unten liegen sieht, rechts abgebogen und meiden so noch eine kurze Strecke Asphalt.

Rechts noch Weinberge, links schon die Gärten der Häuser, die unten an der Straße stehen.

Und an einem dieser Gärten fällt mein Blick auf die **Pfeilkresse,** ein tolles Mittel, um die Müdigkeit zu vertreiben. Deshalb und nur deshalb mache ich einen letzten Stop. Außer mir ist die Pflanze offenbar niemandem ein Begriff und so pflücke ich viele der noch nicht aufgeblühten Blütenstände und reiche sie an alle Gruppenmitglieder weiter, sodass jede und jeder mindestens vier bis fünf Köpfchen in der Hand hält.

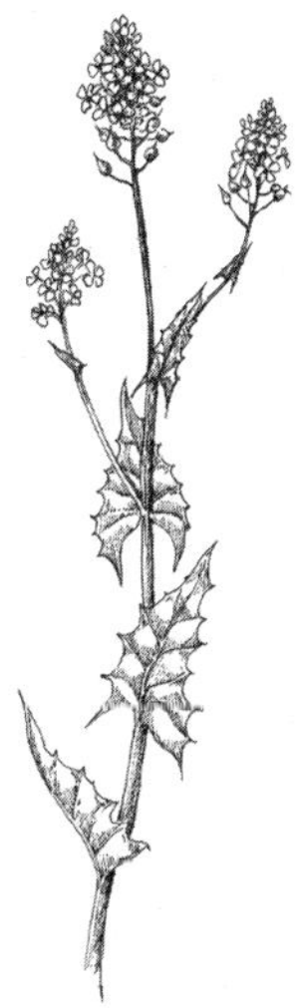

Pfeilkresse

»Und jetzt essen und schön kauen, am besten eines nach dem anderen«, erkläre ich und mache es auch gleich vor.

»Mensch, das ist ja richtig scharf«, ruft Michi aus. »Klasse.« Auch die anderen Gruppenmitglieder sind angetan, denn alle kauen eifrig mit.

»Na, schon munterer?«, frage ich, obwohl die Frage eigentlich überflüssig ist, denn die scharfen Senfölglykoside der Pfeilkresse regen den Kreislauf an und vertreiben dadurch zumindest für kurze Zeit alle Müdigkeit.

»Die Pfeilkresse nennt man so wegen ihrer pfeilförmigen Blätter und ihrer kresseähnlichen Eigenschaften. Die Schärfe, die man schmeckt, erinnert an Pfeffer und deswegen verwendete man die Pfeilkresse früher oft und reichlich als Würzkraut. Schließlich war importierter Pfeffer für normale Menschen ziemlich teuer.

Also nahm man Pfeilkresse für Suppen, Salate, Saucen, Brotaufstriche, eben für alles, wo man heute Pfeffer nutzt. Natürlich kann man auch die Blätter verwenden, aber die noch nicht aufgeblühten Blütenstände sind intensiver.

Senfölglykoside wirken kreislaufanregend, magenstärkend und appetitanregend. Am besten isst man das Kraut im frischen Zustand. Man kann die Blütenköpfchen aber auch gut einfrieren und sie dann als Würze für Quiches oder Pizzas verwenden.«

So, jetzt ist aber Schluss. Noch immer kauend folgen wir dem nächsten Weg links herunter zur Straße, biegen kurz darauf ebenfalls links in die Eckelsheimer Hauptstraße ein und sind nach wenigen Minuten in unserem Hof angelangt.

Dort gibt es erst einmal einen ordentlichen Schoppen mit Thymiankeksen, schließlich macht langes Zuhören vor allem durstig und hungrig. Und dann machen sich alle auf den Heimweg, nicht ohne sich herzlich zu verabschieden.

Bis zum nächsten Mal! Und nun: die Pflanzen im Einzelnen. Die ausführlichen Porträts der wilden Kräuter finden Sie im Folgenden ab Seite 43. Weitere empfehlenswerte wilde Kräuter stellen wir ab Seite 205 vor. Von Seite 194 bis 204 können Sie darüber hinaus mehr über vier ausgewählte mediterrane Kräuter lesen, die in Mitteleuropa zwar meist nicht winterhart, jedoch beliebt sind und uns am Herzen liegen.

Die wilden Kräuter im Einzelnen

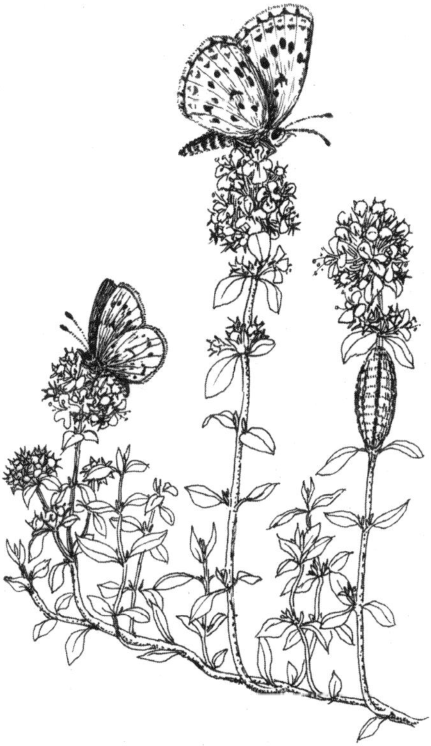

Feld-Thymian mit Bläuling

Bärlauch

Allium ursinum

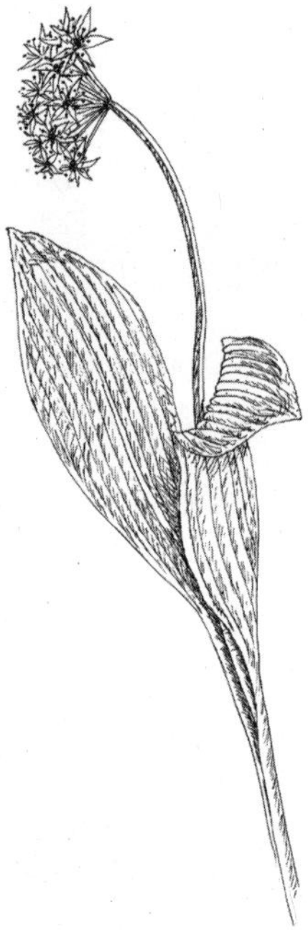

Vorkommen

Bärlauch ist eine typische Pflanze der lichten und krautreichen Laubwälder Mitteleuropas. Er bevorzugt nährstoffreiche, feuchte, tiefgründige und schattige Böden (deswegen gedeiht er auch in meinem Garten, der eher das Gegenteil all dessen ist, nur sehr ungern) und wächst dann gerne in großer Gesellschaft.

Volksnamen

Die lateinische Bezeichnung »Allium ursinum« besteht aus dem Gattungsnamen »allium« für Lauch, Knoblauch, Zwiebel und andere Lauchartige, dessen Ursprung unklar ist. Eventuell ist das Wort aus dem süditalienischen Altertum überliefert und damit aus einer Sprache, die heute nicht mehr existiert.

Der Artname »ursinum« hat sicher etwas mit »Bär« zu tun (lateinisch »ursinus«, Bär). Ob Bären nach der Winterruhe aber tatsächlich – wie oft beschrieben – reichlich Bärlauch fraßen oder ob nicht eher der Lebensraum des Bären im Wald und der gleiche Lebensraum des Bärlauchs eben auch im Wald gemeint war, lässt sich wohl abschließend nicht mehr klären.

Andere Namen sind Waldknoblauch, Wilder Knoblauch, Zigeunerlauch, Hexenzwiebel.

Ausgewählte Inhaltsstoffe

Bärlauch enthält ätherische Öle, Alliin, außerdem Methiin (wie Alliin eine schwefelhaltige Verbindung), Ajoene, Flavonoide, Vitamin C, Selen. Durch die Allinase, ein Enzym, das bei Verletzung der Pflanze, zum Beispiel Fraßschäden oder Abschneiden, mit Alliin in Berührung kommt, entsteht Allicin und damit der typische Knoblauchgeruch. Die schwefelhaltigen Verbindungen gehen beim Trocknen größtenteils verloren.

Blütezeit

Das mehrjährige Liliengewächs zählt zu den Frühblühern. Die reichblütige Scheindolde mit ihren schneeweißen Blüten erscheint von April bis Juni. Wuchshöhe 15 bis 30 cm.

Wirkung

Bärlauch ist bezüglich der Inhaltsstoffe ziemlich gut untersucht. Dabei stellte man fest, dass er ähnliche Stoffe wie

Knoblauch enthält, allerdings in geringerem Umfang. Insofern gehen die Indikationen dahin, dass man Bärlauch ähnlich wie Knoblauch verwendet. Allerdings braucht man für die gleiche Wirkung mehr Bärlauch. So wirkt er in vieler Hinsicht positiv auf den Magen-Darm-Trakt, zum Beispiel karminativ (beruhigend bei Blähungen). Außerdem wirkt er antibakteriell und antimykotisch (dafür ist Alliin verantwortlich), er regt die Gallensekretion an, kann erhöhte Serumcholesterin- und andere Blutfettwerte senken, auch das LDL (Low Density Lipoprotein), das »böse« Cholesterin, dessen erhöhter Wert das Risiko für Arteriosklerose und Herzkrankheiten steigern kann. Bärlauch wirkt damit antiarteriosklerotisch. Die Pflanze kann darüber hinaus die Thrombozytenaggregation hemmen, die Fließfähigkeit des Blutes verbessern (und damit leicht blutdrucksenkend wirken) sowie vor freien Radikalen schützen (wegen der Flavonoide und des Selens).

Achtung: Bärlauch ist giftig für Pferde, Hasen und Kaninchen, Hamster und Meerschweinchen.

Verwendete Pflanzenteile

Verwendet werden die Blätter vor der Blüte und die Blüten.

Es stimmt nicht, dass die Blätter nach der Blüte giftig sind, sie werden nur weniger schmackhaft und ein bisschen bitter. Viel Geschmack ist ab der Blüte in den Knospen und Blüten enthalten, die man wie Kapern einlegen kann. Trotzdem ist es auf jeden Fall richtig, den Bärlauch ab der Blüte nicht mehr zu sammeln, da sich die Pflanze ab diesem Zeitpunkt darauf vorbereitet, den kommenden Winter zu überstehen.

Achtung: Verwechslungsgefahr mit Maiglöckchen, Aronstab und Herbstzeitlose. An den Blättern zu riechen, hilft nicht wirklich, weil allein die Hände nach dem ersten Blatt schon riechen!

Gegenanzeigen, Nebenwirkungen, Wechselwirkungen

Bei zu reichlichem, frischem Genuss können Magen-Darm-Störungen auftreten, allerdings ist das nur selten der Fall.

Für das Wohlbefinden

Bärlauchtinktur

- Für eine Bärlauchtinktur füllt man ein weithalsiges Glas mit 2 bis 3 guten Handvoll frischen Bärlauchblättern, die man zuvor klein geschnitten hat. Die Blätter sollten mindestens ein Drittel des Volumens des Glases füllen. Nun mit etwa 1 l mindestens 40-prozentigem Alkohol übergießen und 6 Wochen stehen lassen.
- Sehr gut ist auch, für die Tinktur im November die weißen Zwiebelchen des Bärlauchs auszugraben, sie sind sehr gehaltvoll. Aber bitte nur, wenn man diese Zwiebeln zweifelsfrei von allen anderen eventuell sehr giftigen Zwiebeln unterscheiden kann!
- Danach abseihen. Diese Tinktur ist gut zur Blutdruckregulierung. Man genießt davon nachmittags und abends jeweils ½ TL.
- Wem das zu viel Alkohol ist, kann auch jeden Tag ein Butterbrot mit frischen Bärlauchblättern belegt verspeisen, das hilft dem Blutdruck auch.

Bärlauchblütengedächtniswein

- Man nimmt dafür eine Flasche mit großer Öffnung, füllt sie zu einem Drittel mit Bärlauchblüten und übergießt anschließend mit einem guten, am besten halbtrockenen oder milden Weißwein. Dann mindestens 48 Stunden ziehen lassen.
- Danach abseihen und den Wein in einer Flasche lagern. Man trinkt kurmäßig davon jeden Abend 1 Likörglas voll (40 bis 50 ml). Das regt das Gedächtnis an und ist als Aperitif gut für Magen und Verdauung. (Okay, ein bisschen muss man Knoblauchwein mögen, sonst wird es schwer ...)

In der Küche

Bärlauchöl

- Auch Bärlauchöl kann man machen. Das Öl lässt sich sehr gut in der Küche, zum Beispiel zum Würzen oder Einlegen von Tofu, oder als Salbengrundlage verwenden.
- Man füllt ein Einmachglas (1 Liter Volumen) mindestens zur Hälfte mit grob zerkleinerten frischen Bärlauchblättern. Das Glas mit gutem Sonnenblumenöl oder Distelöl auffüllen, verschließen und mindestens 4 Wochen ziehen lassen. Da Bärlauchblätter sehr wasserhaltig sind, muss man bei diesem Öl bereits während der vierwöchigen Ziehzeit regelmäßig prüfen, ob sich Flüssigkeit am Boden absetzt, und das Öl mit den Blättern gegebenenfalls umfüllen (siehe Seite 225). Danach abseihen und das Öl verwenden.

Bärlauchbutter

- Bärlauch lässt sich schwer konservieren. Beim Trocknen verlieren sich die interessanten Inhaltsstoffe, beim Kochen die Geschmackstoffe, einzig das Einfrieren ist einigermaßen sinnvoll, zum Beispiel, wenn man eine Bärlauchpaste einfriert. Ganz gut geht es auch in Öl oder in Butter, die man dann ebenfalls einfrieren kann.

250 g weiche Butter
2 Knoblauchzehen
40 – 50 g sehr fein geschnittene Bärlauchblätter
Salz
frisch gemahlener Pfeffer
eventuell abgeriebene Schale einer unbehandelten Zitrone

- Die Butter in eine Schüssel geben. Den Knoblauch schälen und zerdrücken. Die Butter mit Bärlauch und Knoblauch würzen, ebenso mit Salz und Pfeffer sowie gegebenenfalls der Zitronenschale. Die Butter gegebenenfalls zu Rollen formen (mit Hilfe von Butterbrotpapier oder Backpapier) und einfrieren. Wenn man die Mischung vorher im Mixer püriert, wird die Butter sehr schön grün.
- Diese Grundbutter kann man mit allerlei weiteren Zutaten verfeinern, zum Beispiel mit Senf, gemahlenen Nüssen, Hefeflocken, Limettensaft, Oliven ...

Bärlauchessig

• Bärlauchessig gewinnt man, indem man Bärlauchblätter in Essig einlegt und nach Gusto abwartet, bis der Essig das richtige Aroma hat (ein paar Tage braucht es schon, bevor man das erste Mal probieren sollte).

Bärlauchgratin

für 4 Personen
1 großes Bund Bärlauchblätter (300 – 500 g)
150 – 200 g Mozzarella
1 kg Kartoffeln
60 g Butter
100 – 150 ml heiße Milch
100 – 200 g Crème fraîche oder Ricotta
Salz
frisch gemahlener Pfeffer
Paprikapulver
50 – 100 g geriebener Parmesan oder 200 g frisch geriebener Emmentaler
Butter für die Auflaufform

• Den Bärlauch fein hacken und den Mozzarella klein scheiden, die Kartoffeln schälen und weich kochen. Wenn sie gar sind, zerdrücken, die Butter hinzugeben und mit dem Schneebesen unter Zugabe der heißen Milch einen Kartoffelbrei herstellen. Wenn die Milch verbraucht ist, die Crème fraîche unterrühren. Die Menge ist abhängig davon, wie weich man das Püree haben möchte. Mit Salz, Pfeffer und Paprika würzen.

• Dann den klein geschnittenen Mozzarella unterrühren und die Hälfte des gerieben Käses. Zum Schluss den gehackten Bärlauch dazugeben.

• Die Masse in eine gut gefettete Auflaufform füllen und mit dem restlichen Käse bestreuen. (Alternativ kann man statt Käse Butterflöckchen und Vollkornpaniermehl nehmen.) Im vorgeheizten Backofen bei 180 °C 15 Minuten überbacken, bis der Käse geschmolzen oder die Butter gebräunt ist.

Volkskundliches

Bärlauch hat eine wechselvolle Geschichte hinter sich. Die frühesten derzeit bekannten Funde der Pflanze stammen aus Pfahlbausiedlungen, schließlich ist Bärlauch in unseren Breiten heimisch. Deswegen war er Kelten und Germanen sicherlich schon vor der römischen Zeit bekannt. Der Duft einer natürlichen Bärlauchplantage im Wald kann wohl kaum überrochen werden.

Pflanzen mit einem auffälligen, starken Geruch waren oft sehr beliebt als Heilpflanzen und Kraftpflanzen, denen man stärkende, vielfach heilende und vor allem antidämonische, also alles Böse abwehrende, Fähigkeiten nachsagte. Oft erhielten sie ihre Namen von sogenannten Krafttieren (Totemtieren, Seelentieren), die man wegen ihrer Stärke oder anderer besonderer Fähigkeiten schätzte, aber auch fürchtete, zum Beispiel Bär oder Wolf. So könnte der Name »Bärlauch« auch damit in Zusammenhang stehen. Die Kelten sollen ihn vor einer Schlacht reichlich als Kraftmittel genutzt haben. Später wird er auch im Capitulare de villis, der Landgüterverordnung Karls des Großen (etwa 812 nach Christus), aufgeführt. Leonhart Fuchs unterscheidet in seinem 1543 erschienenen »Kreutterbuch« zwischen Gartenknoblauch, Wildem Knoblauch, Feldknoblauch und Waldknoblauch. Er nennt sie alle »Allium« und gibt allein dem Waldknoblauch mit »ursinum« eine zusätzliche Bezeichnung. Welche anderen Arten – außer *Allium sativum* (Gartenknoblauch) – gemeint sein könnten, bleibt unklar, möglicherweise weisen Beschreibungen der Fundorte auf *Allium vineale* (Weinbergs-Lauch) und *Allium scorodoprasum* (Schlangenlauch) hin.

Interessant, dass Fuchs bezogen auf die Wirkung nicht zwischen den einzelnen Allium-Arten unterscheidet und im Grunde all die Wirkungen nennt, die auch heute anerkannt sind. So bezeichnet er Knoblauch als Heilmittel für allerlei Magen-Darm-Erkrankungen, bei Verstopfungen, Blähungen und Ähnlichem: »Er macht dünn blut / und ein rot Angesicht. (...) Knoblauch widersteet allem gift darumb ihn Galenus nent ein Theriack (das ist eine Art Kräuterwundermittel, Anm. d. Verf.) der bauren. Die Schnitter und mader / welche zu Summers zeiten in der hitz / ungesund weych Wasser trinken mussen, sollen Knoblauch in der Speiß gebrauchen.« (Cap. 282) Letzteres hat sicher mit der großen antibakteriellen Kraft der Allium-Arten zu tun.

Aber auch gegen giftige Nattern, den Biss »wütender«, also vielleicht tollwütiger Hunde, bei Husten, zusammen mit »Wolgemut« (Dost) als Mittel gegen Läuse und Nissen, als Salbe bei allerlei entzündlichen Hauterkrankungen sowie geascht und mit Honig vermischt gegen Haarausfall soll er helfen. Außerdem empfiehlt Fuchs Knoblaucharten als Schlafmittel, aber auch als Mittel zur Steigerung der »Lust zu den Ehelichen wercken«.

Gegenanzeigen gibt es nur für »hitzige Naturen«, die Knoblauch nicht gut vertragen und davon vor allem Probleme mit den Augen und dem Kopf, den Lungen und Nieren bekommen können.

Einige Zeit später wird der Knoblauch dann nicht mehr von allen geschätzt und zu Zeiten des Kräuterpfarrers Johann Künzle (Beginn des 20. Jahrhunderts) gilt Bärlauch vielerorts sogar als giftige Pflanze wie der Pfarrer zu berichten weiß: »Es war im Jahre 1910, da besuchte ich einen Kranken in Wangs. Im Garten desselben, in einer Ecke, gewahrte ich die prächtigen, feisten, grünen Blätter des Bärlauchs, hierzulande ›Rämschelen‹ genannt. Ich schob einige Blätter in meine Tasche. Da riefen die Leute mir zu: ›Aber Herr Pfarrer, diese Blätter sind giftig, schwer giftig.‹ ›Warum nicht gar!‹, war meine Antwort. Und zum Zeichen, dass sie nicht giftig seien, aß ich vor ihren Augen einige Blätter.« Wohl kein Kraut der Erde sei so wirksam zur Reinigung von Magen, Gedärmen und Blut wie der Bärlauch, schwärmt der Pfarrer im Folgenden. Für ihn ist das Kraut ein wahres Wunderkraut.

Im Garten

Im Garten wächst Bärlauch am besten im Schatten unter Laubbäumen oder Gehölzen zusammen mit hohen Farnen. Vom Herbst bis ins späte Frühjahr muss der Boden möglichst feucht sein. Eine alljährliche, 3 bis 5 cm dicke Kompostauflage und eine zusätzliche Schicht Laub (10 bis 15 cm dick) erhöhen den Humusgehalt im Boden. Kompost und Laub nicht einarbeiten, da sonst die Zwiebeln verletzt werden. Bärlauch immer im Topf kaufen, Zwiebeln wachsen meist nicht an, da sie oft Schimmelbefall haben. Blüten nach dem Abblühen stehen lassen, bis die Samen ausgefallen sind. Durch die Selbstaussaat bilden sich mittelfristig große dichte Bestände. Achtung: Im Frühjahr zeigen sich unzählige fadenförmige Pflänzchen – nicht mit Gras verwechslen, dies ist kleiner Babybärlauch.

Baldrian

Echter Baldrian, Valeriana officinalis

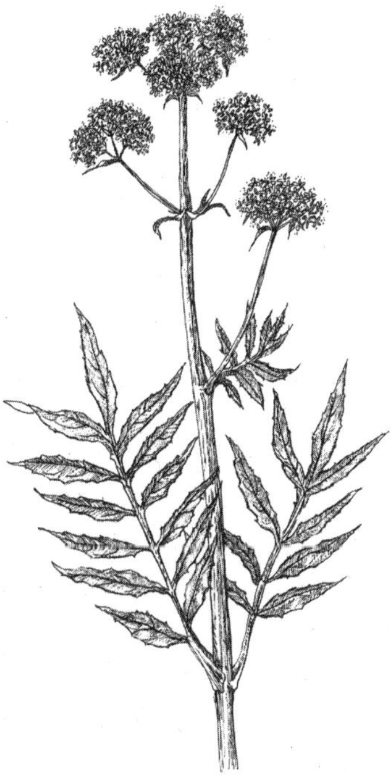

Vorkommen

Das gut 1 m hoch wachsende Baldriangewächs ist eine hübsch anzusehende Pflanze, die sowohl an feuchten als auch an trockenen Stellen wächst. Am häufigsten begegnet man ihr an feuchten Bachrändern, feuchten Waldrändern und auf feuchten Wiesen, sie begibt sich aber auch auf Ruderalflächen oder andere trockene Standorte.

Volksnamen

Als äußerst bekannte Heilpflanze schon in alter Zeit findet man für den Baldrian eine Vielzahl an Volksnamen, von denen hier nur die bedeutendsten aufgezählt werden können: Dreifuß, Katzenkraut, Mondkraut, Stinkkraut, Waldwurz, Augenwurz, Wundwurz und weitere.

Der lateinische Name ist möglicherweise eine Ableitung von »valere« (gesund, wertvoll), vielleicht aber auch zurückzuführen auf den römischen Namen Valerius.

Ausgewählte Inhaltsstoffe

Baldrian enthält vor allem ätherische Öle, Valepotriate, Phenolcarbonsäuren, Alkaloide in geringen Mengen.

Wirkung

Baldrian wird seit alter Zeit eine sehr beruhigende Wirkung nachgesagt, die auch in der Wissenschaft im Prinzip als bestätigt gilt. Allerdings kämpft dieses Genre bis heute damit, herauszufinden, aufgrund welches bestimmten Stoffes oder welcher Stoffgruppe das so ist. Bislang aber weiß der Baldrian sein Geheimnis zu wahren. So gilt bis heute, dass vermutlich der gesamte Wirkstoffkomplex vorhanden sein muss, damit die beruhigende, sedierende Wirkung eintritt.

Das ätherische Öl der Pflanze löst sich am besten in Alkohol, sodass bei Einschlaf- und Durchschlafstörungen, bei Unruhezuständen, bei Verwendung von zu viel Arzneimitteln, nervösem Stress und Ähnlichem in der Regel eine Baldrian-Tinktur verordnet wird. Zusammen mit Weißdorn wird Baldrian bei funktionellen Herzstörungen und in Kombination mit anderen Mitteln bei nervösem Magen, nervösem Herzen, bei Krämpfen im Unterleib, als Nerven- und Schlaftee (zum Beispiel mit Melisseblättern oder Hopfen) verordnet. Allerdings sollten nicht mehr als zwei weitere Kräuter verwendet werden. Zudem sollte eine Mindesttagesdosis (2 bis 3 g Droge einmal bis mehrmals täglich) eingehalten werden.

Schon von alters her verwendet bedeutet, dass Baldrian bereits zu Zeiten der Hippokratiker (5. bis 4. Jahrhundert vor Christus) genutzt wurde (vornehmlich als Frauenheilmittel), und dass in der Folge alle berühmten Heiler wie Plinius und Dioskurides (1. Jahrhundert nach Christus) aus der großen griechischen Ära und danach im Mittelalter Hildegard von Bingen, Leonhart Fuchs, Hieronymus Bock und eben alle, die etwas auf sich hielten, Baldrian als Heilpflanze beschrieben und schätzten.

Sehr beliebt ist Baldrian von alters her auch als Badezusatz, noch mehr geschätzt wurde aber ein gescheiter Baldrianwein zur Entkrampfung und Entspannung. In der Volksmedizin gilt die Pflanze außerdem als blutdrucksenkend, schmerzstillend, blähungswidrig und gut für die Augen. Sie gilt als harntreibend, galletreibend, schweißtreibend, hilfreich gegen Seitenstechen, aber auch bei Husten und Keuchen.

Blütezeit

Baldrian blüht je nach Standort von Juni bis August mit hellrosafarbenen bis fleischroten, duftenden Blüten an endständigen Doldenrispen. Wuchshöhe 70 bis 150 cm.

Verwendete Pflanzenteile

Als Heilmittel wird ausschließlich die Wurzel verwendet. Am beliebtesten ist die zweijährige Wurzel der ausdauernden Pflanze, die man vornehmlich im September erntet. Nach dem Ausgraben wird sie sorgfältig gesäubert, Wurzelfasern werden entfernt und anschließend wird sie sorgfältig getrocknet. Blätter und Blüten verwendet man als Stärkungsmittel.

Gegenanzeigen, Nebenwirkungen, Wechselwirkungen

Es sind keine bekannt. Trotzdem sollte man Baldrian intensiv nicht länger als 14 Tage verwenden.

In der Küche

»Den Tag hör auf, den Tag fang an, mit einer Prise Baldrian«, ich weiß nicht mehr, woher der Spruch ist, es war eines dieser alten Kräuterbücher ...

Die jungen Triebe der Blätter als Beigabe zu Salaten, vor allem zu Kopfsalat, verstärken den Geschmack der Salate. Baldrian kann zwei- bis dreimal zurückgeschnitten werden, damit man lange ernten kann.

Baldrianwein

- Setzen Sie einen Baldrianwein an: Auf 1 Flasche halbtrockenen bis milden Wein nehmen Sie 2 Baldrianwurzeln, die Sie in den Wein einlegen, nachdem Sie die Wurzeln klein geschnitten haben. Nun einen Platz an der Sonne finden und den Wein ruhen lassen.
- Ab dem 10. Tag sollten Sie den Wein probieren, um ihn dann abzuseihen, wenn er Ihnen angenehm ist. Manche Leute warten 3 bis 4 Wochen, während andere den Baldrian eher weniger intensiv schätzen. Probieren Sie es aus und genießen Sie den Wein abends vor dem Schlafengehen (maximal 100 ml täglich). Nimmt man den Wein regelmäßig zu sich, so soll er zudem die Gedächtnisleistung und die mentale Ausdauer fördern.

Volkskundliches

Wie alle intensiven Kräuter gilt Baldrian schon lange als wichtiges Zauberkraut und Magiekraut. Er bot im Mittelalter Schutz vor dem Verderben der Milch, wenn man ihn den Kühen ins Trinkwasser gab, die Wurzel trug man als Talisman gegen die Pest, und Räucherungen halfen, die angeblichen Hexen zu erkennen. Zu letzterem Zweck hängte man auch Baldrianzweige an die Zimmerdecke. Wenn jemand den Raum betrat und sich die Zweige mit demjenigen oder derjenigen bewegten, so galt die Hexe als entlarvt (ein eher ungenauer Test, wie ich meine).

Ähnlich wie Johanniskraut, Dost und Dill galt auch Baldrian wegen seines starken Geruchs als gute Abwehr gegen den Teufel, wozu es allerlei Sprüchlein gab, etwa »Baldrian, Dost und Dill, kann der Teufel nicht, wie er will«.

Ob Baldrian bei den Germanen tatsächlich wie häufig behauptet dem Lichtgott Baldur geweiht war und als Allheilmittel galt, weil er dessen Kräfte symbolisiert oder von diesem sehr geschätzt und inthronisiert wurde, ist umstritten (siehe auch Seite 55).

Im Garten

Baldrian bevorzugt nährstoffreiche, leicht feuchte bis nasse Böden in sonniger bis halbschattiger Lage, zum Beispiel vor Hecken, unter lichten Laubbäumen oder im Sumpfbereich am Teich. Er macht sich gut in Kombination mit Sumpf-Storchschnabel *(Geranium palustre)*, Großem Sauerampfer *(Rumex acetosa)*, Wiesen-Kerbel *(Anthriscus sylvestris)* und Gewöhnlichem Gilbweiderich *(Lysimachia vulgaria)*.

Beifuß

Echter Beifuß, Artemisia vulgaris

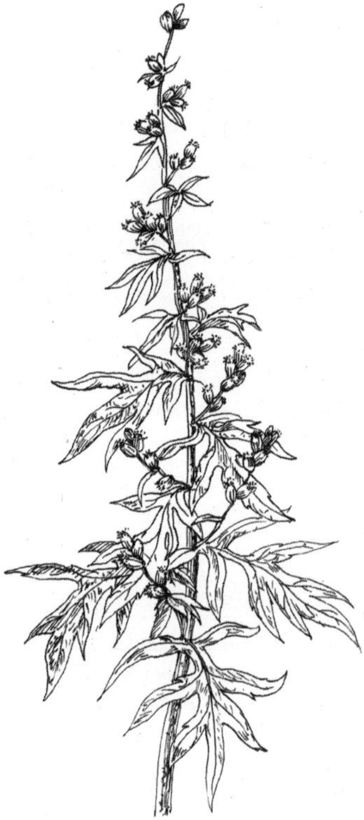

Vorkommen

Beifuß ist eine ziemlich bekannte Pflanze, allerdings wissen die meisten Menschen nicht, dass es sich bei der ihnen bekannten Pflanze um Beifuß handelt.

Er wächst in zahlreichen Arten anspruchslos fast überall auf der Welt und gilt zum Beispiel in China als europäischer Ginseng. Man findet ihn an allen Arten von Wegen, Rainen, Hainen, auf Ödland, Schuttplätzen, Bahndämmen und Wiesen. Am liebsten hat er jedoch stickstoffreiche Böden.

Ausgewählte Inhaltsstoffe

Beifuß enthält Tannin, Bitterstoffe, ätherische Öle (Bestandteile Cineol, Kampfer, Thujon und Absinthol), Vitamine A, C und B-Vitamine.

Volksnamen

Mugwurz, Gänsekraut, Himmelsuhr, Wilder Wermut, Buckele, Jungfernkraut, Sonnwendgürtel, Sonnwendkraut

Dass sich der Name »Bei-Fuß« durchsetzte, mag damit zusammenhängen, dass man dem Beifuß früher viele wundersame Wirkungen nachsagte. So erfrischten Beifußblätter in den Schuhen des müden Wanderers Füße (ich ziehe hierfür allerdings die kühlenden Eigenschaften der Breit-Wegerichblätter vor). Auch war man davon überzeugt, dass eine Beifußwurzel, die man sich ans Fußgelenk band, vor Schlangenbissen oder Hundebissen schützte.

Blütezeit

Beifuß blüht von Juli bis August und September mit gelbbraunen Blüten in traubig ährig angeordneten kleinen Körbchen. Wuchshöhe 50 bis 150 cm.

Wirkung

Beifuß wirkt appetitanregend, ist hilfreich bei anazider und subazider Gastritis, wirkt anregend auf die Magensaftsekretion, aber schwächer als Wermut *(Artemisia absinthium)*. Verantwortlich für die Wirkung sind in erster Linie die Bitterstoffe. Der alte Spruch, dass Medizin, die helfen soll, bitter schmecken muss, trifft hier in besonderem Maße zu. Beifuß ist eine klassische Bitterstoffdroge, deren erste Verwendung deshalb auch im Magen-Darm-Trakt zu suchen ist.

Hildegard von Bingen zum Beispiel empfahl den Beifuß bereits, wenn man sich den Magen verdorben hat, zum Beispiel durch Speisen, die verdorben waren, oder auch bei Schmerzen beim Essen oder Trinken. Hier helfe es, Fleisch und Fett mit Beifuß zu kochen. Die Bitterstoffe machen den Beifuß auch zu einem wunderbaren Küchenhelfer überall dort, wo es gilt, fette oder schwer verdauliche Speisen zuzubereiten. Er hilft nämlich sehr gut, diese zu verdauen, weshalb man Beifuß zum Beispiel auch immer zum Würzen in die Gans gestopft hat.

Früher galt Beifuß überhaupt als eine der ganz großen Heilpflanzen und auch als großes Frauenheilkraut bei Menstruationsstörungen, zum Beispiel zu schwacher oder unregelmäßiger Blutung, aber auch bei krampfartigen Erkrankungen. Auch als Nervenmittel hat man ihn verwendet bei Epilepsie (Veitstanz), Albträumen, Schlafstörungen und anderem.

In allen Ländern, in denen traditionell auch in der Heilkunde geräuchert wird (zum Beispiel in Japan), gilt der Beifuß als gutes Moxakraut, das anregend, energiefördernd und immunstärkend wirkt (der Moxakegel, bestehend aus Beifußfasern, wird in der Moxibustion zur Hitzebereitung über bestimmten Körperstellen eingesetzt). Mit Ausnahme der Magen-Darm-Wirkung sind die restlichen Nennungen von der klassischen Medizin allerdings nicht bestätigt.

Verwendete Pflanzenteile

Man sammelt die Triebspitzen der Pflanze, wenn sie blüht. Diese werden sorgfältig getrocknet und dann in dunklen Gläsern zur weiteren Verwendung aufbewahrt. Die meisten Sammler rebeln die Blätter und Blüten nach dem Trocknen ab. Da bei Magen-Darm-Erkrankungen meist auch Schafgarbe oder Kamille zur Verfügung stehen, verwenden wir den Beifuß oft mit diesen zusammen oder als Gewürzkraut.

Gegenanzeigen, Nebenwirkungen, Wechselwirkungen

Das im Beifuß enthaltene Thujon wirkt bei Überdosierung abortiv, man erbricht und bekommt Schweißausbrüche. Deshalb in der Schwangerschaft nicht verwenden und nicht überdosieren! Beifuß gehört außerdem zu den Pflanzen, die vielen Pollenallergikern das Leben schwer machen, er wirkt auch allergieauslösend.

In der Küche

Die jungen Triebe der Beifußpflanze kann man sehr gut roh als Beigabe an Salate geben, sie haben einen angenehmen Geschmack. Auch als Zugabe zu Pfannkuchen oder zu Nudelsalat ergeben sie einen ausgezeichneten Geschmack.

Beifuß in trockenen Wein eingelegt, 14 Tage stehen gelassen und anschließend abgeseiht, gibt einen angenehm bitteren Wein, der sich gut als außergewöhnlicher Aperitif eignet.

Mischt man Beifuß mit Baldrian und nimmt einen milden oder lieblichen Wein, in den man die Kräuter 10 bis 12 Tage einlegt, erhält man einen Kräuterwein, der beruhigende Wirkung hat.

Beifußpfannkuchen

für 4 Personen
350 g Weizenmehl Type 550
5 Eier
1 Prise Salz
abgeriebene Schale einer halben unbehandelten Zitrone
500 ml Milch-Wasser-Mischung (halb Milch, halb Mineralwasser)
1 Handvoll klein geschnittene Beifußblätter (junge Triebspitzen)
gutes Pflanzenöl zum Backen

- Mehl und Eier, Salz und Zitronenschale in eine Schüssel geben und mit den Quirlen des Handrührgerätes unter Zugabe der Flüssigkeit zu einem Pfannkuchenteig verrühren. Die klein geschnittenen Beifußblätter dazugeben, unterrühren und 30 Minuten ziehen lassen. Dann in einer Pfanne unter Verwendung eines guten Pflanzenöls aus dem Teig nicht zu große Pfannkuchen backen.
- Dazu passt gut selbst gemachtes Obstmus oder Holunderblütensirup.

Für das Wohlbefinden

Beifußbad

- Ein Beifußfußbad tut wahre Wunder nach einem langen anstrengenden Tag. Ein warmes Bad an kalten Tagen für kalte Füße und ein kaltes Bad an heißen Tagen bei geschwollenen Füßen.

Beifußöl

- Frische, zerschnittene Beifußblätter und Beifußblüten in ein großes Glas geben, das Glas damit zur Hälfte füllen. Reines Sonnenblumenöl oder besser Jojobaöl darübergeben, bis das Kraut bedeckt ist, und das Ganze 2 bis 3 Wochen in die Sonne stellen. Dabei darauf achten, dass alle Pflanzenteile mit Öl bedeckt sind. Anschließend das Öl durch ein Tuch in eine dunkle Flasche abgießen.
- Pro 500 ml Liter Öl 15 Tropfen Oleum pini silvestris (ätherisches Kiefernadelöl) als Konservierungsmittel dazugeben. Alles schütteln und kühl und dunkel aufbewahren.
- Bei geschwollenen Füßen und Verspannungen verwenden.

Volkskundliches

Erinnerst du dich Beifuß,
was du verkündetest,
was du anordnetest in
feierlicher Kundgebung
Una heißt du, das älteste der Kräuter;
Du hast Macht gegen drei
und gegen dreißig,
Du hast Macht gegen Gift
und Ansteckung,
Du hast Macht gegen das Übel,
das über das Land hinfährt.
(angelsächsischer Neunkräutersegen aus dem 11. Jahrhundert)

Der lateinische Name des Beifuß kommt vielleicht von der Göttin Artemis, die in ihrem Kulturkreis als Mutter aller Geschöpfe galt. Dem Beifuß sagt man nach, dass er die älteste auf der Welt bekannte Heilpflanze ist, und vielleicht war er deswegen als Mutter aller Pflanzen bekannt und eben dieser wichtigen Göttin geweiht. Es mag damit zusammenhängen, dass Beifuß fast überall auf der Welt vorkommt.

Sein Name rührt aber vielleicht auch von der Gattin des persischen Königs Maussolos her (von ihm leitet sich das Wort »Mausoleum« ab, sein Grabmal war eines der antiken Sieben Weltwunder), die Artemisia hieß.

In unserem Kulturkreis nannte man die Pflanze »Mugwurz« – ein Wort, das möglicherweise aus einer keltischen / germanischen Wortwurzel entstanden ist und so viel bedeutet wie »stärken« oder »wärmen«. Stärken und Wärmen waren sehr wichtige Eigenschaften, und so wurde Mugwurz zur Machtwurz. Manche nannten den Beifuß auch Thorwurz, war er doch dem germanischen Göttervater Thor (Gott des Donners, der eben auch ziemlich mächtig war) gewidmet, da dieser einen Gürtel aus Beifuß trug, der ihn magisch schützte vor allerlei Unbill in Form von Hieb- und Schwertstichen, aber auch vor Neid und Missgunst. Der Gürtel machte ihn frei von Krankheit und verhalf zur Macht über die bösen Geister. Jedes Jahr zur Sonnenwende im Sommer wand sich der Göttervater einen solchen Gürtel, und tat man es ihm auf Erden gleich, so erhielt man auch selbst einen umfangreichen Schutzgürtel. Räucherungen mit Beifuß, so glaubte man, verhalfen auch zum Zugang in die Anderswelt.

Als Bettkraut oder Geburtskraut entdeckte man Beifuß in etwa 70 000 Jahre alten Gräbern von Neandertalern im Irak.

Im Garten

Beifuß wächst gut auf nicht sehr nährstoffreichen Böden in voller Sonne, wird dann nicht ganz so groß (60 bis 100 cm). Für das Kräuterbeet empfiehlt sich der Ligurische Beifuß *(Artemisia vulgaris var. ligusticus)* mit etwas feinerem Geschmack. Da diese mediterrane Varietät bei uns nicht zur Blüte kommt, kann man die jungen Triebspitzen bis in den Herbst ernten. Zwei- bis dreimaliger Teilrückschnitt des Bestandes fördert den Neuaustrieb. Der Ligurische Beifuß bildet im Gegensatz zur heimischen Art Ausläufer und passt daher gut in Kombination mit der Großen Brennnessel *(Urtica dioica)*.

Im Blumenbeet sieht die panaschierte Form *(Artemisia vulgaris Oriental Limelight)* sehr gut in Kombination mit Herbstastern aus. Erntet man im Frühsommer die jungen Triebe von Astern und Beifuß für die Gemüsepfanne, werden die Pflanzen nicht so hoch und standfester.

Eine nordamerikanische Art, *Artemisia lactiflora,* hat den netten deutschen Namen »Pfifferlings-Beifuß«. Hält man die Nase in die Blätter und macht die Augen zu, erinnert der Geruch ans Pilzesammeln im Wald.

Beinwell

Gewöhnlicher Arznei-Beinwell, Symphytum officinale

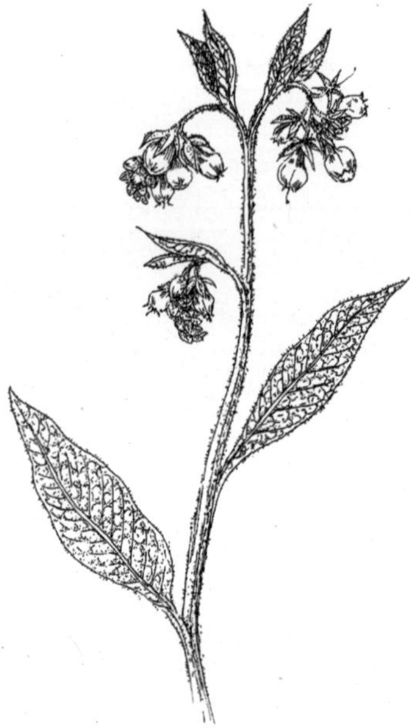

Vorkommen

Der Gewöhnliche Beinwell wächst bevorzugt an etwas feuchteren Wegrändern, Grabenrändern, in Gebüschen, an Waldrändern. In feuchtwarmem Gelände kann er recht große Ausmaße erreichen. Die Pflanze ist ziemlich anpassungsfähig und gehört zu den eurosibirischen Pflanzen, das heißt, sie kommt bis etwa Mittelitalien vor, aber eher nicht im mediterranen Süden. Dafür wächst sie bis in recht hohe nördliche Breiten.

Volksnamen

Wallwurz, Beinwurz, Schmalwurz, Schwarzwurz, Schmerzwurz, Speckwottel, Honigblume, Beinheil, Saukraut und viele mehr

Früher verstand man unter »Wallen« einer Wunde in der Ärztesprache das Zuwachsen oder Heilen einer Wunde. Der Begriff »Wallwurz« dürfte also auf die wundheilenden Fähigkeiten der Pflanze zurückzuführen sein.

Ausgewählte Inhaltsstoffe

Inhaltsstoffe des Beinwells sind Allantoin, Gerbstoffe, Schleimstoffe, Phenolcarbonsäuren (wie Rosmarinsäure), Triterpensaponine und Pyrrolizidinalkaloide.

Blütezeit

Beinwell blüht mit nickenden Trugdolden von Mai bis September und Oktober. Die Blütenfarbe variiert von Hellgelb, Weißlich und Rosa bis Lila. Wuchshöhe 70 bis 120 cm.

Wirkung

Die bedeutendste Wirkung geht beim Beinwell wohl auf die Wirkstoffkombination von Allantoin, Schleimstoffen und Gerbstoffen zurück, die eine äußerlich hervorragende Wundheilung bewirken. Allantoin wirkt durchblutungsfördernd und granulationsfördernd, die Wundsekrete werden relativ schnell abgebaut. Dies bestätigt die Schulmedizin.

In der Volksmedizin wurde Beinwell aber auch in höchstem Maße als innerlich anzuwendendes Heilmittel gelobt, man sprach sogar von einem Wundermittel. Dies hängt sicher auch damit zusammen, dass Kranke wegen fehlender Operationskenntnisse und Operationserlaubnis bei Knochenbrüchen oder anderen Verletzungen der Muskeln, Knochen und Ähnlichem auf ein Heilmittel angewiesen waren, und da zeigte sich Beinwell als das beste bekannte Heilmittel. Und was äußerlich eine große Wirkung zeigte, dem traute man auch eine große innere Wirkung zu – Beinwellblättern und Beinwellwurzeln in fast gleichem Maße.

Beinwellwurzel: »Innerlich gebraucht, gib sie, in Wein köchelt, bei Lungenleiden ein höchst schätzbares, hustenmilderndes, kräftigendes und schleimlösendes Mittel.

Der Absud in Wasser stillt Durchfall und Ruhr und beruhigt den Reiz der Schleimhäute überhaupt, wodurch er auch bei Katarrh zu einem mildernden und lösenden Resultat viel beiträgt. Die Dosis ist 25 bis 35 Gramm Wurzel auf ½ Liter Wasser; sie kann jedoch noch verstärkt werden.

Die gereinigte und geschälte frische oder die getrocknete Wurzel, in etwas Wasser abgekocht, zu Brei zermalmt und aufgelegt, ist eines der allerbesten schmerzlindernden und erweichenden Mittel bei Quetschungen, entzündeten Geschwüren, Rissen und Wunden auch der Tiere. Selbst bei Knochenbrüchen kann dieser Umschlag bis zum Erscheinen des Arztes nur von Nutzen sein.«

Soweit ein Auszug aus einem Heilkundebuch aus dem Jahre 1920, der allerdings nur einen kleinen Ausschnitt der Heilkräfte wiedergibt, die man dem Beinwell zusprach.

Sicher hat Beinwell diese und vielleicht auch viele der hier nicht genannten Fähigkeiten, bedauerlicherweise enthält er aber auch die besagten Alkaloide, die eben auch unerfreuliche Eigenschaften haben. In der Fachliteratur wird die Wirkung des Beinwells unterschiedlich bewertet. Die Schulmedizin zum Beispiel rät von der Verwendung des Beinwells generell ab. Dort wird lediglich das eine oder andere Präparat empfohlen, dem das Alkaloid entzogen worden ist. Von jeder anderen Nutzung, auch der äußerlichen, wird abgeraten. Anders die Komplementärmedizin: Dort geht man davon aus, dass die Toxizität beim Beinwell, ähnlich wie beim Ingwer, durch die Gesamtheit der Inhaltsstoffe gemildert wird. Dort wird Beinwell äußerlich noch angewendet, allerdings wird auch in der Phytotherapie von längerfristigem Gebrauch abgeraten.

Verwendete Pflanzenteile

Ursprünglich verwendete man meistens die Wurzel, für äußere Auflagen auch gemischt mit den Blättern, als Tee die Blätter und Wurzeln und als Gemüse die Blätter. Homöopathisch wird Beinwell auch heute noch innerlich verwendet.

Gegenanzeigen, Nebenwirkungen, Wechselwirkungen

Die innerliche und äußerliche Verwendung des Beinwells muss aufgrund der enthaltenen Pyrrolizidinalkaloide jeder selbst entscheiden. Heute gibt es auch eine nahezu alkaloidfreie Züchtung: *(Symphytum × uplandicum Nyman 'Harras').*

Kosmetik

Aus den Wurzeln des Beinwells kann man einfach eine Salbe herstellen. Bei der Anwendung von selbst hergestellten Produkten sollte man sich aber darüber bewusst sein, dass die Schulmedizin die Anwendung – auch die äußerliche! – des Beinwells ablehnt.

Für die Salbe wird eine Wurzel gesäubert und klein geschnitten, in reinem Schweineschmalz (oder – dann nicht original – in Butterschmalz) gebrutzelt und anschließend abgeseiht. Besser geht es mit einem Kräuterauszugsöl nach einem allgemeinen Grundrezept (siehe dazu Seite 225).

Volkskundliches

Beinwell, wenn man ihn schon nicht mehr nutzen soll, so kann man ihn viel leicht doch noch verwenden. Zur rechten Zeit ausgegraben und die Wurzelscheibchen in ein grünes Leinensäckchen eingenäht, kann man mit dem Beinwell Reichtum zaubern (nein, im Preis des Buches ist das genaue Rezept nicht enthalten!). Der magische Schutzbeutel ermöglicht auch einen Bindezauber, mit dem man das Geld und noch mehr bei sich behalten kann.

Etwas ernsthafter betrachtet, ist der Beinwell ein Kraut der Erdmagie, ein tief verwurzeltes Kraut, mit dessen Hilfe man die Bindung an die Erde wieder erlangen kann. So gräbt man die Pflanzen – und allen voran den Beinwell – auch immer rechts herum aus, angegangen im Osten über den Süden und Westen bis in den Norden.

Man glaubte im Übrigen früher so fest an die wundersamen heilenden Kräfte der Wallwurz, dass man etwa in der Schweiz erzählte, die Knochen im Topf heilten zusammen, wenn die Wallwurz dabei wäre.

Im Garten

Beinwell bevorzugt nährstoffreiche, lockere, leicht feuchte Böden in sonniger bis halbschattiger Lage. Er ist im Staudenbeet eine ideale Bienen- und Hummelpflanze und lässt sich sehr gut mit Scharbockskraut *(Ranunculus ficaria)*, Lungenkraut *(Pulmonaria officinalis)* und Weißpanaschiertem Giersch *(Aegopodium podagraria Variegata)* kombinieren. Beinwell sollte nach der ersten Blüte bis auf den Boden zurückgeschnitten werden. Er treibt dann wieder gut durch und blüht nach etwa sechs Wochen nochmals. Das Schnittgut kann als Mulch auf dem Beet verteilt oder zum Ansetzen einer Pflanzenjauche verwendet werden.

Brennnessel

Große Brennnessel, Urtica dioica
Kleine Brennnessel, Urtica urens

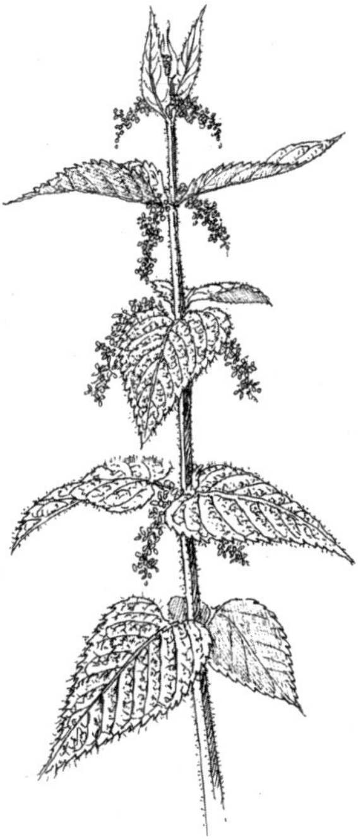

Vorkommen

Die Brennnessel wächst fast überall in Europa, vornehmlich auf stickstoffreichen Böden in der Nähe menschlicher Ansiedlungen. Deshalb nutzt man sie auch in der Archäologie als Hinweis auf mögliche Siedlungen. Dort, wo sie gewachsen ist, waren möglicherweise Jauchegruben oder Latrinen.

Man findet sie ebenfalls in Gebüschen und feuchten Wäldern und an Bachrändern. Neben der Großen Brennnessel *(Urtica dioica)* findet man auf offenen Sandböden in Gärten und auf Feldern recht häufig auch die Kleine Brennnessel *(Urtica urens)*, die allerdings noch stärker »brennt« und vielleicht daher weniger Verwendung findet.

Ausgewählte Inhaltsstoffe

Brennnessel enthält viel Vitamin C und Vitamin K, Eisen, Kieselsäure, Zink, Chrom, Flavonoide, Chlorophylle, Carotinoide, Histamin, Pflanzensäuren; in der Brennnesselwurzel 3-B-Sitosterin in freier und glykosidisch gebundener Form sowie Scopoletin.

Volksnamen

Donnernessel, Hanfnessel, Brennende Liebe, Große Nessel, Jucknessel, Brühnessel und viele andere

Wirkung

Hauptsächlich wirkt die Brennnessel stoffwechselaktivierend und diuretisch und eignet sich daher besonders gut für eine Durchspültherapie. Man verwendet sie deshalb heute vielfach (oft auch in Mischungen) bei Gallen- und Leberproblemen, bei Gicht und Rheuma. Bei rheumatischen, neuralgischen Schmerzen, vor allem bei degenerativen und arthrotischen Leiden hat man auch die äußerliche Brennnesselanwendung empfohlen, wobei man sich die hyperämisierende (kreislaufanregende) und reizende Wirkung zunutze machte. Dabei muss man aber darauf achten, dass die Haut anschließend (den ganzen Tag lang!) nicht mit kaltem Wasser in Berührung kommt, weil sonst die Wärmebildung wieder in Brennen übergeht.

Heute sehr gebräuchlich ist eine Frühjahrskur mit Brennnesseltee oder Brennnesselsaft, die dem Körper hilft, die im Winter eventuell eingelagerten Giftstoffe auszuspülen und durch die der Stoffwechsel wieder so richtig in Schwung kommt. Das macht man am besten im Frühjahr, weil sich der Stoffwechsel dann sowieso verstärkt. Zu dieser Kur kann natürlich auch der Verzehr der Brennnessel dienen, wobei man sich hierbei noch die Vitamine zugutekommen lassen kann.

Durch Vitamin K ist die Brennnessel auch blutbildend und durch die Kieselsäure leicht bindegewebsstärkend, was sich positiv bei Blasenschwäche bemerkbar machen kann. Der Zinkanteil nutzt der Bauchspeicheldrüse, die Zink zum Herstellen von Insulin benötigt. Das hilft unter Umständen bei Altersdiabetes.

Die Wurzel erhöht den Harnfluss, senkt Beschwerden beim Wasserlassen, senkt die Restharnmenge und wird daher bei leichten Prostatabeschwerden empfohlen.

In den Brennnesselfrüchten ist ein chlorophyllhaltiges Öl enthalten sowie bislang nicht sehr intensiv erforschte Phytostimunlantien und Phytohormone. Diese scheinen eine allgemein tonisierende Wirkung zu haben (vielleicht verwendete man früher deshalb die Brennnesselfrüchte als Aphrodisiakum).

Blütezeit

Die Brennnessel blüht von Juni bis etwa September mit gelbgrünen Blüten an langen, hängenden Blütenrispen. Wuchshöhe 40 bis 150 cm.

Verwendete Pflanzenteile

Die Blätter der Pflanze verwendet man in der Küche frisch immer vor der Blüte. Da die Brennnessel eine Nitratsammlerin ist und sich je älter die Blätter sind, umso mehr Nitrat in den Blättern sammelt, empfiehlt es sich sehr, nur die oberen Triebspitzen (also die ersten drei bis vier Blattpaare) für die Küche zu verwenden. Hat man sich eine Sammelstelle ausgesucht, kann man von den abgeernteten und wieder nachgewachsenen Trieben das ganze Jahr ernten. Bei der Ernte sollte man Handschuhe tragen oder ziemlich abgehärtet sein.

Für die Heilkunde verwendet man ebenfalls die Blätter, frisch oder getrocknet, um daraus einen Tee zuzubereiten. Zum Trocknen werden Blätter und Stiele gebündelt und an einem schattigen Ort aufgehängt. Den Tee bereitet man aus 2 TL frischem oder 1 TL getrocknetem Kraut auf 1 Tasse Wasser. Man übergießt das Kraut mit 250 ml kochendem Wasser und lässt den Tee 10 bis 15 Minuten ziehen. Für eine Frühjahrskur trinkt man etwa 3 Wochen lang täglich 2 bis 3 Tassen Tee.

Die Wurzeln werden vorsichtig ausgegraben, gründlich gesäubert und dann im Trockenapparat bei etwa 40 °C getrocknet. Man verwendet sie ebenfalls für die Teebereitung, sie können auch der äußeren Anwendung dienen, zum Beispiel als Brennnessel-Haaressig.

Aus dem gesamten Kraut der Pflanze stellt man eine Brennnesseljauche her.

Dazu füllt man einen Eimer (kein Metallgefäß) mit grob zerkleinertem Brennnesselkraut, füllt den Eimer mit Wasser auf und lässt das Ganze einige Tage stehen (am besten abgedeckt wegen des Geruchs). Man kann die Flüssigkeit auch 3 Wochen in der Sonne gären lassen, dann wird sie kräftiger. Dann muss man sie aber im Verhältnis 1:10 mit Wasser verdünnen. Die Flüssigkeit ist sowohl als Dünger geeignet (zum Beispiel für Kohl, Tomaten) wie auch als mildes Mittel zur Vorbeugung gegen die lästigen Mitfresserchen am Gemüse.

Wenn man die Brennnessel roh verwenden will, muss man sie vorher heiß abspülen. Dabei knicken die Brennhärchen auf der Blattoberfläche um, der ätzende Stoff (eine Säure) tritt aus und man verbrennt sich danach nicht mehr.

Gegenanzeigen, Nebenwirkungen, Wechselwirkungen

Brennnessel ist nicht geeignet bei Wasseransammlungen und Ödemen im Körper infolge von eingeschränkter Nieren- oder Herztätigkeit. Sie kann bei zu intensiver Verwendung zu einem Verlust an Elektrolyten führen. Kuren sollten nicht länger als 3 Wochen dauern. Während einer Brennnesselkur sollte man auf eine reichliche Flüssigkeitszufuhr achten.

Bei manchen Menschen führt der Gebrauch der Blätter gelegentlich zu leichten Magenbeschwerden, dann sollte man ein anderes Kraut verwenden.

In der Küche

Brennnesselsuppe I

für 4 Personen
10 Handvoll Brennnesselblätter
5 TL gutes Pflanzenöl
2 Knoblauchzehen
eventuell 1 Zwiebel
100 g Butter
100 g Weizenmehl
etwa 500 ml Milch
etwa 750 ml Gemüsebrühe
eventuell 200 g Schmelzkäse
Zitronensaft
Salz
frisch geriebener Muskat
eventuell Croûtons zum Bestreuen
50 g frisch geriebener Parmesan

- Die Brennnesselblätter gut waschen, grob zerkleinern, kurz im Öl andünsten und pürieren. Knoblauch schälen, klein schneiden oder pressen und mitdünsten. Eventuell die Zwiebel schälen, klein schneiden und mitdünsten.
- Butter schmelzen, Mehl darin anschwitzen und mit Milch zu einer weichen Mehlschwitze kochen. Mit Gemüsebrühe auffüllen, bis die gewünschte Konsistenz erreicht ist. Gegebenenfalls mehr Milch dazugeben, falls die Suppe zu dick wird. Jetzt eventuell den Schmelzkäse in der Suppe schmelzen. Man erhält dann eine nahrhaftere Suppe, die sich auch gut als Hauptspeise eignet.
- Anschließend Brennnessel unterrühren und mit Zitronensaft, Salz und Muskat abschmecken. Eventuell mit Croûtons servieren und mit Parmesan bestreuen.

Brennnesselsuppe II

für 4 Personen
50 g Zwiebeln
1 Karotte
mindestens 500 g Kartoffeln
1 EL Butter
750 ml Gemüsebrühe
200 g Brennnesselblätter oder Brennnesseltriebspitzen
1 TL Salz
frisch geriebener Muskat
frisch gemahlener Pfeffer
1 TL Zitronensaft
100 ml Schlagsahne

- Zwiebeln, Karotte und Kartoffeln schälen, würfeln und in Butter anschwitzen. Gemüsebrühe aufgießen und alles weich kochen. Brennnesselblätter grob hacken, zur Suppe geben und kurz(!) mitgaren. Mit Salz, Muskatnuss, Pfeffer und Zitronensaft abschmecken.
- Zum Schluss die vorzugsweise leicht geschlagene Sahne zugeben. Wer will, kann die Suppe auch kurz durchpürieren.

Brennnesselauflauf

Ein Rezept für vier Personen in Anlehnung an die altrömische Küche, das uns sehr gut geschmeckt hat.

600 g zarte Brennnesseltriebe
¼ TL frisch gemahlener Pfeffer
½ TL Hefepaste oder Olivenpaste
3 EL Sonnenblumenöl
5 EL Wein
8 Eier
1 EL Butter

- Die Brennnesseln waschen, abtrocknen und klein schneiden. In einen Topf die Gewürze, das Öl und den Wein geben und die Brennnesseln 5 Minuten darin dünsten. Die Eier schaumig rühren, die abgekühlten Brennnesseln daruntermischen und in eine gebutterte Auflaufform geben.
- Im vorgeheizten Backofen bei 200 °C etwa 20 Minuten stocken lassen. Warm oder kalt servieren.

Brennnesselkäse

für 4 Personen
200 g Camembert
200 g Frischkäse
1 Handvoll klein gehackte, gebrühte Brennnesselblätter (auch andere Kräuter)
40 g weiche Butter

- Alle Zutaten gut miteinander verrühren. Dann mit eventuell angefeuchteten Händen aus der Masse Kugeln drehen.
- Die Masse reicht für etwa 30 Imbisskugeln, die man zum Beispiel in Sesam wälzen kann. Alternativ den Käse als Aufstrich reichen.

Für das Wohlbefinden

Brennnessel-Haarwasser

- 250 g Brennnesselwurzeln in einer Mischung aus 1 l Wasser und 500 ml Essig 30 Minuten köcheln. Erkalten lassen, abseihen und bei Haarausfall und Schuppen zweimal am Tag die Kopfhaut damit einreiben.

Volkskundliches

Alles bekannte Volkskundliche über die Brennnessel zu berichten, würde hier den Rahmen sprengen, außerdem gibt es ganze Bücher nur über die Brennnessel. Hier nur das Wichtigste:

- Die Brennnessel galt als eine der großen Schutzpflanzen. Noch Anfang des letzten Jahrhunderts wurde sie in den Alpen in die Ställe gehängt, um diese vor Blitz und Donner zu schützen.
- Ein Gemüse aus Brennnessel am Gründonnerstag schützte vor Geldmangel.
- Man betrieb Milchzauber mit ihr, Liebesorakel und bezeichnete die Brennnessel auch als die Schutzpflanze der Zwerge, weshalb sie im Volksmund manchmal auch als »Pucvush« bezeichnet wurde.
- Wuchs die Brennnessel im Sommer übermäßig hoch, so sprach man von einem kommenden harten Winter, waren die Blätter im Frühjahr übermäßig durchlöchert, erwartete man Hagel im Sommer.
- Die Geistlichen in den alten Klöstern verwendeten die Brennnessel häufig zur Selbstgeißelung.

Im Garten

Die Brennnessel sollte in einer Ecke des Gartens wachsen, wo sie auch wuchern darf – zusammen mit dem Wald-Ziest, der ebenfalls wuchert und den Rückschnitt mit schmackhaften jungen Trieben dankt. Sie benötigt viele Nährstoffe, sodass im Frühjahr eine Düngung mit Hornspänen oder Mulchen mit reifem Kompost von Vorteil ist. Bei regelmäßigem Rückschnitt oder Ernte bis zum Sommer erhält man immer wieder schmackhafte Jungtriebe. Im Hochsommer sollte man die Brennnessel wachsen lassen, damit sie Nährstoffe speichern kann.

Als einjährige Form bietet sich die Kleine Brennnessel *(Urtica urens)* an. Ihre Blätter sind zarter als die der Großen Brennnessel *(Urtica dioica)* und man kann sie im Abstand von 3 bis 4 Wochen von März bis August immer wieder neu aussäen. Sie gedeiht am besten auf sandig humosem Boden.

Brunnenkresse

Nasturtium officinalis

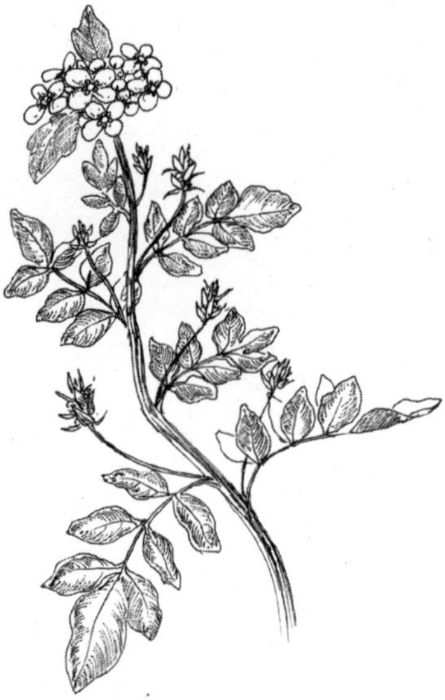

Vorkommen

Am liebsten hält sich die Brunnenkresse in nächster Nähe sauberer, langsam fließender Gewässer auf, manchmal wächst sie sogar in den Bach oder das Gewässer hinein. Sie ist ein Kreuzblütengewächs, das weiß blüht. Hin und wieder wird sie mit dem Bitteren Schaumkraut *(Cardamine amara)* verwechselt, was aber nicht so schlimm ist, da Wirkung und Geschmack ähnlich sind.

Volksnamen

Bitterkraut, Bittersalat, Wasserkresse, Keersche, Bittersenf

Ausgewählte Inhaltsstoffe

Hauptsächlich bedeutsam sind die Senfölglykoside (Glukonasturtiin) des Pflänzchens, aber auch die Vitamine A, C und E sind enthalten, einige Bitterstoffe, Kalium und Eisen.

Zum Verzehr eignet sich nur die frische Pflanze oder deren frischer Presssaft, da die meisten Geschmacksstoffe beim Trocknen verloren gehen.

Blütezeit

Nasturtium blüht in Trauben im März und April mit weißen, manchmal violett oder rötlich überlaufenen Blüten. Wuchshöhe 10 bis 40 cm.

Wirkung

Brunnenkresse ist neben Brennnessel und Löwenzahn eines der Kräuter, die sich gut für eine Frühjahrskur eignen. Man nimmt dafür den frischen Presssaft, den man kaufen kann, oder sammelt vor der Blüte die Blätter des Krauts. Über 4 Wochen eingenommen, verhindert die Brunnenkresse den typischen Leistungsabfall im Frühling, hilft bei Schwächezuständen, baut das Immunsystem auf und verbessert den Stoffwechsel. Es ist sinnvoll, den Saft oder die Blätter mit Löwenzahn und Brennnessel zu mischen. Dies bestätigt auch die Schulmedizin, die auch von einer leicht antibakteriellen und galleanregenden Wirkung spricht. Allerdings fehlen wohl neuere Untersuchungen. Brunnenkresse ist heute noch enthalten in Schlankheitstees und Blutreinigungstees.

In der Volksmedizin hat man die Brunnenkresse auch zum Beispiel bei Lungenkrankheiten erfolgreich verwendet ebenso wie bei Gallenleiden, gegen Würmer, bei Wurmerkrankungen, Vitamin-C-Mangel, Verstopfung, bei Hautkrankheiten, Insektenstichen, Erbrechen und anderen Erkrankungen. Man sieht an der Anzahl der volksmedizinischen Indikationen, dass Brunnenkresse als geschätztes Heilmittel galt.

Absolut klasse sind Brunnenkresseblätter aber in allen Salaten, Suppen, im Rührei oder in Käsemischungen, im Frühling gemischt mit allen anderen Frühlingskräutern.

Verwendete Pflanzenteile

Man verwendet die jungen Blätter vor der Blüte und die jungen Pflänzchen im Spätsommer. An Standorten in Wassernähe muss man immer darauf achten, ob sich Viehweiden in der Nähe befinden. Dort gibt es unter Umständen eine Egelart, die Menschen gefährlich werden kann, man sollte an solchen Standorten nichts sammeln.

Gegenanzeigen, Nebenwirkungen, Wechselwirkungen

Brunnenkresse kann im frischen Zustand zu Reizungen empfindlicher Magenschleimhäute führen! Menschen mit Magen- und Darmgeschwüren und entzündlichen Nierenerkrankungen sollten Brunnenkresse nicht verwenden, ebenso ist sie wegen ihrer Schärfe ungeeignet für Kinder unter fünf Jahren!

In der Küche

Brunnenkressesuppe

für 4 Personen

50 g Zwiebeln
1 Karotte
mindestens 500 g Kartoffeln
1 EL Butter
750 ml Gemüsebrühe
200 g Brunnenkresse
1 TL Salz
frisch geriebener Muskat
frisch gemahlener Pfeffer
Paprikapulver
1 TL Zitronensaft
100 ml Schlagsahne
eventuell Kräuterbutter, Blüten von Knoblauchsrauke oder Bärlauchblüten zum Servieren

- Zwiebeln, Karotte und Kartoffeln schälen, würfeln und in Butter anschwitzen. Gemüsebrühe aufgießen und alles weich kochen. Brunnenkresse klein schneiden, und zur Suppe geben. Mit Salz, Muskatnuss, Pfeffer, Paprika und Zitronensaft abschmecken. Wer will, kann die Suppe auch kurz durchpürieren. Zum Schluss die leicht geschlagene Sahne zugeben. Anstelle von Schlagsahne kann man die Suppe auch mit einer Mehlschwitze oder mit Eigelb binden.
- Man serviert im Teller und gibt in der Mitte nach Wunsch jeweils ein Stück Kräuterbutter dazu. Sehr hübsch sieht die Suppe aus, wenn man sie mit Blüten zum Beispiel von Knoblauchsrauke oder Bärlauch garniert.

Brunnenkresse als Gemüse

- Brunnenkressegemüse bereitet man zu wie Spinatgemüse. Gebunden wird mit einer hellen Mehlschwitze. Es empfiehlt sich wegen des intensiven Geschmacks die Brunnenkresse mit Spinat oder Feldsalat zu kochen. Man würzt mit frisch geriebenem Muskat und Salz und achtet darauf, das Gemüse keinesfalls zu lange zu dünsten, um die Vitamine zu erhalten.

Brunnenkresse als Salat

- Einen Salat mit der frischen Brunnenkresse bereitet man zu wie Löwenzahnsalat (siehe Seite 119). Es gehören Kartoffeln dazu und gekochte Eier. Als Sauce eignet sich zum Beispiel eine Mischung aus Zitronensaft, Schmand (oder saurer Sahne oder Crème fraîche), etwas Salz und Zucker oder eine klassische Essig-Öl-Marinade.

Volkskundliches

Man kann es sich kaum vorstellen bei diesem kleinen gesunden Pflänzchen, aber die Brunnenkresse wird häufig als eines der Kräuter genannt, die für die Herstellung der Hexensalben benötigt wurden. Vielleicht sind ihre scharfen Inhaltsstoffe dafür verantwortlich. Die Pflanze ist schon bei Dioskurides bekannt, meist als Blutreinigungskraut. Sehr interessant ist ein Rezept aus der Reichenberger Gegend, wo man die Brunnenkresse um die Zeit der Osterwoche sammelte, klein schnitt und unter Pflaumenmus rührte, welches man dann zu Ostern verspeiste. Bedauerlicherweise ist der tiefere Sinn und Zweck dieser Aktion nicht überliefert.

Im Garten

Brunnenkresse kultiviert man am besten an einem kühlen Bachlauf. Es funktioniert aber auch im Wasser eines 20 bis 30 cm tiefen Gefäßes, das im Schatten steht und bei warmer Witterung regelmäßig mit kaltem Wasser aufgefüllt wird, da sonst das Wachstum nachlässt. Regelmäßiges Schneiden oder Ernten fördert das Blattwachstum und verhindert eine frühzeitige Blütenbildung. Blüten erst nach der Samenreife abschneiden, damit sich der Bestand immer wieder verjüngen kann. Für Liebhaber buntlaubiger Pflanzen gibt es eine rotlaubige Form.

Dost

Origanum vulgare

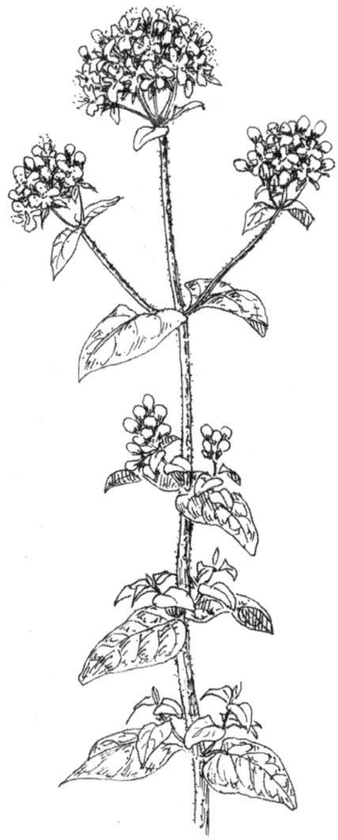

Vorkommen

Dost, der wilde Majoran, gilt bei uns als einheimische Pflanze. Er bevorzugt magere Standorte, wie Magerwiesen, magere Böschungen, Kalkböden und Kiesböden. Inzwischen ist das Kraut auch in Nordamerika eingeschleppt worden.

Ausgewählte Inhaltsstoffe

Bedeutsam sind ätherische Öle (Bestandteile Thymol, Karvakrol), Terpengerbstoffe, Bitterstoffe und Flavonoide.

Volksnamen

Bruchkraut, Brauner Dost, Grober Chölm, Oregano, Wilder Majoran, Orantkraut, Berghopfen, Frauendost, Lungenkraut, Wohlgemut, Mutterkraut

Blütezeit

Dost blüht von Juli bis Oktober in rispig trugdoldigen Blütenständen mit Blüten in Hellpurpur. Wuchshöhe 20 bis 50 cm.

Wirkung

Dost wirkt spasmolytisch, desinfizierend, verdauungsfördernd und beruhigend.

Gerbstoffreiche und bitterstoffreiche Pflanzen, in denen zudem ätherisches Öl enthalten ist, sind immer gut angeraten bei Magen-Darm-Problemen. Dost wirkt desinfizierend im Magen-Darm-Trakt, aktiviert die Verdauungssaftproduktion (auch appetitanregend) und wirkt gleichzeitig durch die Gerbstoffe gegen Durchfall. Er ist also hilfreich bei Koliken, krampfartigen Zuständen, Blähungen, Durchfall. Er wird aber auch gerne als Hustentee (Expektorans) verwendet wegen der entkrampfenden Wirkung. Außerdem bei Schlaflosigkeit, Herzklopfen, Menstruationsschmerzen, Prellungen, Verrenkungen, Verstauchungen.

Die Kommission E des ehemaligen Bundesgesundheitsamtes (BGA) hat allerdings kritisiert, dass all diese Anwendungen nicht belegt seien, was bei Kräuterkundigen eher Kopfschütteln verursacht (die Kommission E ist eine selbstständige Sachverständigenkommission für pflanzliche Arzneimittel des Bundesinstituts für Arzneimittel und Medizinprodukte, früher BGA).

Wegen der intensiv und wohl riechenden ätherischen Öle wird der Dost auch sehr gerne für Kräuterbäder und Kräuterkissen eingesetzt.

Verwendete Pflanzenteile

Man verwendet das ganze Kraut frisch oder getrocknet. Manche Kräuterkundige rebeln nach dem Trocknen Blätter und Blüten für die Aufbewahrung ab. Dunkel aufbewahrt, ist der Dost recht lange haltbar, da die ätherischen Öle ziemlich stabil sind. Die Intensität seiner ätherischen Öle ist in unseren Breiten auch stärker als beim Majoran, weshalb man hierzulande in der Heilkunde die Wildpflanze (Dost) dem Majoran vorzog. Sicher auch deshalb, weil sie häufiger vorkommt. Heute arbeitet die Phytotherapie oft mit importierten Kräutern, dann wird auch Majoran verwendet.

Dost ist frisch und getrocknet auch als Küchenkraut sehr interessant, dort muss man darauf achten, nicht zu hoch zu dosieren.

Gegenanzeigen, Nebenwirkungen, Wechselwirkungen

Dost sollte nicht über längere Zeit verwendet werden, da für längere Zeiträume keine genaueren Untersuchungen vorliegen. Pflanzen mit einem hohen Anteil an ätherischen Ölen (wie sie der Dost aufweist) können bei längerem Gebrauch zu Magenbeschwerden, Kopfschmerzen, Schwindel und Ähnlichem führen. Schwangere sollten ebenfalls vom innerlichen Gebrauch absehen.

In der Küche

Einfaches Bauerngericht

für 4 Personen

500 g Kartoffeln
250 g Hartweizennudeln
250 g würziger Frischkäse oder je zur Hälfte Frischkäse und ein würziger Käse (frisch gerieben)
200 g Schmand, saure Sahne oder Crème fraîche
100 ml Milch oder Weißwein
Salz
frisch gemahlener Pfeffer
je nach Jahreszeit: 1 Tasse Dost, 1 Tasse Pfeilkresse oder 2 Tassen Knoblauchsrauke
Butter für die Auflaufform und zum Dünsten
2 große Zwiebeln
eventuell Knoblauchzehen

- Kartoffeln waschen, schälen, würfeln und mit reichlich Wasser im offenen Topf 5 Minuten kochen, dann die Nudeln zufügen und beides bissfest garen. Anschließend abseihen.
- Den Käse mit dem Schmand und der Milch verrühren, die Kräuter klein hacken und unterrühren. Alles mit den Nudeln und Kartoffeln mischen und das Ganze in eine gebutterte Auflaufform geben. Im vorgeheizten Backofen bei 220 °C etwa 10 Minuten überbacken.
- Die Zwiebeln, und wer mag auch Knoblauch, schälen, in Ringe schneiden, in Butter bräunen und auf den Tellern über dem Bauerngericht verteilen. Dazu passt sehr gut ein selbst gemachtes Birnen- oder Apfelkompott.

Dost-Oliven

- Für Dost-Oliven stellt man ein mit reichlich (getrocknetem!) Dost versetztes Olivenöl her, in das man schwarze Oliven einlegt und einige Tage ziehen lässt. Das passt sehr gut zu Wein.

Dosttee

- Für Dosttee 1 gehäuften EL Dost mit 250 ml kochendem Wasser übergießen und 10 Minuten ziehen lassen.

Für das Wohlbefinden

Dost-Öl

- Als Hilfe gegen Gelenkschmerzen stellt man aus den getrockneten Teilen des Dosts mit Weizenkeimöl ein heiß extrahiertes Öl her (Warmauszug, siehe Seite 225). Damit schmerzende Gelenke einreiben, um die Blutzirkulation anzuregen.
- Heißextrakt-Öl fertigt man am sichersten mit getrockneten Kräutern. Auf 600 ml Öl gibt man 250 g getrocknete Kräuter und erwärmt das Ganze ohne es zu kochen etwa 3 Stunden lang. Dann abseihen durch ein Tuch. Das Öl in einer dunklen Flasche aufbewahren.

Dostbad

- Für ein Dostbad 100 g Dost in 1 l Wasser bis zum Sieden erhitzen, 10 Minuten ziehen lassen, dann abseihen und die Flüssigkeit bei Husten oder Bronchitis dem Vollbad zusetzen.

Volkskundliches

Neben Thymian ist Dost die Pflanze, die die alten Griechen ihren Sklaven am liebsten und reichlich unter das Essen zu mischen pflegten. Thymian gaben sie hinzu, weil er als sehr feuriges Kraut die Sklaven bei der Arbeit antreiben sollte. Damit sie nun aber nicht revoltierten, gab es noch den Dost dazu, dem man nachsagte, dass er den Menschen Zufriedenheit und Freude schenkt. So sollten die Sklaven mit Hilfe des Dosts denn fröhlich arbeiten. Noch heute sind diese beiden Gewürze sehr wichtige Gewürze in der südländischen Küche.

Ein Kraut wider die Traurigkeit und Depression, für die gute Laune, so sagt es schon ein altes Volkslied:

Ein Blümlein auf der Heiden
Mit Namen Wohlgemut
Lässt uns der Herrgott wachsen
Das ist fürs Trauern gut.

Wer weiß, vielleicht hilft tatsächlich ein Dosttee, wenn der Chef mal wieder grantig ist. Oder ein Dostbad, wenn die Liebste ihre prämenstrualen oder postmenstrualen schlecht gelaunten Tage hat, ein Versuch kann sicher nicht schaden. (Wobei ich aus eigener Erfahrung die Wirkung des Bades bestätigen kann, die sich mittels eines guten Glases Sekt noch deutlich steigern lässt.) Dost, der Freudenbringer, ist aber auch einer, der die Bösen vertreibt, speziell den Teufel, wie man weiß, denn:

Dosten, Hartheu, weiße Heid
Thun dem Teufel alles Leid.
(16. Jahrhundert)

Früher räucherte man mit dem Kraut gegen Hexenmissbrauch, weil angeblich die Hexen mit dem Teufel im Bunde standen (heute weiß man das allerdings besser, da räuchern eher die Hexen). Na, wenn das nicht hilft. Menschen, die sich auskennen, hängen sich jedes Jahr aufs Neue ein Sträußchen Dost vor die Haustüre, denn dann, so die Legende, kommen keine ungebetenen Gäste über die Schwelle. Und das bezieht sich nicht nur auf die Besucher vom Finanzamt oder die Schwiegermutter, sondern auch auf ungebetene Bakterien oder ähnliche Schlechtigkeiten.

Sehr schön wirkt auch Dostsirup (Brustraum) oder Dostkräuterwein (gegen Depressionen und zur Immunstärkung).

Im Garten

Dost wächst auf trockenen, nährstoffarmen Böden, am besten in vollsonniger Lage. Schneidet man die Pflanze nach der ersten Blüte bis auf 4 bis 5 cm zurück, bildet sie eine zweite Blüte. Da die Wildform für die Verwendung in der Küche geschmacklich nicht mit den diversen Würz-Oregano-Arten mithalten kann, empfehlen sich zum Anbau im Garten zum Beispiel Griechischer Oregano *(Origanum vulgare ssp. hirtum,* früher *heracleoticum)* oder als schärfere Variante Pizza-Oregano *(Origanum hyb. Hot and Spicy)* mit starkem Aroma. Sehr schmackhaft ist auch die Zwergform *Origanum vulgare Compactum,* die sich auch gut in Töpfen auf dem Balkon kultivieren lässt. Regelmäßiger Rückschnitt fördert den Neuaustrieb und man kann über einen langen Zeitraum zarte Blätter ernten. *Origanum hyb. Hot and Spicy* kann auf der kühlen, hellen Fensterbank auch im Winter beerntet werden.

Gut in Kombination mit Oregano ist zum Beispiel die Edle Schafgarbe *(Achillea nobilis),* deren junge Blätter einen leicht nussig bitteren Geschmack haben. Auch der Wiesen-Salbei *(Salvia pratensis)* und der Raue Löwenzahn *(Leontodon hispidus)* passen gut zum Oregano und lassen sich auch vorzüglich gemeinsam mit diesem in Salaten oder Kräutergerichten verwenden.

Erdrauch

Fumaria officinalis

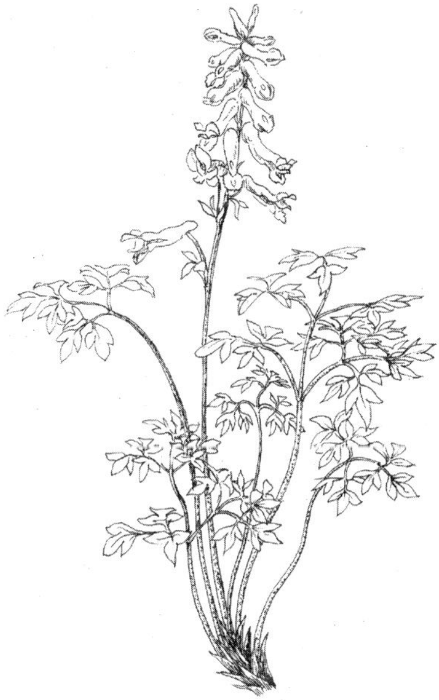

Vorkommen

Erdrauch ist ein Mohngewächs, das außerordentlich hübsch aussieht und kleine rosafarbene bis dunkelrote Blüten zu feinen doppelt gefiederten Blättern aufweist.

Die zierliche Pflanze wächst am liebsten auf Schutthalten, an sogenannten Ödstellen, Trockenmauern, an mageren Wegrändern und Wiesen. Sie ist recht anspruchslos und gedeiht auch gerne im Garten. Als Kulturbegleiter ist der Erdrauch schon seit der Jungsteinzeit bei uns bekannt.

Volksnamen

Grindkraut, Rauchkraut, Bullenkraut, Daubenkräutchen, Feldkraut, Erdkraut, Pimpala, Gopper, Jungfernkraut, Wegtreter, Melancholiekraut, Liebeskraut und weitere

Dioskurides bezeichnet die Pflanze ganz einfach als »Rauch« mit der Begründung, dass ihr Saft die Augen wie Rauch zu Tränen reize. Manchmal wird der Name auch dahin gehend interpretiert, dass die gräuliche Pflanze wie Rauch über dem Boden schwebe (lateinisch »fumaria«, Rauch).

Mythologisch ist vom Erdrauch überliefert, dass seine Anwesenheit zu Reichtum verhilft und auch dass er mit anderen Kräutern zusammen zu Bannmagien verwendet wurde. Auch deshalb war er im Garten wohl gelitten.

Ausgewählte Inhaltsstoffe

Erdrauch enthält verschiedene Alkaloide, Fumarine, Flavonglykoside, Bitterstoffe, Harz und Schleimstoffe.

Blütezeit

Erdrauch blüht in Trauben von Mai bis Juli in Dunkelrot. Wuchshöhe 10 bis 30 cm.

Wirkung

In der Schulmedizin führte die nähere Erforschung der Pflanze dazu, dass man ihr eine leicht spasmolytische (entkrampfende) Wirkung für den Bereich des Oberbauchs (oberer Verdauungstrakt) zuspricht, insbesondere sind damit die Gallenwege gemeint. So zeigte sich bei

Untersuchungen, dass Erdrauch den Gallenfluss steigert, wenn die Gallensekretion vorher niedrig war, ihn aber senkt, wenn die Gallensekretion zuvor überhöht war. Auf eine normal funktionierende Gallenblase schien er im Rahmen der Untersuchungen keinen Effekt zu haben.

Alle weiteren Wirkungen, die in der Volksmedizin überliefert sind, gelten als nicht belegt. Und das sind doch einige. So verwendet die Volksmedizin das Kraut zum Beispiel gerne bei Hautunreinheiten, zur Blutreinigung, bei Hämorrhoiden, gegen Gelbsucht, bei Verstopfung und als schweißtreibendes Mittel. Auch äußerlich gebräuchlich bei schorfiger Kopfhaut, Mundfäule oder trüben Augen.

Neben der Teebereitung wird gerne der frisch gepresste Saft des Krautes mit Wein gemischt oder mit Zucker verbunden genommen. So gibt es ein Rezept, nach dem man aus gleichen Gewichtsanteilen Erdrauchsaft und Zucker einen Sirup herstellt, weil diesen Kinder wesentlich lieber hätten. Und diese wurden bei Milchschorf oder bei Verdauungsschwächen gerne mit Erdrauch behandelt.

Auch der gelbe Farbstoff des Erdrauchs wird erwähnt, mit dem man färben kann.

Verwendete Pflanzenteile

Man verwendet das oberirdische Kraut, das sorgfältig im Schatten getrocknet wird und anschließend in Dosen aus Porzellan oder Glas aufbewahrt wird.

Gegenanzeigen, Nebenwirkungen, Wechselwirkungen

Es sind im Prinzip keine bekannt. Ich denke aber, man sollte mit dem Erdrauch vorsichtig umgehen, auch deshalb, weil seine Indikationen wie krampfhafte Schmerzen im Oberbauchbereich eher Angelegenheiten für einen Heilkundigen sind und sich nicht unbedingt zur Selbstmedikation eignen.

In der Küche

In der Küche ist Erdrauch weniger gut geeignet. Allerdings kann man ihn als krampflösendes Kraut in alkoholischen Lösungen verwenden. So gehört er schon in einen selbst gemachten Magenbitter.

Für das Wohlbefinden

Bei Hautunreinheiten kann man versuchen, mit Erdrauchtee weiterzukommen. Dazu nimmt man 1 TL frisches Kraut und übergießt es mit 250 ml kochendem Wasser, lässt 10 Minuten ziehen und trinkt zweimal am Tag eine Tasse davon oder benutzt den Tee äußerlich als Gesichtswasser. Innerlich nicht länger als 14 Tage anwenden. Ich persönlich bevorzuge in diesem Fall das Seifenkraut zur äußerlichen Anwendung.

Volkskundliches

Im Norden weit verbreitet war der Brauch bei jungen Mädchen, sich beim Jäten einen Erdrauch in den Schuh zu legen oder um den Hals zu hängen, denn dann traf das Mädchen der Überlieferung nach auf dem Nachhauseweg seinen Freier oder Bräutigam. In manchen Gegenden legten die Mädchen sich den Erdrauch auch unter das Kopfkissen, damit sie von ihrem zukünftigen Mann träumten. Während des gesamten Mittelalters wird recht wenig über das Kraut berichtet. Obwohl schon Dioskurides über den Erdrauch schreibt, ging dessen Anwendung zurück. Das mag daran gelegen haben, dass sich der Versuch, mit dem Kraut zu zaubern, als schwierig gestaltete. Verbreitet waren wohl Räucherungen, um Personen unsichtbar zu machen, aber auch, um Verstorbene wieder sichtbar zu machen. Da der Rauch ziemlich zu Tränen reizt, dürfte dem wenig Erfolg beschieden gewesen sein. Immerhin schrieb E. M. Zimmerer 1896 im »Kräutersegen«: »Besitzt die Pflanze indessen auch keine Zaubermacht, so wohnen ihr doch wenigstens Heilkräfte inne, die nicht zu verachten sind; denn sie wirkt stärkend und kräftigend, lösend und blutreinigend auf den menschlichen Organismus.«

Im Garten

Erdrauch ist im Garten meist nicht leicht anzusiedeln. Er benötigt lockeren, leicht lehmhaltigen Boden und muss sich immer wieder neu aussäen können. Sehr schön ist er mit seinen blaugrünen, doppelt gefiederten Blättern in Kombination mit anderen einjährigen Pflanzen wie Klatsch-Mohn *(Papaver rhoes)* und Acker-Stiefmütterchen *(Viola arvensis)*.

Feldmannstreu

Eryngium campestre

Vorkommen

Feldmannstreu gedeiht in Mitteleuropa auf trockenen, unfruchtbaren Anhöhen, auf Bahndämmen, Magerrasen und Wegrändern, Halden, Steinbrüchen und Sandgruben. Ursprünglich ist er wohl auf dem Balkan, in Südsibirien und in Nordafrika heimisch gewesen. Trockenheit und Wärme sind die hervorstechenden Eigenschaften der Regionen, in denen die Pflanze häufiger vorkommt.

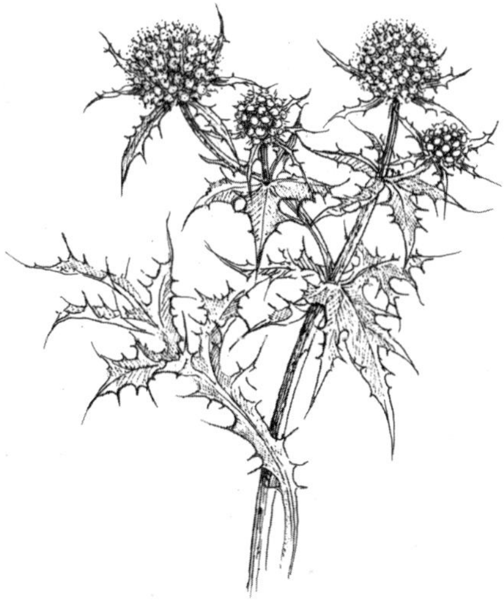

Volksnamen

Mannstreu, Mutterhanklisch, Steppenhexe, Elenddistel, Windhexe, Kobolddistel, Hexendistel, Winddistel, Rolldistel

Im Spätherbst löst sich der vertrocknete Pflanzenrest von der Wurzel und rollt dann einer Windhexe oder Steppenhexe gleich durch die Gemarkung. (Man kennt Ähnliches aus Westernfilmen, in denen die Dornenbüsche durch die Prärie rollen.) Der Name »Elenddistel« hat weniger mit Elend zu tun als vielmehr mit einer Eigenschaft des Mannstreu. Elend bedeutet hier, dass die Pflanze auf sehr armem, ausgewaschenem Boden wächst, meist außerhalb der Ortschaft (vergleiche auch mittelhochdeutsch »ellende«: anderes Land, Ausland, Fremde, eventuell als Hinweis auf die Einwanderung der Pflanze).

Ausgewählte Inhaltsstoffe

Feldmannstreu enthält in erster Linie Saponine und wenig ätherisches Öl, etwas Gerbstoff und diverse Säuren.

Blütezeit

Feldmannstreu blüht von Juli bis September und Oktober mit leicht hellgrünen bis ins Bläuliche gehenden runden Köpfchen. Wuchshöhe 30 bis 60 cm.

Wirkung

Man verwendete die Wurzel als Hustenmittel wegen ihrer expektorierenden (lösenden) und spasmolytischen (entkrampfenden) Eigenschaften, im Mittelalter auch als Harnmittel. Ebenso wurde die Pflanze als periodenfördernd betrachtet.

Die Schulmedizin verwendet den Mannstreu nicht, da die Pflanze nicht ausreichend untersucht worden ist.

Verwendete Pflanzenteile

Verwendet wird ausschließlich die Wurzel, die man im Frühjahr und im Herbst sammelt.

Gegenanzeigen, Nebenwirkungen, Wechselwirkungen

Es sind keine Gegenanzeigen bekannt.

In der Küche

»Die Wurzel dagegen hat süßen würzigen Geruch und Geschmack. Verwendung: Man kocht die Wurzel, deren Absud – 40 g auf einen Liter Wasser – bei Wassersucht empfohlen wird; er hat harntreibende Wirkung. Auch kann man den Absud als Umschlag bei Geschwülsten verwenden.« So wird 1920 in einem Kräuterbuch berichtet.

Volkskundliches

Auf dem Balkan war es mancherorts üblich, dass sich die Schwiegermütter bei einer Hochzeit ein Gebäck (die Mutterhanklich) schenkten, in das ein Mannstreu gesteckt war, der mit allerlei Leckereien behängt war wie ein Weihnachtsbaum.

In alten Zeiten soll er als Friedens- und Kriegskraut gedient haben. In den Ratssälen wurde er ausgestreut, um zu verhindern, dass alle aufsprangen, um zornig den Saal zu verlassen. So sorgte man für lange Sitzungen, bis ein für alle zufriedenstellendes Ergebnis erreicht war. Das funktionierte wohl nur, weil damals Schuhe noch kaum üblich waren.

Feldmannstreu wird schon von Dioskurides als Heilpflanze beschrieben und war für ihn in erster Linie ein harntreibendes Mittel. Plinius etwa empfahl den Mannstreu als sehr gutes Mittel gegen Schlangenbisse. Auch verschiedene nordamerikanische Indianerstämme verwendeten den dort heimischen Mannstreu gegen Schlangengifte und andere Gifte und banden ihn in ihre Lieder und Gesänge ein.

In unseren Breiten wurden zum Beispiel die Weinberge mit den dort aufgehängten Pflanzen vor Hagel geschützt. In der Stube aufgehängt, schützte die Pflanze auch vor Fliegen oder mancherorts vor bestimmten Krankheiten oder auch vor bösen Geistern. Nach Plinius gibt es männliche und weibliche Wurzeln (unterschieden wohl nach dem Aussehen), und wenn ein Mann eine männliche Wurzel mit sich trug, so konnten die Frauen ihm nicht widerstehen, weshalb etwa auch Sappho dem Phaon von Lesbos nicht widerstehen konnte. So wurde denn aus dem Eryngium auch ein Aphrodisiakum. Im Mittelalter grub man die Wurzel des Feldmannstreu aus, kandierte sie und verspeiste sie als solches. Die Wurzel galt schon bei den Griechen als gutes Gemüse.

Die auffällig häufig vorkommende Nennung als Marensitz (Mar = Totengeist) dürfte auf die stachelige und außergewöhnliche Figur der Pflanze zurückzuführen sein, allerdings galt dies auch für andere Pflanzen, vornehmlich aber Disteln.

Im Garten

Feldmannstreu wächst im Garten auf mager-steinigen Böden in voller Sonne, zum Beispiel auf Mauerkronen. Es sieht sehr schön aus in Kombination mit der Großblütigen Braunelle *(Prunella grandiflora)*, dem Kleinen Habichtskraut *(Hieracium pilosella)* und der Purpur-Fetthenne *(Sedum telephium ssp. telephium)*. Bei all diesen Pflanzen sind die jungen Blätter und Triebe roh oder gedünstet essbar.

Frauenmantel

Alchemilla vulgaris

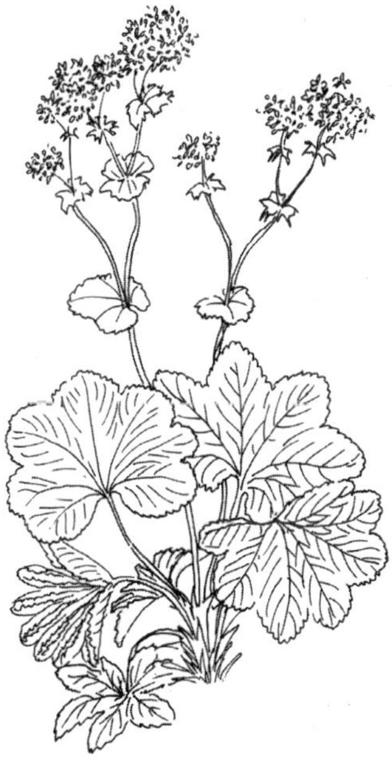

Vorkommen

Das gewöhnliche Frauenmantelkraut bewohnt lichte Wälder, wechselfeuchte Gebüsche, Wiesen, Gräben und Wegränder und bildet dort gerne flächige Bestände. Es handelt sich um eine ausdauernde Staude mit kleinen hellgrünen bis gelblichen Blüten (Rosengewächs), die in ganz Europa, im Norden Amerikas und im gemäßigten Asien vorkommt.

Der viel, viel kleinere Ackerfrauenmantel dagegen ist in den Zeiten der intensiven Landwirtschaft rar geworden und findet sich häufig nur noch auf speziell naturgeschützten Bodenflächen.

Volksnamen

Frauenhilf, Perlkraut, Röckli, Taukraut, Sinau, Wundwurz, Frauentrost, Weiberkittel, Milchkraut, Sonnentau

Der Name »Frauenmantel« soll an den Mantel der Gottesmutter Maria erinnern, unter dem Hilfe suchende Menschen Schutz fanden. So galt auch der Frauenmantel als großes Allheilkraut, das man vor allem mit allerlei Beschwörungen verwenden musste. Der Namensteil »alchemilla« erinnert nicht von ungefähr an Alchemie.

Ausgewählte Inhaltsstoffe

Frauenmantel enthält vor allem Gerbstoffe, Tannine, Flavonoide, Bitterstoffe, ätherische Öle in Spuren.

Wirkung

Medizinisch anerkannt ist ein adstringierender und leicht spasmolytischer Effekt. Deshalb empfiehlt die klassische Medizin Frauenmantel bei akuten Durchfallerkrankungen und als Mittel bei der äußerlichen Wundbehandlung. Sollte allerdings nach spätestens drei Tagen keine Besserung eintreten, ist ein Arzt aufzusuchen. Die volksmedizinische Anwendung bei allerlei Frauenleiden, als krampfstillendes und herzstärkendes Mittel gilt als nicht belegt.

Die Volksmedizin sieht das allerdings ganz anders. Sie schätzt den Frauenmantel seit alters als Mittel bei Menstruationsbeschwerden, in den Wechseljahren, bei Magen- und Darmbeschwerden. Aber auch zur Blutreinigungskur bei jungen Mädchen, die im Zuge der Hormonumstellung unter Hautunreinheiten leiden. Eiternde Wunden und nässende Hautentzündungen werden ebenso wie Scheidenausfluss mit Spülungen behandelt. Mancherorts auch verwendet bei inneren Blutungen. Frauenmantel und Schafgarbe gegen Fehlgeburten und Menstruationsbeschwerden und auch äußerlich bei Leistenbruch empfehlen die »Kräuterweiber und Bauerndoktoren«.

Verwendete Pflanzenteile

Man verwendet das ganze Kraut, das vom Frühjahr bis zum Sommer gesammelt wird. Dies tut man nach der Guttation (so wird das Phänomen genannt, wenn die Pflanze im Laufe der Nacht und des frühen Morgens Wassertropfen aus den Blättern presst). Dies sieht wunderschön aus und natürlich ranken sich zahlreiche Legenden um die Tropfen. Zum Trocknen des Krautes ist es aber besser, wenn die Tropfen abgetrocknet sind.

Wichtig ist auch, zu sammeln, bevor die Pflanze Mehltau ansetzt, was in feuchten Gegenden vorkommen kann. Da die gelappten, am Rande gezähnten Blätter empfindlich sind, muss sorgfältig darauf geachtet werden, dass sie nicht schimmeln.

Blütezeit

Frauenmantel blüht von Mai bis September mit gelber Blüte an endständigen, oben kahlen Rispen. Wuchshöhe 10 bis 30 cm.

Gegenanzeigen, Nebenwirkungen, Wechselwirkungen

Es sind keine bekannt. Der (nicht zu erwartende) Gebrauch dauerhafter Übermengen könnte sich durch die vorhandenen Tannine leberschädigend auswirken, ist aber im Alltag nicht relevant.

In der Küche

Die jungen Frauenmantelblätter kann man im Frühling in der Küche verwenden. Sie würzen Kräuterkäse und Quark, machen sich gut auf einer Pizza und auch im Salat. Man beginnt wegen des pfeffrigen Geschmacks zunächst mit wenig Kraut.

Volkskundliches

Die Tropfen des Frauenkrautes gelten als die Liebe fördernd, und das ganze Kraut ist der Venus geweiht. Es gilt als bedeutsam für die Heilung und die Liebe. So war es auch für die Germanen, die die Pflanze ihrer liebsten Göttin, der Freya, widmeten.

Die Guttationstropfen umgaben zahlreiche Legenden. So erzählte man sich, dass in der Pflanze verborgene Geister lebten. Blumenelfen und Waldelfen wuschen sich mit den Tropfen, und für die Magier waren sie begehrte Zaubermittel. Mit dem Alchemillawasser versuchte man nicht zuletzt den Stein der Weisen herzustellen, andere Stoffe in Gold umzuwandeln und Ähnliches. Gesichtswaschungen reinigen die Haut und lassen Sommersprossen verschwinden, glaubten die Frauen.

Im Zuge der Christianisierung, die sich über einen außerordentlich langen Zeitraum erstreckte, wurde auch der Frauenmantel wie viele andere Pflanzen der Gottesmutter Maria geweiht, die die heidnischen Gottheiten ersetzte und deren Kräfte übernahm. Sie schenkte die heilige Kraft, sorgte für Fruchtbarkeit für Menschen, ihr Vieh und ihre Äcker. Deshalb sind auf vielen Marienbildern oft Heilkräuter um die Gottesmutter abgebildet.

Im Garten

Der Frauenmantel bevorzugt nährstoffreiche, leicht feuchte Böden in sonniger bis halbschattiger Lage. Wenn die Pflanzen nach der Blüte von Mehltau befallen werden, verhilft ein kompletter Rückschnitt zu einem gesunden Neuaustrieb und einer Blüte im September.

Frauenmantel lässt sich im Beet sehr gut mit Blut-Weiderich *(Lythrum salicaria)*, Kriechendem Günsel *(Ajuga reptans)*, Schlangen-Wiesenknöterich *(Bistorta officinalis)* und der Hohen Schlüsselblume *(Primula elatior)* kombinieren und liefert mit diesen leckere Frühlingssalate. Die Hohe Schlüsselblume kann ebenso wie die Wiesen-Schlüsselblume *(Primula veris)* in der Küche verwendet werden.

Gänseblümchen

Bellis perennis

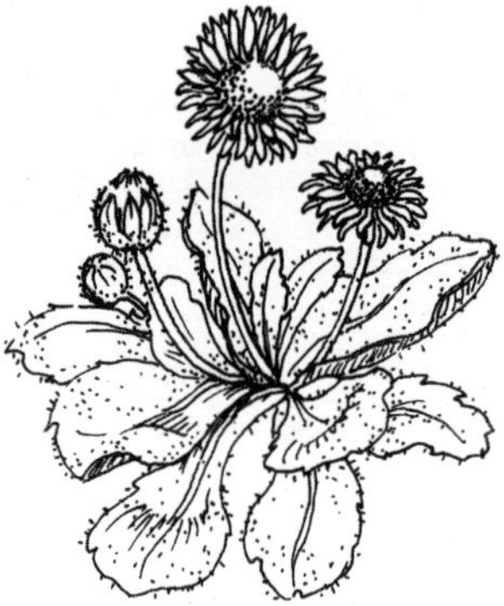

Dunkel ist er und kalt – der Winter. Feucht dazu und dann schlägt er auch noch aufs Gemüt. Und je weiter im Norden man sich aufhält, desto länger dauert er. Aber, dem Jahreskreislauf sei Dank, auch der längste Winter hat einmal ein Ende, und vor allem die Menschen im Norden freuen sich so sehr darauf, dass sie schon seit langem kleine Riten entwickelt haben, die ihrer Freude und ihrer Hoffnung über und auf den kommenden Frühling Ausdruck verleihen.

So auch mit dem Gänseblümchen, das echte Frühlingsbringerqualitäten hat: Im verregneten Irland zum Beispiel erzählte man sich, dass dann, wenn man auf neun Gänseblümchen treten kann, der Frühling da ist. Die Germanen weihten das Gänseblümchen ihrer wichtigsten Göttin, der Freya, denn diese galt als die Göttin der Liebe und Fruchtbarkeit.

Vorkommen

Die anspruchslose Pflanze wächst fast überall und dürfte wohl auch jedermann bekannt sein.

Volksnamen

Volksnamen gibt es zuhauf: Maßliebchen, Tausendschön, Marienblume, Gänselieschen, Regenblümchen, Magdliebchen, Märzblume ...

Ausgewählte Inhaltsstoffe

Gänseblümchen enthält Gerbstoffe, Bitterstoffe, ätherische Öle, Flavonoide, Saponine, Schleimstoffe, Anthoxanthin.

Wirkung

Lange Zeit galt das Gänseblümchen fast als Allheilmittel. Angewendet wurde es bei aller Art Husten, Magenerkrankungen, Hautkrankheiten, manchen Frauenleiden, als Blutreinigungsmittel oder auch bei Wunden. Meist zubereitet als Tee oder in Teemischungen für die innerliche Anwendung, äußerlich auch als Essenz. Die Schulmedizin verwendet es nicht mehr.

Blütezeit

Das Gänseblümchen blüht das ganze Jahr über mit weißrosafarbenen Körbchenblüten, sodass man es eigentlich auch das ganze Jahr ernten kann. Den höchsten Wirkstoffgehalt dürfte es allerdings um die Sonnenwende im Sommer haben auf der Höhe seines Wachstums. Wuchshöhe 5 bis 15 cm.

Verwendete Pflanzenteile

Für Tee verwendet man die frischen oder getrockneten Blüten, früher auch die Blätter. Blüten und Blätter kann man sehr schön in der Küche einsetzen. Die Pflanze schmeckt nicht sehr auffällig, sodass man auch einmal größere Mengen verarbeiten kann. Die Einsatzmöglichkeiten sind daher außerordentlich vielfältig. Gänseblümchen kann man – frisch oder eingelegt – in aller Art Suppen verarbeiten, in Eierspeisen oder in allen Salaten.

Gegenanzeigen, Nebenwirkungen, Wechselwirkungen

Es sind keine bekannt.

In der Küche

Eiersalat mit Gänseblümchen

für 4 Personen

- 8 Eier hart kochen, schälen und achteln oder in Scheiben schneiden, 1 großes Bund Radieschen in Scheiben schneiden, 1 Handvoll Gänseblümchenblüten klein schneiden, nach Belieben etwas Rucola oder Knoblauchsrauke.
- Aus etwas Senf, Salz, Pfeffer (oder 3 bis 5 Blütendolden der Pfeilkresse, wenn man hat), mildem Weinessig (zum Beispiel einem guten Rieslingessig), Wasser und Öl (vorzugsweise Walnussöl) fertigt man eine Marinade. Wer es mag, kann statt Öl Crème fraîche und eine Spur Zucker verwenden. Marinade und Salat vermengen und etwas ziehen lassen.

Gänseblümchenkapern

- Mein Großvater machte Gänseblümchenkapern ähnlich wie Soleier: Man legt die Blütenknospen einen Tag lang in Salzwasser, das man anschließend abspült. Danach gibt man die Blüten in eine Mischung aus etwa drei Viertel Weinessig und einem Viertel Wasser – oder auch halb und halb, abhängig von der Intensität des Essigs. Manchmal wird auch Apfelessig pur verwendet.
- Dann 12 bis 15 Tage in einem verschlossenen Glas stehen lassen und anschließend wie Kapern aus dem Glas genießen. Schneller geht es, wenn man die Blüten in der Essiglösung kurz aufkocht und dann abfüllt.

Volkskundliches

Gänseblümchen gelten vor allem in nördlichen Gefilden als Frühlingsbringer und wohl deshalb auch als Fruchtbarkeitsmittel. Die Blüten verwendete man früher als Glückstalisman. Entstanden ist die Pflanze der Sage nach aus den Tränen der Maria.

Im Garten

Im Garten wächst das Gänseblümchen auf nährstoffreichen Böden in voller Sonne, aber auch bis in den leichten Schatten hinein. In Rasenflächen, die nicht so oft gemäht werden, oder am Rand eines Blumenbeetes kann es leicht angesiedelt werden. Es müssen immer wieder offene Flächen vorhanden sein, damit es sich aussäen kann. Gute Partner sind Gewöhnliche Braunelle *(Prunella vulgaris)*, Kriechender Günsel *(Ajuga reptans)* und der Mittlere Wegerich *(Plantago media)*.

Gänse-Fingerkraut

Potentilla anserina

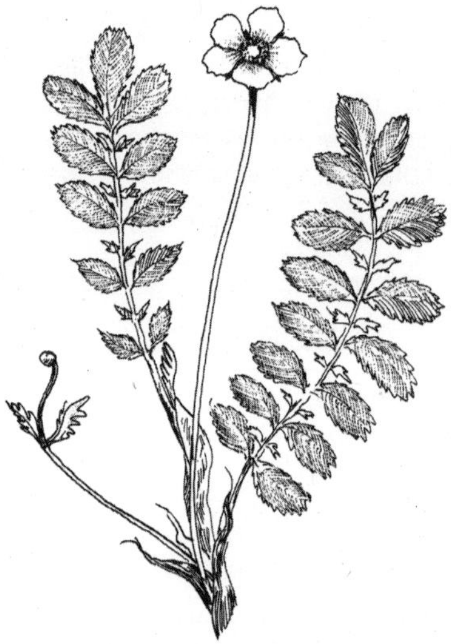

Vorkommen

Das Gänse-Fingerkraut, das zur Familie der Fünffingerkräuter zählt, ist ein sehr häufig vorkommendes Kraut. Es wächst auf einigermaßen feuchten, tonhaltigen Böden, auf Wiesen, an Wegrändern und auf Ödstellen. Man erkennt es sehr gut an den typischen Blättern, die an Gänsefedern erinnern und so zu seinem Namen inspirierten. Die Pflanze ist sehr anpassungsfähig und wächst fast überall auf der Welt.

Volksnamen

Anserine (lateinisch »anserina«, Gans), Fingerkraut, Krampfkraut, Silberkraut, Gänsekraut, Saukraut

Ausgewählte Inhaltsstoffe

Gänse-Fingerkraut enthält vor allem Tannine, Flavonoide, Cumarinderivate, Gerbstoffe und Bitterstoffe.

Wirkung

Hauptsächlich wirkt die Pflanze adstringierend, weshalb sie in der modernen Medizin bei leichten Halsentzündungen und Mundentzündungen zum Gurgeln empfohlen wird, aber auch bei akuten Durchfallerkrankungen.

Das Spektrum der Volksmedizin ist wie meistens deutlich weiter gefasst. Dort setzte man die Pflanze auch zum Beispiel zur Wundbehandlung ein, auch gegen Würmer, bei starken Rückenschmerzen, aber auch bei Menstruationsschmerzen und krampfartigen anderen Unterleibsbeschwerden, bei Zahnfleischgeschwüren und anderen Geschwüren, bei Muskelkrämpfen und Wadenkrämpfen bis hin zu Arthritis. Noch im letzten Jahrhundert wird auf dem Lande das Gänse-Fingerkraut in Milch gesotten bei Krämpfen und Magenleiden verordnet. Allerdings weiß man auch um die reizende Wirkung, sogar bei Wundstarrkrampf scheint die Anwendung noch bekannt gewesen zu sein. Wie die Menschen wurden auch Tiere behandelt.

Blütezeit

Die Pflanze blüht den ganzen Sommer von Mai bis August mit gelben Rosenblüten. Wuchshöhe 5 bis 25 cm.

Verwendete Pflanzenteile

In der Heilkunde verwendet man die kurz vor der Blüte gesammelten und langsam getrockneten Blätter.

Gegenanzeigen, Nebenwirkungen, Wechselwirkungen

Es sind keine bekannt, wenn man die Pflanze bestimmungsgemäß verwendet. Allerdings sollte man sie bei Reizmagen nicht verwenden, da sich die Symptome dann verstärken können.

In der Küche

Für Hildegard von Bingen war Gänse-Fingerkraut kein Kraut für die Küche oder für den Genuss. Es schmeckt auch wirklich nicht gut. Als Medizin empfahl sie allerdings einen weinigen Auszug. Dazu nimmt man 1 guten EL getrocknetes oder frisches Kraut, übergießt mit 100 bis 150 ml Wein – am besten halbtrocken – und lässt die Mischung gut 1 Woche stehen. Anschließend abgießen, zum Beispiel durch einen Kaffeefilter oder ein Tuch, und pro Tag 50 ml einnehmen. Da Rotwein mehr Tannine und Gerbstoffe enthält als Weißwein, sollte man hier zu Rotwein greifen, das verstärkt den Effekt.

Volkskundliches

Um das Gänse-Fingerkraut ranken sich zahlreiche mythologische Überlieferungen, die zum Teil recht erbaulich sind. Allgemein galt das Kraut als Schutzkraut und Hilfskraut, weshalb man es mancherorts als Abwehr gegen ungebetene Gäste über die Haustür hängte. Auch Gerechtigkeit war ein wichtiges Stichwort. Viele Menschen nahmen eine zur Sommersonnenwende ausgegrabene Wurzel mit, wenn sie vor Gericht erscheinen mussten, dann widerfuhr ihnen Gerechtigkeit. Noch weiter verbreitet war der Brauch, das Kraut ständig bei sich zu tragen, da einem in diesem Fall das Geld nie ausging.

So manche Mutter mag ihrer Tochter heimlich zur Heirat ein Blatt des Krautes in den Schuh gelegt haben, denn dann, so versprach die Legende, behielt die Frau in der Ehe die Oberhand, was zu damaligen Zeiten nicht gerade üblich war. Die zahlreichen Anwendungsmöglichkeiten lassen Rückschlüsse zu auf die Häufigkeit des Gebrauchs der Pflanze und die ihr zugetrauten Kräfte.

Im Garten

Gänse-Fingerkraut wächst auf nährstoffreichen bis nährstoffarmen Böden in vollsonniger bis halbschattiger Lage, sozusagen überall. Da es sich durch oberirdische Ausläufer verbreitet und sehr stark wuchert, eignet es sich gut zur Bepflanzung einer Fläche, die als Sitzplatz, zum Beispiel in einer Wiese, genutzt wird. Dort lässt es sich gut mit Spitz-Wegerich *(Plantago lanzeolata)*, Gundermann *(Glechoma hederacea)* und Löwenzahn *(Taraxum officinalis)* kombinieren. Alle genannten Arten können gemäht werden und sind trittfest.

Goldrute

Echte Goldrute, Solidago virgaurea
Kanadische Goldrute, Solidago canadensis

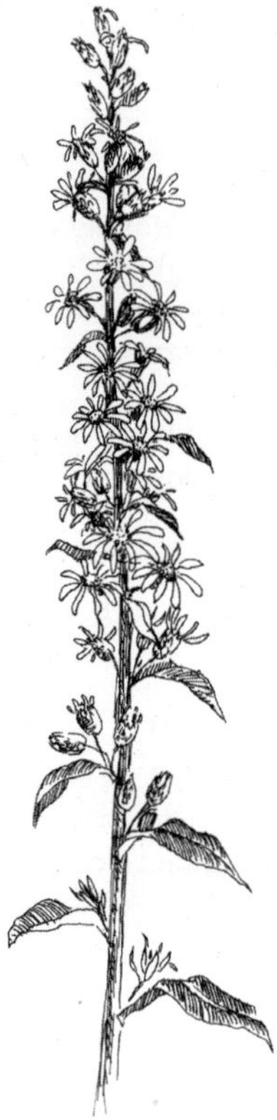

Vorkommen
Die Echte Goldrute ist bedauerlicherweise recht selten geworden, stattdessen findet man häufig die ähnliche Kanadische Goldrute und auch die Riesengoldrute. Diese beiden sollten allerdings nicht angepflanzt werden, da sie durch ihre Wuchereigenschaft die heimische Vegetation zurückdrängen (es sind sogenannte invasive Pflanzen). Offene Wälder, Waldlichtungen, trockenere Wiesen und Wegränder wie auch Ruderalflächen sind die bevorzugte Heimat der Staude.

Volksnamen
Goldkraut, Schoßkraut, Goldwundkraut, Braunstängel, Fuchsschwanz, Peterskraut

Ausgewählte Inhaltsstoffe
Bedeutsam sind Phenolglykoside mit Rutosid, ätherische Öle, Gerbstoffe, Bitterstoffe, Flavonoide und Saponine.

Wirkung
Diuretische und schwach spasmolytische, entzündungshemmende Wirkung bestätigt die klassische Medizin und verwendet das Goldrutenkraut zur Durchspültherapie bei entzündlichen Harnwegsinfekten und zur vorbeugenden Behandlung bei Nierengrieß und Harnsteinen. Auch in Kombinationen mit anderen Kräutern wird Solidago empfohlen. Es findet sich in zahlreichen Fertigarzneipräparaten. Die Volksmedizin verwendet die Goldrute ähnlich: als Blasen-, Nieren-, Rheuma-, Gicht- und Wassersuchtmittel. Auch bei Husten, Asthma und Keuchhusten gilt das Kraut als hilfreich, ebenso wie bei Bettnässen. Noch Mitte des letzten Jahrhunderts (1950) war die Goldrute in ländlichen Gegenden bekannt für ihre durchspülende Wirkung. Die Kanadische Goldrute enthält etwas mehr Saponine und Flavonoide als die Echte Goldrute, es fehlen ihr aber die entzündungshemmenden Phenolglykoside.

Blütezeit
Die Echte Goldrute blüht von Ende Juli bis in den Oktober hinein. Ihre großen,

leuchtend gelben Blütenstände mit zahlreichen kleinen Körbchenblüten in einer Rispe erfreuen gerade im Herbst Wanderer mit ihrer hellen Farbe in der Jahreszeit, in der es wieder dunkel und trüb wird. Wuchshöhe 60 bis 100 cm.

Die Kanadische Goldrute wird dagegen bis zu 180 cm hoch und blüht mit üppigen gelben Rispen. Sie bringt Unmengen an Samen hervor, die in jeder Lücke keimen und sehr große Horste bilden, die kein anderes Kraut neben sich dulden.

Verwendete Pflanzenteile

Man sammelt Anfang August die blühenden, nicht verholzten Staudenteile, die gebündelt und getrocknet werden.

Gegenanzeigen, Nebenwirkungen, Wechselwirkungen

Es sind keine bekannt. Korbblütenallergiker müssen den Gebrauch meiden ebenso wie chronisch nierenkranke Menschen. Auch bei Ödemen infolge eingeschränkter Herz- und Nierentätigkeit ist eine Durchspültherapie kontraindiziert!

Kosmetik

Man erzählt sich, dass eine Spülung mit Goldrutenblütenwasser blondes Haar wieder sehr glänzend macht. Dazu muss man eine große Handvoll Blüten mit kochendem Wasser überbrühen und 30 Minuten ziehen lassen, dann abseihen und über das Haar geben. Nicht ausspülen.

Volkskundliches

Der wohl bedeutendste Fan des Goldrutenkrautes war Martin Luther, der seine zahlreichen Blessuren mit dem Kraut behandelte.

Überliefert ist die Verwendung der geweihten Goldrute als Wünschelrute, da sich die »kleinen Leute« wie Zwerge und Elfen der Kraft des Krautes nicht entziehen konnten und so ihre Schatzkammern (meist unterirdisch) öffneten. Man kann mit der richtigen Geisteshaltung aber zum Beispiel auch verlorene Gegenstände mit dieser Wünschelrute wiederfinden. Als Amulett stärkt sie die Kraft des Kranken und legt man den am Abend gebrochenen Blütenstiel neben einen Kranken, so wird dieser gesunden, wenn die Blüten am nächsten Morgen nicht verwelkt sind.

In meiner Kindheit waren die Kanadischen Goldruten äußerst beliebtes Spielzeug, wir ritten auf ihnen bei jedem Indianer- und Cowboy-Spiel, und sie dienten uns zur Herstellung funktionierender Bögen und Pfeile. In den dicht und zahlreich stehenden Goldruten fanden wir unsere besten Verstecke, bauten manchmal ganze Wigwams und fühlten uns herrlich unbeobachtet.

Im Garten

Die Kanadische Goldrute sollte nicht angepflanzt werden, da durch ihren starken Wuchs viele in der Natur vorkommende hierzulande heimische Pflanzen verdrängt werden. Die Echte Goldrute wächst am besten vor einer sonnigen Hecke oder im mageren Blumenbeet. Sehr schön ist sie in Kombination mit der Wiesen-Schlüsselblume *(Primula veris)*, der Rundblättrigen Glockenblume *(Campanula rotundifolia)* und dem Kleinen Wiesenknopf *(Sanguisorba minor)*. Für das Teekräuterbeet empfiehlt sich die Anis-Goldrute *(Solidago odorata)*. Wie der Name sagt, schmecken deren Blätter intensiv nach Anis.

Gundermann

Glechoma hederacea

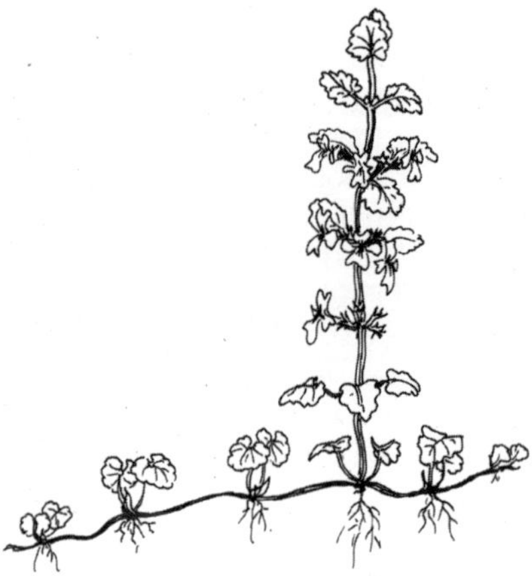

Vorkommen

Der Gundermann gehört ebenfalls zu den recht anspruchslosen Pflanzen und ist weit verbreitet. Man findet ihn in Gebüschen, auf Wiesen, an Waldrändern, auf Brachland und als Unkraut im Garten. Zum kräftigen Gedeihen braucht er etwas Feuchtigkeit. Die Pflanze ist mehrjährig und ein Lippenblütler.

Volksnamen

Gundelrebe, Donnerkraut, Efeurebe, Erdhopfen, Heilrebe, Kartoffelkraut und viele andere

Der Name »Gundermann« kommt aus dem Altgermanischen (»gund«, das sich aus dem noch früheren »pus«, »livor« – flüssiges, giftiges Körpersekret, eventuell eitrige, entzündlich Wunde – entwickelte) und lässt möglicherweise Rückschlüsse auf die frühere Verwendung zu.

Ausgewählte Inhaltsstoffe

Gundermann enthält Bitterstoffe, Gerbstoffe, ätherische Öle, etwas Vitamin C und Kalium. Beim Zerreiben verströmen die Blätter und Blüten einen intensiven aromatischen Geruch.

Wirkung

Schon anhand der vielen Namen kann man erkennen, dass der Gundermann einst eine hoch geschätzte Pflanze war. Die Germanen haben sie regelrecht verehrt. Auch Hildegard von Bingen schätze sie und empfahl sie bei zahlreichen Beschwerden. In der Volksmedizin waren dies hauptsächlich Magenerkrankungen, Erkrankungen der Atemwege sowie Blasen- und Leberleiden. Äußerlich nutzte man den Gundermann für die Behandlung entzündlicher Wunden und als Spülung bei entzündlichen Prozessen in Mund und Rachen. Die Schulmedizin bestätigte dies bisher nicht, sodass die Gundelrebe heute in der Medizin keine Rolle spielt. Allerdings kann man sie in der Küche sehr schön verwenden.

Blütezeit

Die Pflanze wächst kriechend am Boden entlang. Die blau blühenden vierkantigen Stängel richten sich dabei oft auf. Sie blüht ausdauernd von April bis Juni und auf gemähten Grundstücken auch darüber hinaus.

Verwendete Pflanzenteile

Für die Heilkunde verwendet(e) man das gesamte blühende Kraut, das während der Blüteperiode gesammelt wird (wurde). Für die Küche gilt das Gleiche, Feinschmecker entfernen Blätter und Blüten vom Stängel.

Gegenanzeigen, Nebenwirkungen, Wechselwirkungen

Grundsätzlich ist die Anwendung der Gundelrebe unbedenklich, allerdings sollte man sie nicht im Übermaß zu sich nehmen. Zwei bis drei Tassen Tee täglich reichen völlig, ebenso wie ein Händchen voll pro Person in der Speise.

In der Küche

Gundermann-Kartoffelkuchen

für ein Backblech (33 × 30 cm)
Teig:
330 g Weizenmehl Type 550
¾ –1 TL Salz
150 g Butter
etwa 125 ml Wasser

Füllung:
400 g Pellkartoffeln vom Vortag
250 g Tilsiter oder Gouda
1 Handvoll klein geschnittener Gundermann

Guss:
300 ml Schlagsahne
2 Eier
½ TL Salz
Paprikapulver
frisch gemahlener Pfeffer
eventuell frisch geriebener Muskat

- Mehl und Salz in einer Schüssel mischen, die in Stücke geschnittene Butter mit den Händen leicht mit dem Mehl verreiben, bis die Masse gleichmäßig krümelig ist. Das Wasser beigeben, alles mit dem Teigschaber rasch zusammenfügen, nicht kneten, den Teig auf dem Backblech flach drücken und 30 Minuten kühlen.
- Die Pellkartoffeln in Scheiben schneiden, den Käse reiben. Die Hälfte der Kräuter mit Kartoffeln und Käse mischen und auf dem Teig verteilen.
- Für den Guss alles gut verrühren, über den Teig gießen, den restlichen Gundermann darübergeben und den Kuchen sofort 25 bis 30 Minuten in der unteren Schiene des auf 200 °C vorgeheizten Backofens backen.
- Sehr schön ist der Kuchen auch, wenn man zur Hälfte Gundermann und zur Hälfte klein geschnittene Vogelmiere oder Knoblauchsrauke nimmt.

Gundermann ist ein Kraut, das außerordentlich gut zu allen Kartoffelgerichten passt und sich sehr gut als Beigabe zu Saucen eignet. Einen Versuch lohnt auch die Verbindung von Tofu und Gundermann. Achten sollte man nur darauf, dass die verwendete Menge nicht zu groß ist, da das Kraut intensiv schmeckt und die Speisen recht dominiert. Es gehört also eher zu den wilden Würzkräutern.

Volkskundliches

Über den Gundermann als Zauberkraut ist recht viel überliefert. In erster Linie galt er wohl als Abwehrmittel gegen allerlei Schädigungen durch Natureinflüsse (Blitz, Donner und Ähnliches) und auch gegen Übles von Feinden wie Verwünschungen oder Verfluchungen. Schmerzen (Ohren, Kopf, Augen) wurden nicht nur mit Heilmitteln aus Gundermann behandelt, sondern auch, indem man den Gundermann einfach nur bei sich trug, sei es als Amulett oder in die Jacke eingenäht.

Ein Gundermannbad galt als klärend und reinigend nicht nur für die Haut, sondern auch für den Geist. Für ein Gesichtswasser kocht man aus 1 Handvoll Gundermann und 500 ml Wasser einen Tee, lässt diesen samt Kraut erkalten. Anschließend seiht man ab. Sehr angenehm zur Klärung der Gesichtshaut. Das Gesichtswasser ist allerdings nicht sehr lange haltbar.

Im Garten

Gundermann wächst auf nährstoffreichen Böden in sonniger bis halbschattiger Lage, zum Beispiel in Rasenflächen oder unter Bäumen und Sträuchern. Allerdings wuchert er etwas. Von Gundermann gibt es auch eine rosa blühende Variante *(Glechoma hederacea Rosea)* und eine grün-weiß-panaschierte Variante *(Glechoma hederacea Variegata)*. Diese wird gerne als Hängepflanze in Blumenkästen und Ampeln verwandt. Lassen Sie den Gundermann im Garten wandern. Eine Kombination mit der Wald-Erdbeere *(Fragaria vesca)* und dem Gänse-Fingerkraut *(Potentilla anserina)* gibt dichte pflegeleichte Bestände.

Hirtentäschel

Capsella bursa-pastoris

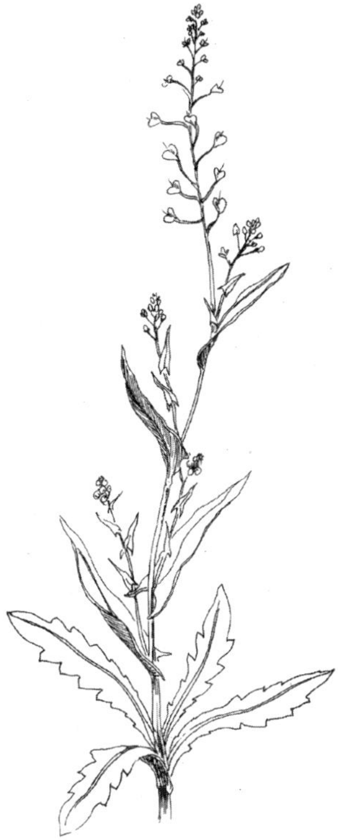

Vorkommen
Die anspruchslose Pflanze ist fast weltweit verbreitet und wächst an Wegrändern, auf Ackerflächen, Brachland, auf Wiesen mit freien Stellen, in Weinbergen und an Mauern. Man sieht sie schon sehr früh im Jahr und dann fast das ganze Jahr über.

Volksnamen
Gänsekresse, Bauernsenf, Herzkraut, Blutkraut, Muttergottesbrot

Ausgewählte Inhaltsstoffe
Hirtentäschel enthält Flavonoide, recht viel Kalium, Aminosäuren, ein blutstillendes Peptid, Cholin, ätherische Öle.

Wirkung
Die Wirksamkeit des Hirtentäschelkrauts ist heute sehr umstritten. Die Inhaltsstoffe legen nahe, dass die wichtigste Wirkung eine blutstillende ist. So hat man das Kraut früher auch verwendet. In der forschenden Medizin ist man zu den unterschiedlichsten Ergebnissen hinsichtlich der Intensität der Wirkung gekommen. Mal wirkt das Kraut sehr gut, mal gar nicht. Eingesetzt hat man die Pflanze bei allen Arten von Gebärmutterblutungen, bei Mensisproblemen, aber auch bei zu hohem und zu niedrigem Blutdruck und bei Nasenbluten.

Die stark unterschiedliche Wirksamkeit führte dazu, dass die Schulmedizin das Mittel nicht mehr anwendet, außer bei Nasenbluten. Die starken Wirkungsschwankungen hängen damit zusammen – so vermutet man –, dass die wirksamen Stoffe im Kraut nur zu einer bestimmten Zeit gebildet werden und sich schnell wieder abbauen. Genaueres wurde bisher nicht erforscht.

In der Volksmedizin gilt das Hirtentäschelkraut weiterhin als Mittel bei Problemen mit der Regelblutung und bei Blutdruckproblemen, da es sehr schön ausgleichend und regulierend wirkt. Auch bei Nasenbluten hat sich die Anwendung vielfach bewährt. Man erzählt sich, dass der Genuss der Samenkapseln gut sei für das Herz und auch bei Diabetes. Darauf sollte man sich im Ernstfall aber nicht verlassen. Diese Wirkungen sind ebenso umstritten wie das Kraut überhaupt. Schaden wird es allerdings sicher nicht. Hirtentäschel wirkt auf den Wasserstoffwechsel anregend, weshalb man es in der Volksmedizin der durchspülenden Wirkung wegen auch bei Leber- und Gallenbeschwerden einsetzte.

Durchaus interessant ist das Kraut auch in der Küche. Der kresseähnliche, etwas scharfe Geschmack kommt in vielerlei Gerichten gut zur Geltung und gibt ihnen eine angenehme Würze.

Blütezeit

Das Kraut blüht von März bis September durchgehend. Es handelt sich um eine Pflanze, die Knospen bildet, darunter noch weiße offene Blüten hat und gleichzeitig schon Samenkapseln trägt. Wuchshöhe 5 bis 60 cm.

Verwendete Pflanzenteile

Für die Heilkunde sammelt man im Frühjahr das ganze Kraut und trocknet es an einem luftigen und schattigen Ort. Ebenfalls im Frühjahr sammelt man für die Küche die Blätter (je älter das Jahr, desto schärfer schmeckt das Hirtentäschelkraut). Man kann auch die Samenkapseln mitverwenden, falls einen die Sammelleidenschaft packt.

Gegenanzeigen, Nebenwirkungen, Wechselwirkungen

Es sind keine bekannt.

In der Küche

Hirtentäschelsalat kann man genauso herstellen wie Löwenzahnsalat (siehe Seite 119), allerdings mische ich ihn meist mit anderen Blattsalaten. Mir schmecken zu Hirtentäschelsalat sehr gut Walnüsse, in kleine Stücke gehackt.

Volkskundliches

Mit den Samenkapseln spielten wir viele Spiele nach dem Motto: Er liebt mich, er liebt mich nicht, er liebt mich ...

Oder: Er liebt mich, von Herzen, mit Schmerzen, ein wenig, fast gar nicht ...

Auch hat man sich erzählt, dass der, der die ersten drei Kapseln im Frühling isst, nicht krank wird.

Im Garten

Das Hirtentäschel wächst bevorzugt in nährstoffreichen offenen Böden in sonniger Lage. Da diese Pflanze in Hackkulturen, zum Beispiel im Gemüsegarten, ihren Platz findet, muss sie auch dort angesiedelt werden, indem man aussät und den Samen leicht einharkt. Da diese Kultur auch leicht überhandnehmen kann, sollte man darauf achten, die meisten Samen abzuernten.

Hopfen

Humulus lupulus

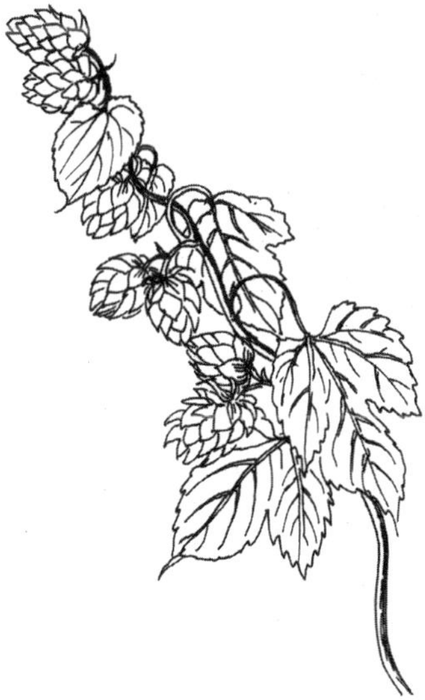

Vorkommen

Das allseits vom Bier bekannte Cannabisgewächs gedeiht als ausdauerndes Schlinggewächs gerne an Bachläufen, in Hecken, Gebüschen und an Waldrändern. Hopfen ist eine recht häufige Pflanze, wird jedoch auch großflächig angebaut. Im Bier geschätzt ist Hopfen immerhin seit 1516, vorher wurden auch andere Pflanzen gerne als Bierwürze verwendet, zum Beispiel Schafgarbe.

Volksnamen

Wilder Hopfen, Hupfen, Hoppen, Bierhopfen

Ausgewählte Inhaltsstoffe

Hopfen enthält Bitterstoffe, ätherische Öle, Flavonoide (Humulon, Lupulon), Mineralstoffe.

Wirkung

Die bekannte beruhigende Wirkung des Hopfens wird von der Schulmedizin nur in geringem Umfang akzeptiert. Heute kommt Hopfen auch nicht mehr als Monodroge vor, sondern wird in der Regel mit anderen Kräutern, die einen beruhigenden Effekt haben, angeboten, zum Beispiel mit Passionsblume, Melisse oder Baldrian. Wie groß die beruhigende Wirkung ist, ist umstritten. Die Bitterstoffe wirken appetitanregend.

In der Volksmedizin war Hopfen sehr geschätzt, man schrieb ihm auch magenstärkende Eigenschaften zu. Nicht zuletzt erfreute sich der Hopfen einiger Beliebtheit als Aphrodisiakum und als potenzsteigerndes Mittel. Aber auch bei Gicht und Rheuma, bei Hautunreinheiten, bei Verstopfung der inneren Organe, Fieber und Würmern verwendete man das Kraut. Bis Anfang des 20. Jahrhunderts galt Hopfen zudem als verdauungsfördernd, appetitanregend und gut bei chronischen Magenproblemen.

Insgesamt schätzte man den Hopfen als ein der gesamten Gesundheit förderliches Mittel. So wurde Hopfen bei allen chronischen Leiden eingesetzt, da er als sehr immunstärkend galt. Im Frühling wurden die Sprossen als Salat oder auch als warmes Gemüse empfohlen, die Zapfen dienten der Heilkunde, die Blätter bekam das Vieh zu fressen und im Norden Europas fertigte man aus den Ranken (wie auch aus Hanf) ein viel genutztes Garn.

Blütezeit

Hopfen blüht im Spätsommer. Die weiblichen Pflanzen bringen unzählige uns bekannte grüne Zapfen hervor. Die männlichen Pflanzen bilden kleine gelblich weiße Blüten. Bei ihnen entstehen keine Zapfen. Wuchshöhe 200 bis 500 cm.

Verwendete Pflanzenteile

Man verwendet die weiblichen Hopfenblüten (Zapfen).

Gegenanzeigen, Nebenwirkungen, Wechselwirkungen

Bei bestimmungsgemäßem Gebrauch sind keine Nebenwirkungen zu befürchten.

In der Küche

Als schwaches Sedativum nimmt man 2 gehäufte TL Hopfenzapfen, übergießt sie mit 1 Tasse heißem Wasser, lässt dies 2 bis 3 Stunden stehen, ehe man abseiht und trinkt. Manche übergießen den Hopfen auch mit kaltem Wasser und lassen dies dann noch länger stehen (bis 12 Stunden).

Außer den Hopfenzapfen sind auch die jungen Sprossen genießbar. Man stellt dazu im Frühjahr einen großen Tontopf umgedreht über die Hopfenstaude und packt diesen dick mit Laub ein. Nach etwa 4 Wochen kann man gebleichte Hopfensprösslinge ernten und wie Spargel zubereiten. Auch die jungen zarten Triebspitzen sind, so lange sie sich von Hand zupfen lassen, sehr schmackhaft.

Volkskundliches

In einigen Gegenden schätzte man Hopfen nicht als Aphrodisiakum, sondern als genaues Gegenteil, als Anaphrodisiakum, wegen seiner entspannenden Wirkung. In der Magie verwendete man ihn, um entspannte Träume zu erzeugen.

Im späten Mittelalter gingen die sogenannten Hoppenklopper durch die Hopfenanlagen und schlugen mit Stangen gegen die Holzgestelle der noch nicht blühenden Pflanzen, um die Geister zu vertreiben. Diese ließen sich – wie man wusste – gern im Hopfen nieder und standen im Ruf, später dann die Leute anzugreifen, die zu viel des Gebrauten genossen hatten.

In Russland galt der Hopfen als Sinnbild für Fruchtbarkeit und gutes Gedeihen, weshalb Brautleute am Hochzeitstag ordentlich mit Hopfen überschüttet wurden. Daher kommt wohl auch der Spruch »Bei dem ist Hopfen und Malz verloren«, den man verwendet, wenn sich jemand trotz aller Aufforderungen nicht bessern oder ändern will.

Im Garten

Hopfen wächst an feuchten Standorten mit humosem Boden in absonniger bis schattiger Lage. Am besten zieht man die bis zu 5 m hoch werdende Pflanze an Schnüren empor. Im Herbst oder Frühjahr schneidet man die Pflanzen komplett bis zum Boden ab. Da Hopfen eine Staude ist, treibt die Pflanze im Frühling wieder aus. Eine schöne Gartenform ist die gelblaubige Art *Humulus lupulus Aurea,* die allerdings keine Früchte trägt, da es sich dabei um die männliche Form handelt. Achten Sie beim Kauf von grünblättrigem Hopfen immer darauf, dass Sie weibliche Pflanzen bekommen. Anderenfalls erhalten Sie keine Zapfen.

Johanniskraut

Hypericum perforatum

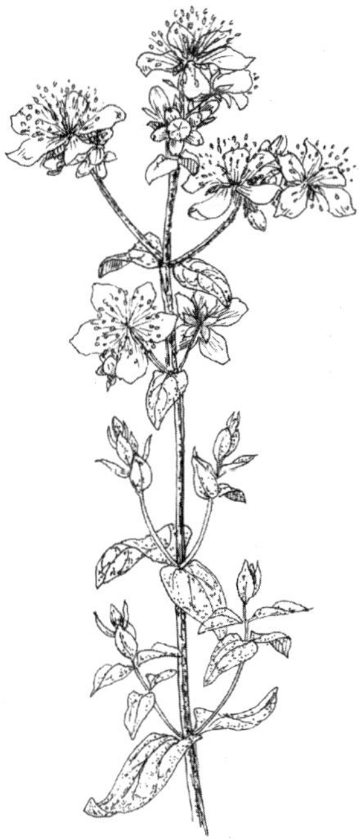

Vorkommen
Johanniskraut wächst vornehmlich an trockenen Standorten und bevorzugt dabei sonnige bis halbschattige Orte. Es handelt sich um ein mehrjähriges Kraut, das zu den Hartheugewächsen zählt.

Ausgewählte Inhaltsstoffe
Hauptwirkstoffe sind Hypericin zusammen mit Hyperforin, außerdem enthalten sind ätherische Öle, Gerbstoffe, Flavonoide, Rutin und Cholin. Der rote Farbstoff Hypericin macht die Hautzellen lichtempfindlich.

Volksnamen
Hartheu, Hexenkraut, Blutkraut, Liebfrauenkraut, Johannisblut, Löcherkraut, Konradskraut, Alfblut (Elfenblut)

Der bekannteste Name »Johanniskraut« leitet sich von einer Namenslegende her. Der auffällige rote Farbstoff des Johanniskrauts wurde früher durch eine Geschichte erklärt, in der man sich erzählte, dass eines Tages ein Jäger auf der Jagd statt des gejagten Wildes eine der letzten Elfen traf. Die unschuldige Elfe begann zu bluten und gerade dort, wo das Blut (Alfblut) auf den Boden traf, wuchs Johanniskraut, das seit diesem Vorfall den roten Farbstoff enthält. Später wurde die Geschichte umgeschrieben und dem heiligen Johannes (24. Juni) zugedichtet. Diesem wohl vor allem deshalb, weil er zur Zeit der Sommersonnwende (21. bis 24. Juni) gefeiert wird. Zu dieser Zeit beginnt auch das Johanniskraut zu blühen und hat dann seine höchste Wirkkraft.

Der Namensteil »perforatum« (perforiert) leitet sich von den sichtbaren Löchern auf den Blättern her, die keine Löcher sind, sondern die Öldrüsen der Pflanze. Früher erzählte man sich über die Wirksamkeit der Zauberkraft des Johanniskrautes, dass diese ganz besonders hoch sei oder auch nur dann überhaupt gegeben, wenn mindestens 77 (eine heilige Zahl) Löcher pro Blatt vorhanden seien. (Möchte wissen, wer die immer gezählt hat ...)

Blütezeit
Johanniskraut blüht von Juni bis August mit gelben Blüten an üppigen Doldenrispen. Wuchshöhe 30 bis 60 cm.

Wirkung

Das aus der Pflanze hergestellte Rotöl wirkt sowohl bei Verbrennungen ersten Grades als auch bei Verletzungen oder vorbeugend (in der Kinderpflege). Man verwendet das Öl äußerlich. Bei Hautleiden verwendet man das Hypericum zusätzlich innerlich. Früher war die essbare Pflanze auch roh als Wundkraut wie auch im Magen-Darm-Bereich geachtet (Gerbstoffe). Heutzutage schätzt man in erster Linie die antidepressive Wirkung der Pflanze, die nicht von Nebenwirkungen begleitet wird. Zur allgemeinen Beruhigung, bei angegriffenen Nerven, bei depressiven Verstimmungen, bei Einschlaf- und Durchschlafstörungen (zusammen mit Baldrian), bei Angst und nervöser Unruhe kann Johanniskraut zur Linderung beitragen. Wichtig ist, dass man ein hoch dosiertes Präparat auswählt und eine längere Behandlungsdauer einkalkuliert (mindestens 6 Wochen).

Verwendete Pflanzenteile

Kurz vor oder auch während der Blüte erntet man die oberen Pflanzenteile, die schonend getrocknet und dann abgerebelt werden.

Gegenanzeigen, Nebenwirkungen, Wechselwirkungen

Die allseits bekannte Lichtempfindlichkeit, die man vor allem bei Weidetieren, die Hartheuheu fressen (nein, das ist kein Tippfehler!), beobachtete, scheint beim Menschen nur dann aufzutreten, wenn die empfohlene Höchstdosis um ein Vielfaches überschritten wird. Allergische Reaktionen sind allerdings möglich, Allergiker sollten auch beim Johanniskraut Vorsicht walten lassen und die Wirkung erst einmal testen.

Wechselwirkungen gibt es mit einer Reihe von Mitteln, wobei deren therapeutische Wirkung abgeschwächt wird. Menschen, die Arzneimittel nehmen, müssen deshalb vor dem Gebrauch von Johanniskraut mit ihrem Arzt oder Heilkundigen klären, ob Wechselwirkungen zu befürchten sind.

Johanniskraut darf nicht eingenommen werden bei schweren endogenen Depressionen. Die längerfristige Einnahme von hoch dosierten Johanniskrautmitteln ist ohne ärztliche Begleitung nicht zu empfehlen.

In der Küche

Prinzipiell sind die jungen Johanniskrautblätter essbar, allerdings ist die Pflanze so kostbar für die Heilkunde, dass wir davon absehen, sie in der Küche zu verwenden. So geben wir den Beständen die Möglichkeit, sich im Frühling gut zu entwickeln.

In einen milden Wein eingelegt (etwa 2 EL Kraut auf 1 l Wein, 5 bis 8 Tage), erhält man einen Kräuterwein, der abends getrunken zur Beruhigung führt und dem Einschlafen sehr förderlich ist. Man trinkt abends 50 bis 100 ml von diesem Wein.

Für das Wohlbefinden

Johanniskrautöl

- Man sammelt Blüten und Knospen des Johanniskrauts, die man leicht quetscht und dann in eine weithalsige Flasche füllt. Anschließen kommt Mandelöl oder gutes Olivenöl (das weniger angenehm als Mandelöl riecht, aber oft preiswerter ist) hinzu, so viel, bis die Blüten schwimmen.

- Die Flasche stellt man in die Sonne, wo sie 6 bis 8 Wochen stehen bleibt. Dabei oft schütteln. Wenn das Öl nach dieser Zeit dunkelrot geworden ist, seiht man die Blüten ab und presst sie gut aus. Das Öl in kleine dunkle Flaschen abfüllen, die man möglichst voll macht. Kühl und dunkel gelagert, ist es etwa ein Jahr haltbar.

Volkskundliches

Johanniskraut gehörte zu den Lieblingskräutern von Paracelsus und galt als sehr große Zauberpflanze. Ging man in der Johannisnacht schweigend zum Johanniskraut, pflückte es und warf es anschließend in ein sauberes(!), fließendes Gewässer, ging anschließend nach Hause und legte sich schlafen, so träumte man in der folgenden Nacht die Zukunft.

Auch gegen Dämonen, böse Geister, Verzauberung, Teufel und anderes half das Kraut, denn »Dosten, Hartheu, weiße Heid, Thun dem Teufel alles Leid«, hieß es schon in früher Zeit (ja, ja, ich weiß, den Spruch hatten wir schon ...).

Dämonen, böse Geister und Ähnliches – das waren früher auch oft bestimmte Krankheitsbilder, die man sich nicht erklären konnte, wie Epilepsie, Depressionen, Manien, also die Krankheiten, bei denen man das Johanniskraut seiner beruhigenden Wirkung wegen heute noch einsetzt. Das Johanniskraut galt als hilfreicher »guter Geist« im Kampf gegen die bösen Geister. Als böse Geister verstand man später auch Bazillen und Bakterien und setzte das Kraut gegen diese ebenfalls ein.

Die Beobachtung, dass die fototoxischen Eigenschaften des Hypericins in Versuchen mit Kleintieren wie Ratten und Mäusen zu verstärkter angstvoller bis panischer Unruhe führten, veranlasste einen Homöopathen, seinen Versuchstieren homöopathische Dosen zu geben. Dabei stellt er fest, dass die Tiere weniger schnell müde wurden, fresslustiger waren und insgesamt lebhafter wirkten. So fand man ein Mittel gegen Depressionen und Angstzustände.

Johanniskraut galt im Volksglauben auch als probates Mittel gegen Blitzschlag und Donner und wurde zu diesem Zweck regelmäßig in den Häusern aufgehängt. Ein Kranz aus Johanniskraut am Johannistag geflochten und dann aufs Hausdach geworfen, galt als besonders zauberkräftig. Er hielt das ganze folgende Jahr Schaden vom Haus fern. »Fuga daemonum«, so nannte man das Kraut auch, weil es die Dämonen vertrieb. Daher wurde es häufig den angeblichen Hexen bei Hexenprozessen eingeflößt, damit die Bindung derselben an den Teufel aufgelöst werde und Geständnisse möglich würden.

Im Garten

Johanniskraut wächst im Garten auf mageren, durchlässigen und trockenen Böden in vollsonniger bis absonniger Lage, zum Beispiel vor einer Trockenmauer oder einer sonnigen Gehölzhecke. Es wirkt sehr schön in Kombination mit der Purpur-Fetthenne *(Sedum telephium ssp. telephium)*, dem Taubenkropf-Leimkraut *(Silene vulgaris)* und dem Weinbergs-Lauch *(Allium vineale)*.

Kamille

Echte Kamille,
Matricaria recutita / Matricaria chamomilla

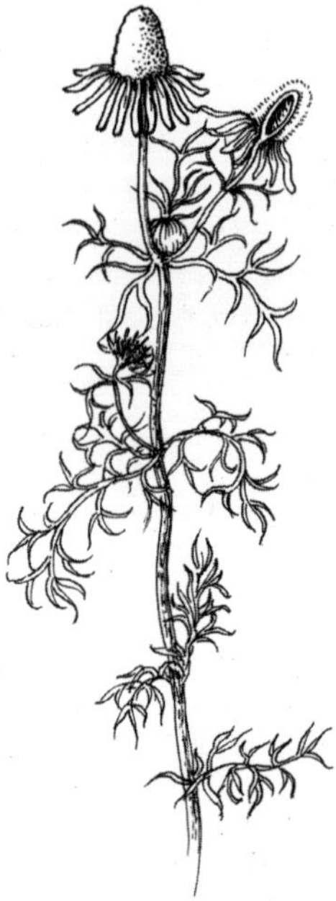

Vorkommen

Die Echte Kamille ist eine anspruchslose Pflanze, die in Europa, Nordafrika und Westasien heimisch ist und sogar bis Nordamerika ausgewandert ist. Sie wächst tief in der Ebene und hoch im Gebirge auf allen sauren, sandigen bis lehmigen Böden. Am liebsten aber hat sie einen gescheiten Humusboden. Man schätzt, dass sie ursprünglich aus dem Mittelmeerraum kommt. Heutzutage ist sie nicht mehr ganz so häufig zu finden.

Volksnamen

Deutsche Kamille, Wilde Kamille, Mutterkraut, Kummerkraut, Mägdekraut, Trauerkraut

Ausgewählte Inhaltsstoffe

Kamille enthält Matricin (bis zu 0,15 %), das die Vorstufe des ätherischen Öls Chamazulen ist und wie dieses antiphlogistisch wirkt, Bisabolol und Abkömmlinge, Flavonoide, Schleimstoffe, Cumarinderivate, Pflanzensäuren, Chamazulen.

Das blaue Chamazulen kommt nicht direkt in der Pflanze vor, sondern entsteht erst durch Wasserdampfdestillation aus den Vorstufen Matricin und Matricarin.

Blütezeit

Die Kamille blüht von Mai bis Juli, ihre zahlreichen gelben Blütenköpfchen sind von einem Kranz weißer Blüten umgeben. Der höchste Wirkstoffgehalt dürften um die Sommersonnenwende enthalten sein. Neben der Echten Kamille sind die Acker-Hundskamille und die Strahlenlose Kamille weit verbreitet. Man unterscheidet die Echte Kamille von anderen Kamille-Arten am besten am Geruch. Ist man sich trotzdem nicht sicher, hilft ein genauer Blick in den Blütenboden. Nur wenn er hohl ist, handelt es sich um die Echte Kamille. Ebenfalls charakteristisch nach Kamille duftet die Strahlenlose Kamille *(Chamomilla suaveolens)*, allerdings fehlt ihr das Chamazulen beziehungsweise dessen Vorstufe, sodass nur eine eingeschränkte Heilfähigkeit vorhanden ist (leicht krampflösend).

Wirkung

Über die Wirkung der Kamille dürften die meisten Leser bereits eine Menge wissen, denn oft genug hatten wir schon als Kinder mit ihr Kontakt. Sie wirkt entkrampfend, entzündungshemmend, ist bakterienfeindlich und antimykotisch (pilzfeindlich), ihr Wohlgeruch wirkt desodorierend, reinigend und beruhigend. In der Schulmedizin ist sie als Heilpflanze anerkannt und wird bei zahlreichen Erkrankungen verabreicht, zum Beispiel innerlich bei allen entzündlichen Prozessen im Verdauungstrakt (auch Mund, Rachen, Speiseröhre), bei Krampfzuständen im Magen und Darm, bei Entbindungen, aber auch bei allgemeinen Magen-Darm-Beschwerden wie Durchfall, Verstopfung, Völlegefühl oder Aufstoßen. In erster Linie werden in diesen Fällen Tees und Inhalationen verordnet. Aber auch äußerlich wird die Kamille verwendet zur Wundheilung und Entzündungsbekämpfung in Form von Bädern, Umschlägen, Waschungen und Ähnlichem, auch bei Akne und Ekzemen. Die Inhaltsstoffe der Kamille wirken unter anderem deshalb entzündungshemmend, weil sie die Freisetzung von Histamin hemmen, das Entzündungen und Juckreiz verursacht.

Bei Magenentzündungen ist auch heute noch eine Rollkur empfehlenswert. Dafür trinkt man morgens 1 große Tasse Kamillentee und begibt sich wieder ins warme Bett. Man legt sich 5 Minuten auf den Bauch, dann 5 Minuten auf die rechte Seite, 5 Minuten auf den Rücken und 5 Minuten auf die linke Seite. So kann die Kamille alle Magenwände umspülen. Kamillentee sollte man nüchtern oder vor dem Essen genießen, um seine Wirkung zu erhöhen.

Vielleicht ist hier auch der rechte Ort, um einen verbreiteten Irrtum aufzuklären. Die Kamille ist ein Entzündungsmittel. Sie hilft wenig bis gar nicht, wenn man sich den Magen klassisch verdorben hat, auch wenn zahllose Eltern sie ihren Kindern dann verabreichen (na gut, sie wirkt ein bisschen krampflösend). Einem verdorbenen Magen, der sich mit Übelkeit, Erbrechen und Krämpfen meldet, hilft man besser mit einem gescheiten Pfefferminztee.

Verwendete Pflanzenteile

Für die innere Anwendung trocknet man die Blütenköpfchen, dies nicht über 45 °C. Da der Wirkstoffgehalt der Pflanze in Abhängigkeit vom Standort schwankt, muss man auf geprüfte Apothekerware ausweichen, wenn man eine gesicherte Wirkstoffintensität möchte.

Für die äußere Anwendung reicht es, wenn man die Kamille als Strauß trocknet. Nach dem Trocknen teilt man die oberen Blüten samt Ästchen ab und lagert sie trocken ein.

Gegenanzeigen, Nebenwirkungen, Wechselwirkungen

Da die Kamille ein Korbblütengewächs ist, müssen Korbblütenallergiker auf sie verzichten. Man sollte sie auch nicht über einen langen Zeitraum täglich zu sich nehmen, da auf die Dauer die Schleimhäute austrocknen würden, manchmal kommt es dann auch zu Schwindel und Reizbarkeit.

In der Küche

In der Küche ist die Verwendung der Kamille nicht gebräuchlich. Der Geschmack ist nicht gerade umwerfend. Wer mag, kann die Blütenköpfchen aber zum Beispiel als Ersatz für Gänseblümchenblüten unter Salate geben. Ansonsten macht sich ein geringer Anteil recht gut in einer Hausteemischung, sofern man den Geschmack mag.

Kamillenblütensirup

- Kamillenblütensirup kann man nach dem Rezept für Spitz-Wegerichsirup herstellen (siehe Seite 166). Der Sirup eignet sich gut, um Tee zu süßen, oder auch als Zugabe zu Süßspeisen, Eis und Ähnlichem. Vor der Fertigstellung sollte man individuell testen, ob der Tee intensiv genug ist. Je nach Standort der Kamille empfiehlt es sich, ansonsten die erste Mischung abzuseihen und die Flüssigkeit erneut mit frischer Kamille anzusetzen. Aber aufpassen, dass es nicht bitter wird!

Für das Wohlbefinden

Kamillenblüten-Haarspülung

- Für eine Haarspülung nimmt man 1 Handvoll Kamillenblüten, übergießt mit 500 ml bis 1 l siedend heißem Wasser und lässt das Kraut so lange im Wasser, bis die Mischung noch lauwarm ist. Abseihen und über das gewaschene blonde Haar geben. Nicht ausspülen. Intensiviert die blonde Farbe und pflegt die Haare.

Kamillenblüten-Badezusatz

- Für einen Badezusatz nimmt man 2 Handvoll Kamillenblüten oder etwas mehr auf 2 l siedend heißes Wasser, lässt mindestens 5 Minuten ziehen und gibt die Mischung dem Badewasser zu. Gut für Vollbäder und Sitzbäder bei Hautproblemen, aber auch ab und zu einfach sehr schön entspannend und beruhigend.

Kamillenblüten-Gesichtsdampfbad

- Für ein Gesichtsdampfbad nimmt man 1 Handvoll Kamillenblüten, übergießt mit 500 ml siedend heißem Wasser und lässt die Mischung einen Moment lang stehen. Dann den Kopf mit einem Tuch bedecken und über der Schüssel gut abgedeckt mindestens 5 bis 10 Minuten tief einatmen. Die Blüten lässt man selbstverständlich im Wasser. Ein Gesichtsdampfbad hilft bei Erkältungen, weil die Schleimhäute abschwellen, aber auch bei Akne wegen der entzündungshemmenden Eigenschaften (Kamillendampfbäder lindern im Übrigen auch Hämorrhoiden!).

Kamillenblütentee

- Zusätzlich zum Dampfbad hilft bei Akne ein Tee aus 2 TL Kamillenblüten, die man mit siedendem, aber nicht kochendem Wasser aufgießt. 5 Minuten ziehen lassen. Dreimal täglich 1 Tasse trinken, 3 bis 4 Wochen lang.

Volkskundliches

Die Kamille ist als Heilpflanze schon seit langer Zeit bekannt und beliebt. Aus der alten Zeit lässt sich aber wohl nicht mehr mit Bestimmtheit sagen, welche Kamillenform die Heilkundigen jeweils meinten. Viele Kulturen, zum Beispiel die alten Ägypter, weihten die Kamille der Sonne, selbstverständlich gehörte sie in den angelsächsischen Neunkräutersegen und mancher Heilkundige im Mittelalter wusste mehr als fünfzehn, gar mehr als zwanzig Seiten über die Kamille zu berichten. Für nahezu alles wurde sie gebraucht, hin und wieder war dies wohl ein wenig übertrieben.

Die größte (Zauber-)Kraft besitzen die Blüten bis zur und genau während der Sonnenwende im Juni, glaubte man. Dann gesammelt, halfen sie in Liebesangelegenheiten, schenkten gute Träume, dienten der Reinigung des Geistes, schützten vor Sturm, Blitz und Donner und verhalfen vor allen Dingen zu Reichtum. Letzteres mag sich anfangs auf die Gesundheit bezogen haben, im Laufe der Zeit kam ein monetärer Aspekt dazu. So gab man frische Blüten in die Geldbörse, damit sich diese nie leere. Und noch heute finden sich in Spielcasinos Menschen, die ihre Hände in Kamillenblütenwasser waschen, bevor sie an den Spieltischen Platz nehmen, weil dies Geld und Reichtum anziehen soll.

In einer (ost-)deutschen Tradition nannte man die Kamille »Hermännchen«, und diese standen der Sage nach für verwunschene Soldaten. Tatsächlich kommt der Name »Hermännchen« wohl aus dem Tschechischen, dort heißt Kamille »hermánek«.

Im Garten

Kamille wächst am besten in lockeren, sauren Böden. Kalk mag sie gar nicht. Man sät sie im Frühjahr aus und hält sie bis zur Keimung gleichmäßig feucht. Danach langsam mit dem Gießen aufhören. Lassen wir im Herbst ein paar Blüten zur Samenreife kommen, wird sich der Bestand selbst erhalten. Leichte Bodenbearbeitung im Herbst ist von Vorteil.

Die Römische Kamille *(Anthemis nobilis)* ist ausdauernd, hat ähnliche Inhaltsstoffe wie die Echte Kamille und ist somit eine gute Alternative zu dieser.

Kerbel

Wiesen-Kerbel, Anthriscus sylvestris
Garten-Kerbel, Anthriscus cerefolium

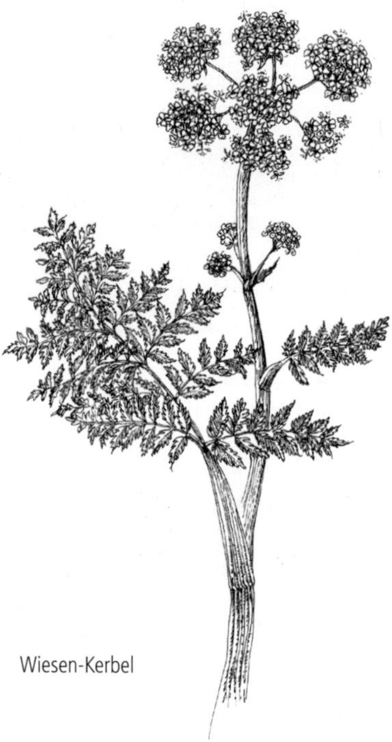

Wiesen-Kerbel

Der Wiesen-Kerbel *(Anthriscus sylvestris)* ist ein Doldenblütler, der bei uns wild wachsend vorkommt und botanisch mit dem Garten-Kerbel *(Anthriscus cerefolium)* verwandt ist. Insgesamt ist der Verzehr des Wiesen-Kerbels nicht empfehlenswert, bei Überdosis ist die Pflanze sogar als schwach giftig einzustufen. Im Übrigen besteht große Verwechslungsgefahr mit dem wesentlich giftigeren Schierling, weshalb es sich verbietet, den Wiesen-Kerbel bei nicht genauester Kenntnis der Pflanze zu sammeln. Verwendet hat man ihn früher wegen seiner Fähigkeit, gelb zu färben.

Da auch der Garten-Kerbel hin und wieder verwildert vorkommt und dieser zudem ein beliebtes Küchenkraut ist, sei er im Folgenden näher erwähnt. Auch bei ihm muss vor einer Verwechslung mit giftigen Doldenblütlern gewarnt werden. Allerdings macht sich Kerbel im Garten gut.

Vorkommen

Garten-Kerbel ist eine Gartenpflanze, die bei uns hin und wieder auch verwildert vorkommt. Die Pflanze zählt zu den Doldenblütlern und ist einjährig. Sie stammt ursprünglich aus dem kaukasischen Raum und drang über Südeuropa (mediterranes Klima) nach Mitteleuropa und Nordeuropa vor.

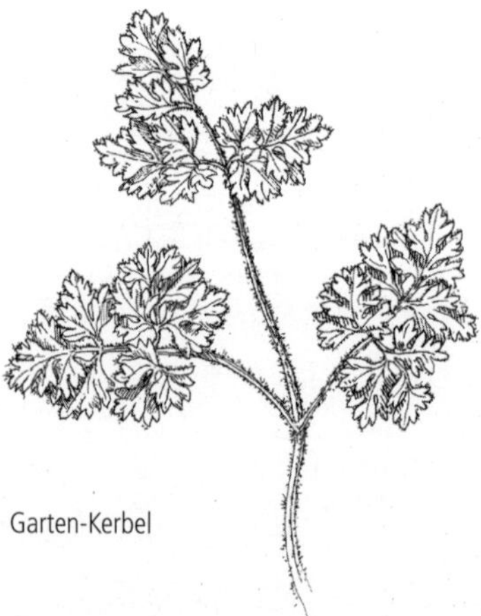

Garten-Kerbel

Volksnamen

Kerbelkraut

Möglicherweise leitet sich der botanische Name der Pflanze aus dem Griechischen her und bedeutet »Blätter der Freude«.

Ausgewählte Inhaltsstoffe

Kerbel enthält ätherische Öle (Estragol), Flavonoide, Bitterstoffe, viel Vitamin C.

Blütezeit

Garten-Kerbel blüht weiß von Mai bis August. Wuchshöhe 20 bis 40 cm.

Wirkung

Früher wurde der Garten-Kerbel auch in der Heilkunde verwendet. Dies ist heute obsolet. Man verwendete ihn bei Ekzemen, Blutgerinnseln, Tuberkulose. Aufgrund seiner Inhaltsstoffe galt der Kerbel als harntreibend, verdauungsfördernd, appetitanregend. Er wird heute noch im Frühjahr als Presssaft für Frühjahrskuren verwendet. Man sagte ihm blutreinigende Fähigkeiten nach.

Heutzutage hat er immer noch große Bedeutung in der Küche, gehört zum Beispiel in die klassische Kräutermischung der Fines Herbes der französischen Küche.

Manche empfehlen: 50 g Kerbel bei chronischen Hautausschlägen essen. Viel Kerbel ist gut für die Milchbildung stillender Mütter.

Verwendete Pflanzenteile

Man verwendet die süßlich würzigen (aniswürzigen), sehr aromatischen Blätter der Pflanze vor der Blüte.

Gegenanzeigen, Nebenwirkungen, Wechselwirkungen

Es sind keine bekannt. Aber: Verwechslungsgefahr mit dem sehr giftigen Schierling!

In der Küche

Hauptsächlich wird Garten-Kerbel für Suppen, Salate und Eiergerichte, Grüne Saucen, Rohkost, Tomaten und Saucen verwendet.

Kerbelrahm

für 4 Personen

- Zu Kartoffeln und Getreideburgern: 20 g Butter in einem Topf warm werden lassen. 1 Frühlingszwiebel mit Grün klein schneiden, dazugeben und andämpfen. 150 g saure Sahne oder Crème fraîche, 2 EL Mayonnaise und 50 ml Milch dazugeben, leicht erwärmen, nicht kochen. Mit wenig Salz und Pfeffer würzen. Mindestens 2 EL gehackte Kerbelblätter kurz vor dem Servieren beifügen.
- Oder: Milch durch Weißwein ersetzen (abhängig vom Säuregrad, eventuell nur anteilig) und zu Kräuterspätzle (siehe Seite 100) servieren. Dazu wenig Parmesan, möglichst frischen.

Wildkräuterspätzle

für 4 Personen als Hauptspeise,
für 4 bis 6 Personen als Beilage
1 Handvoll Knoblauchsrauke
1 Handvoll Quendel
1 Handvoll Dost
600 g Weizenmehl Type 550
6 Eier
Salz
frisch gemahlener Pfeffer
250 – 400 ml Wasser

- Die Wildkräuter nach Belieben austauschen, waschen und sehr fein schneiden. Eine kleine Menge Kräuter zum Garnieren beiseite legen.
- Mehl und Eier mit gut 1 TL Salz und etwas Pfeffer in eine Schüssel geben und mit dem Wasser mit den Quirlen des Handrührgerätes zu einem Teig verrühren, der nicht zu flüssig ist. Er soll nicht schwer reißen, aber auch nicht leicht fließen. Dann die Wildkräuter unterrühren.
- Den Teig mit dem Spätzleblech portionsweise in gesalzenes kochendes Wasser streichen. Kurz aufkochen lassen, dabei rühren und mit dem Sieb herausnehmen. Servieren mit Kerbelrahm (siehe Seite 99) oder mit Käse überbacken oder mit einer Kräuter-Crème-fraîche, die man mit Knoblauchsrauke und Rucola herstellt.

Volkskundliches

Im Mittelalter galt Kerbel als wertvolle Heilpflanze. Man erzählte sich, dass sie eine der Pflanzen für jenes Öl gewesen sei, mit dem Moses die Gefäße des Tabernakels segnete. In der Blumensprache symbolisiert Kerbel Aufrichtigkeit.

Im Garten

Der Garten-Kerbel wächst auf nährstoffreichen humosen Böden in sonniger bis halbschattiger Lage. Der Boden sollte feinkrümelig sein und die Feuchtigkeit gut halten. Garten-Kerbel ist einjährig und sollte im Herbst oder zeitigen Frühjahr ausgesät und gleichmäßig feucht gehalten werden. Er mag es nicht zu warm, um 12 bis 15 °C sind ideal. Lässt man den Kerbel blühen, sät er sich meist sehr gut aus und man kann sogar im Winter schon kleine Mengen ernten.

Der Wiesen-Kerbel hat die gleichen Ansprüche an den Standort. Es gibt ihn auch mit roten Blättern *(Anthriscus sylvestris Raben Wing)* – eine attraktive Alternative. Wiesen-Kerbel wirkt sehr schön in Kombination mit der Nesselblättrigen Glockenblume *(Campanula trachelium)*, dem Gelbgrünen Frauenmantel *(Alchemilla xanthochlora,* alter Name: *Alchemilla vulgaris)* und dem Günsel *(Ajuga reptans)*. Nach der Blüte schneidet man die Pflanze zurück und erhält so einen jungen zweiten Austrieb. Achtung: Wiesen-Kerbel ist kurzlebig, deshalb immer einige Samenstände für die Selbstaussaat stehen lassen.

Klette

Große Klette, Arcticum lappa

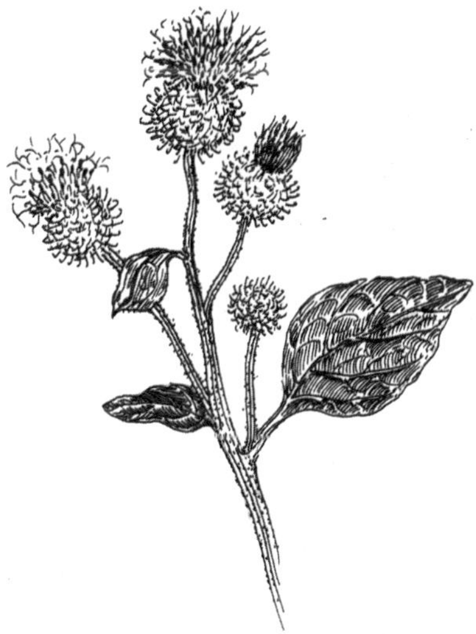

Vorkommen

Die Große Klette bevorzugt schon aufgrund der Größe ihrer Blätter offensichtlich einen Standort, der etwas feuchter ist, weshalb sie zum Beispiel gerne an schilffreien Bachufern wächst. Da sie insgesamt eine recht anspruchslose Pflanze ist, findet man sie aber auch häufig auf Schuttplätzen, an Dämmen, lichten Waldrändern, an Rainen und Zäunen.

Volksnamen

Rossklettenwurz, Kleberwurz, Bolstern, Grindwurz, Hautwurz, Igelklette, Haarwachswurz, Klepper, Wolfskraut, Pfaffenknöpfe, Haarballe, Rattendistel, Letschenwurz, Ohmblätter, Dollenkraut, Kinzel und weitere

Ausgewählte Inhaltsstoffe

Besonders die Wurzel enthält viel Inulin sowie Xyloglucane (Schleimstoffe), Polyine, Phenolcarbonsäuren (Kaffeesäurederivate), Bitterstoffe und wenig ätherisches Öl, antibiotisch und fungizid wirkende Stoffe.

Wirkung

Die Wirkung der Großen Klette ist in der Schulmedizin umstritten. Es gibt seit Jahr und Tag in Drogerien erhältliches Klettenwurzel-Haaröl, dem man eine förderliche Wirkung auf das Haarwachstum nachsagt. Wissenschaftlich belegt ist das aber nicht. Die Pflanze wirkt wohl recht gut auf trockene, schuppige Kopfhaut.

Auch die in der Volksmedizin geschätzte diuretische, blutreinigende und antirheumatische Wirkung ist nicht hinreichend erforscht. Dies muss natürlich nicht bedeuten, dass sie nicht vorhanden ist. Man sollte in solchen Fällen allerdings immer vorsichtig mit einer Pflanze umgehen, allein schon deshalb, weil bei fehlender ausreichender Forschung auch die Neben- und Wechselwirkungen in der Regel nicht erforscht sind.

Ganz anders als in der Schulmedizin wird die Große Klette in der Volksmedizin geschätzt und gilt in einiger Hinsicht als bedeutende Pflanze. So verwendete man die Blätter und vor allem die Wurzel äußerlich gerne als Mittel bei Ekzemen, Hautunreinheiten, nässenden, schwärenden Wunden, eitrigen Entzündungen und Ähnlichem. Innerlich setzte man die Pflanze als wassertreibendes Mittel bei Gicht, Rheuma, bei Beschwerden im Magen-Darm-Trakt und auch als schweißtreibendes Mittel bei Fieber (dann innerlich und auch äußerlich) ein.

Blütezeit

Die zweijährige Pflanze blüht erst im zweiten Jahr von Juli bis etwa September mit purpurrosafarbenen Blüten. Wuchshöhe 80 bis 180 cm.

Verwendete Pflanzenteile

Man verwendet für heilkundliche Zwecke in erster Linie die getrocknete Wurzel, in zweiter Linie die frischen oder getrockneten Blätter.

Die frischen Blätter werden beim Wandern geschätzt, wenn man vom Sonnenbrand erwischt wurde. Zerrieben auf die betroffenen Stellen gelegt, wirken sie kühlend und leicht antibakteriell, was zum einen die brennenden Folgen des Sonnenbrandes mildert. Zum anderen kann die Sonne nicht weiter auf die Haut scheinen.

Für die Herstellung von Wildkräutersalben – zum Beispiel mit Beinwell, Ringelblume oder Johanniskraut – verwenden wir als Basisöl am liebsten ein Auszugsöl aus den Blättern der Großen Klette, da die Pflanze sehr gut hautverträglich ist.

In der Küche ist die Wurzel weniger von Bedeutung, dort stehen eher die Stiele im Vordergrund. Man liest auch darüber, dass sich die jungen Blätter sehr gut als Gemüse eignen und früher zum Beispiel für Krautwickel verwendet wurden. Uns ist dies auch gut bekommen, allerdings sollte man es nicht verallgemeinern, da es auch Hinweise darauf gibt, dass die Blätter nicht zum Verzehr geeignet sind. Also Vorsicht walten lassen und eher auf den Genuss verzichten! Die Stiele eignen sich sehr gut als Gemüse, sie lassen sich auch gut kandieren. Aber auch aus der Wurzel lässt sich ein wegen ihres Reichtums an Inulin (nicht zu verwechseln mit Insulin) gesundes Gemüse zubereiten, wenn man ein geschicktes Händchen zum Würzen hat.

Gegenanzeigen, Nebenwirkungen, Wechselwirkungen

Für die Große Klette werden keine Nebenwirkungen, Wechselwirkungen und Gegenanzeigen genannt, was unter anderem daran liegt, dass die Pflanze bisher nicht sehr intensiv erforscht wurde. Daher sollte man zunächst kleine Mengen ausprobieren! Die enthaltenen Bitterstoffe (Sesquiterpenlactone) könnten zu unerwünschten Reaktionen wie Übelkeit oder Erbrechen führen.

In der Küche

Klettengemüse

- Man erntet Klettenstiele, die 20 bis 30 cm lang sind. Diese werden geschält oder mit einem rauen Schwamm gut abgerieben, um die pelzige Oberfläche zu entfernen. Anschließend kann man die Stiele in mundgerechte Stücke schneiden und außerdem 2 bis 3 Stunden in Wasser legen, wenn man sie zu bitter findet.
- Danach kocht man sie in gesalzenem Wasser mit Gemüsebrühe und einer Spur Zucker bissfest. Das dauert je nach Größe der Stiele 10 bis 20 Minuten, man probiert es am besten aus. Dann serviert man die Stiele als Vorspeise mit einer Sauce hollandaise oder mit einer Schafgarbensauce. Dafür braucht man pro Person 2 bis 3 Stiele.

Sahne-Kletten-Gemüse auf Kräuterspätzle

Klettengemüse:
2 – 3 Klettenstiele pro Person
Salz
1 Zwiebel (für 4 Personen)
etwas Butter oder Butterschmalz
Schlagsahne zum Ablöschen
etwas körnige Gemüsebrühe
eventuell Paprikapulver
eventuell frisch gemahlener Pfeffer
eventuell frisch geriebener Muskat
eventuell Bindemittel, wie selbst gemachter Roux (Mehlschwitze) aus Butter und Mehl im Verhältnis 1:1

Kräuterspätzle:
500 g Weizenmehl Type 550
5 Eier
250 – 400 ml Wasser
etwa 2 Handvoll klein gewiegte (Wild-)Kräutermischung aus Löwenzahn, Brunnenkresse, Brennnessel, Schafgarbe, Petersilie, Schnittlauch, Rucola, ... man nehme, was das Herz begehrt
klein geschnittene Wilde Rauke (Rucola)
frisch geriebener Parmesan

- Für das Klettergemüse die Klettenstiele sorgfältig schälen oder abreiben und in mundgerechte Stücke teilen. Dann in kochendem Salzwasser knapp bissfest garen. Schmecken die Stiele zu bitter, muss man sie vorher einige Stunden in kaltes Wasser einlegen. Die gegarten Stiele beiseite stellen. Die Zwiebel schälen, klein schneiden und in Butter anbraten. Die Klettenstücke dazugeben und mitbraten. Mit Sahne ablöschen, mit Gemüsebrühe und den Gewürzen nach Belieben würzen und gegebenenfalls nach Belieben mit Roux abbinden.
- Für die Spätzle Mehl, Eier und knapp 1 TL Salz grob verrühren und anschließend mit den Quirlen des Handrührgerätes und dem Wasser zu einem Teig verrühren. Zum Schluss die klein geschnittenen Kräuter darunterrühren. Der Teig darf nicht schwer reißen, soll aber auch nicht flüssig sein. Den Teig vom Brett oder durch die Spätzlepresse portionsweise in kochendes Wasser schaben. Kurz aufkochen und mit dem Sieb abschöpfen.
- Die Spätzle auf einem Teller servieren, das Klettengemüse obenauf, darauf geschnittenen Rucola geben und ganz zum Schluss mit geriebenem Parmesan bestreuen.

Volkskundliches

Um die Große Klette rankt sich allerlei Mythologisches. So gilt sie zum Beispiel als eine der bekannteren Wetterpflanzen. Man orakelte und zauberte mit ihr zum Beispiel den Regen herbei, wenn es gar zu trocken war. Auch galt sie als sogenannte antidämonische Pflanze, das heißt, sie wurde im Stall, vor der Haustüre, auch am Gartenzaun verwendet, um die bösen Geister abzuhalten, aber auch, um Blitz und Donner abzuwehren.

Im Fall von Gedächtnisstörungen wurde eine Klettenwurzel-Tinktur bereitet: Man nimmt die frische oder getrocknete, gereinigte Wurzel aus dem ersten Jahr, im September geerntet. Die Wurzel wird fein zerkleinert und mindestens 10 Tage in 40- bis 42-prozentigem Alkohol (zum Beispiel Korn) ausgezogen. Anschließend abseihen. Man verwendet zwei- bis dreimal täglich 5 Tropfen in Wasser oder Zucker gelöst. Dieser Tinktur sagte man eine förderliche Wirkung auf das Gedächtnis und zum Beispiel bei Gallensteinen nach. Ich persönlich schätze für das Gedächtnis den Baldrian und für die Galle den Löwenzahn, aber letztlich muss es jeder für sich selbst ausprobieren, und es wird sicher viele Menschen geben, die auf die Klette positiv reagieren.

Die bei Neumond ohne Eisen gesammelte Wurzel galt als großer Schutztalisman und die Klettenbällchen lud man mit magischer Energie auf, um sie anschließend wie kleine magische Granaten zu verwenden. (Das wirkt! Der Beschuss mit den magischen Bällchen bringt selbst den nervenstärksten Beschossenen – zum Beispiel den Partner – ruckzuck aus der Ruhe!) Grub man die Wurzel am Morgen nach Walpurgis stillschweigend aus und verteilte sie stückchenweise um den Stall und das Haus herum, so galt dies als sicheres Mittel gegen Ratten.

Im Garten

Die Große Klette wächst am besten auf humosen, nährstoffreichen Böden in voller Sonne bis halbschattiger Lage. Dort bildet sie kräftige Stiele, die das Ernten und Verarbeiten interessant machen. Auch die Wurzeln werden dicker. Da diese Pflanzen sehr groß werden, benötigen sie mindestens einen Quadratmeter Platz.

Eine sehr schöne Art ist die Filzige Klette *(Arctium tomentosum)*, die etwas graziler wächst und durch Blüten in kräftigem Purpur besticht. Beide Formen lassen sich gut mit der Eselsdistel *(Onopordon acanthium)* und der Wilden Karde *(Dipsacus fullonum)* kombinieren. Samenstände über den Winter stehen lassen, sie werden von Vögeln gerne als Nahrungsquelle besucht. Achtung: Kletten, Eselsdisteln und Karden können sich im jungen Garten sehr stark ausbreiten.

Knoblauchsrauke

Alliaria petiolata, früher Alliaria officinalis

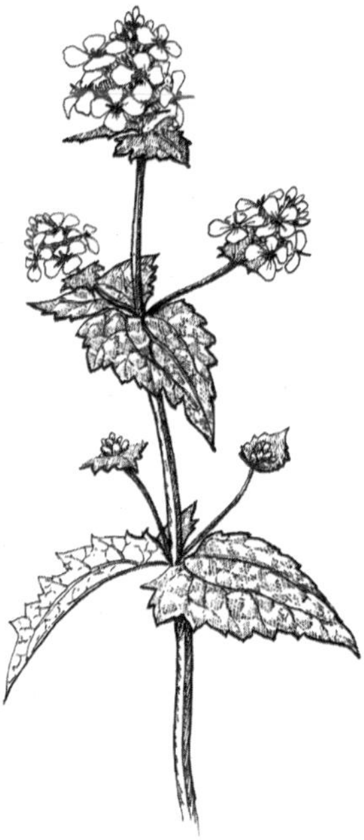

Vorkommen
Die Knoblauchsrauke wächst an Wegrändern, in Gebüschen, an Hecken und Zäunen und in lichten Wäldern, auch gerne an Bachrändern. Sie ist ein anspruchsloses Gewächs, das schattige, leicht feuchte und nährstoffreiche Stellen bevorzugt. Man findet sie in ganz Europa (in Südeuropa weniger), auch in den Bergen Nordafrikas und in den gemäßigten Zonen Asiens. Im Garten lässt sie sich meist ansiedeln und sät sich jedes Jahr selbst aus.

Volksnamen
Lauchkraut, Lauchhederich

Ausgewählte Inhaltsstoffe
Knoblauchsrauke enthält vor allem Senfölglykoside, Knoblauchöl, Vitamine A, B_1 und C.

Wirkung
Knoblauchsrauke wirkt antibiotisch und wurde in der Heilkunde bei nässenden Wunden eingesetzt, als Gurgelwasser bei lockeren Zähnen, bei inneren Geschwüren und für Magen, Darm, Lunge, Leber und Luftwege. Allgemein gilt sie als appetitanregend und vorbeugend. Die frühere Bedeutung der Pflanze erkennt man auch am Namensbestandteil »officinalis«, den man früher den als solchen bekannten Heilpflanzen gab. Die heutige klassische Medizin verwendet die Knoblauchsrauke nicht mehr.

Blütezeit
Die Knoblauchsrauke blüht weiß von Ende April bis Juni. Man erkennt sie daran, dass die Blätter angenehm aromatisch nach Knoblauch duften, wenn man sie zwischen den Fingern zerreibt. Wuchshöhe 30 bis 90 cm.

Verwendete Pflanzenteile
Man sammelt Blätter und junge Triebe bis zur Blüte im Mai und Juni. Es lohnt sich nicht, die Pflanze zu trocknen, weil sie dann ihr Aroma verliert. Man kann sie allerdings sehr schön tiefgefrieren und sich so einen Vorrat für das ganze Jahr anlegen. Die beste Verwendung findet sie in der Küche überall dort, wo man Knoblauch als zu scharf, ein Knoblaucharoma aber wünschenswert findet.

Gegenanzeigen, Nebenwirkungen, Wechselwirkungen

Es sind keine bekannt.

In der Küche

Knoblauchsrauken-Pesto

80 – 100 g Walnusskerne oder Pinienkerne
80 – 100 g Parmesan
etwa 500 g Knoblauchsrauke
etwa 250 ml gutes Olivenöl

- Die Walnüsse oder Pinienkerne und den Käse möglichst fein reiben und die Kräuter sehr fein wiegen oder im Mixer zerkleinern. Dafür braucht man einen guten Mixer. Hilfreich ist es, wenn man beim Mixen oder Pürieren ein wenig Öl zu den Kräutern gibt. Dies erleichtert die Arbeit erheblich.
- Alles miteinander und mit dem Öl vermengen. Die Konsistenz muss der eines Basilikumpestos ähneln. In Gläser abgefüllt und im Kühlschrank aufbewahrt, hält sich das Pesto mehrere Wochen, sofern man akribisch darauf achtet, dass es im Glas von einer Schicht Öl bedeckt ist.

Kräutersalz

- Auch bei selbst gemachtem Kräutersalz darf die Knoblauchsrauke nicht fehlen, in diesem Fall allerdings getrocknet. Dafür mischt mit etwa 80 g fein zerkleinerte, getrocknete gemischte Wildkräuter mit 250 g Meersalz und würzt nach Belieben nach, zum Beispiel mit Currypulver, Pfeffer, gemahlenem Koriander, Paprikapulver und anderen Gewürzen.
- Hat man nur frische Kräuter, muss man sie zusammen mit dem Salz pürieren. Anschließend die Masse auf mit Backpapier belegten Blechen verteilen und trocknen: entweder bei sehr niedriger Temperatur im Backofen oder im Trockenapparat, gegebenenfalls auch an der Luft, zum Beispiel in der Sonne. Danach eventuell noch einmal pürieren und in gut schließenden Glasbehältern aufbewahren.

Außerdem in der Küche

- Alle Arten von Salat werden durch die Zugabe von Knoblauchsrauke (in geringen wie auch größeren Mengen) bereichert. Sinnvollerweise schneidet man die Knoblauchsrauke in feine Streifen und hebt sie erst gegen Ende unter den Salat.
- Sehr gut eignet sie sich auch für Buttermischungen und Aufstriche. Bei der Bereitung von Kräuterbutter ist von Bedeutung, dass die Kräuter sehr fein gewiegt werden, damit der Buttercharakter erhalten bleibt.
- Kräuterquark und Kräuterspundekäse bekommen durch Knoblauchsrauke zusätzlich Pfiff, sowohl geschmacklich als auch farblich.
- Knoblauchsrauke lässt sich in jede beliebige Füllung einarbeiten.
- Frische Knoblauchsrauke passt gut zu fast allen Kartoffelgerichten, zu den meisten Käsegerichten und auch sehr gut zu Gerichten mit Eiern.
- Die Wurzel der Knoblauchsrauke kann man wie Meerrettichwurzel verwenden.

Volkskundliches

Allzu viel Volkskundliches blieb uns über diese Pflanze nicht erhalten, allerdings ist zu vermuten, dass die Verwendungsweisen denen des Knoblauchs oder des Bärlauchs entsprechen, denn die Knoblauchähnlichkeit ist auffallend.

Vielleicht ist das die richtige Gelegenheit, um über eine andere Art von Zauberkräutern zu sprechen, eine Art von Kräutern, die sich heute (leider) in keinem botanischen Werk mehr finden lässt und deren Ursprung uns wohl für immer verloren gegangen ist. Als Beispiel sei hier »Moly« beschrieben, ein Zauberkraut, von dem man nicht mehr weiß, um welches Kraut es sich tatsächlich gehandelt hat oder ob es die Pflanze gar nur in der Wunschkraft und Vorstellungskraft der Menschen gab. Moly gilt immerhin als die berühmteste Zauberpflanze des Altertums. Homers Odysseus erhält von Hermes das Kraut, mit dessen Hilfe es ihm gelingt, seine von Circe, der großen Zauberin, in Schweine verwandelten Gefährten zu befreien. Damit war Odysseus der Erste, der der göttlichen Zauberin gewachsen war. Aber auch von Aristoteles und Theophrast bis hin zu Plinius wird das Kraut als große Pflanze zu giftwidrigen Mitteln und Zaubereien genannt. Im späten Mittelalter vermutet man hinter dem Kraut eine Lauchart (Allium moly), ein weiß blühendes Gewächs mit schwarzer Wurzel, dessen hauptsächliche Fähigkeit es sei, Zauberei und böses Gewerk zu vertreiben oder zu verhindern. Angesiedelt hat man die Pflanze im Westmittelmeerraum.

Im Garten

Im Garten wächst die Knoblauchsrauke auf nährstoffreichen Böden in halbschattiger Lage, die im Frühjahr und Herbst feucht sind, zum Beispiel vor Gehölzen oder einer Hauswand. Die Samenstände können im Sommer gezielt an solchen Stellen ausgelegt werden. Achtung: Im Sommer die kleinen Sämlinge nicht ausrupfen oder hacken. Knoblauchsrauke lässt sich gut mit der Gewöhnlichen Nachtviole *(Hesperis matronalis)*, die ebenfalls zweijährig ist, kombinieren. Deren junge Blätter sind sehr lecker in Salaten und haben einen leicht nussigen Geschmack. Die Blüten duften betörend.

Königskerze

Großblütige Königskerze, Verbascum densiflorum
Kleinblütige Königskerze, Verbascum thapsus

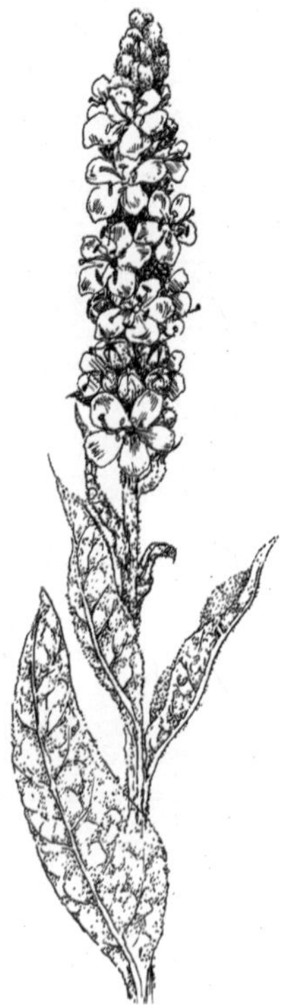

Vorkommen
Die Königskerze bevorzugt trockene, kalkhaltige Standorte mit viel Sonne von der Ebene bis in Höhenlagen. Sie ist eine zweijährige Pflanze, die bis und über 150 cm hoch wird und mit gelb leuchtenden Blüten weithin sichtbar ist. Im ersten Jahr erscheint eine Rosette und erst im zweiten Jahr erhebt sich die stolze Blüte. Die Pflanze zählt zur Familie der *Scrophulariaceae,* der Braunwurzgewächse.

Volksnamen
Wollblume, Lungenkerze, Muttergotteskerze, Himmelskerze, Wetterkerze, Johanniskerze, Fackelkraut, Bärenkraut, Lebensbaum, Brennkraut, Goldblume, Marienkerze

Ausgewählte Inhaltsstoffe
Königskerze enthält Schleimstoffe, saure Saponine (weshalb die Pflanze kein reines Mucilaginosa ist, sondern zwischen Mucilaginosa und Expektorantien liegt), wenig ätherische Öle, wenig Flavonoide (zum Beispiel Apigenin, Luteolin, Rutosid, Kämpferol), Iridoidglykoside, Aucubin und Catapol, Invertzucker.

Blütezeit
Die Königskerze blüht von Juli bis September mit gelben Blüten in drüsig behaarten, dichten Trauben. Wuchshöhe 120 bis 250 cm.

Wirkung
Die Pflanze wirkt schwach expektorierend (auswurffördernd) und reizlindernd wegen der Saponine und Schleimstoffe, außerdem entzündungshemmend. Hauptsächlich wird die Pflanze verwendet bei Infekten und Katarrhen der oberen Luftwege, bei Asthma und Heiserkeit. Diese Anwendung wurde schon von Hildegard von Bingen empfohlen.

Während die Königskerze im nördlichen Europa lange Zeit allein als Zauberpflanze galt, schätze man sie in der Antike Südeuropas bereits als Heilmittel, zum Beispiel bei Dioskurides und Plinius. Man verwendete die Wurzeln gegen Durchfall, Krämpfe, bei Quetschungen und Zahnschmerzen. Die Blüten, die man noch heute einsetzt, wurden bei Augenentzündungen und Geschwüren verwendet.

In Mitteleuropa gilt Hildegard von Bingen im 12. Jahrhundert als die Erste, die Königskerze als Heilmittel erwähnt. Im 16. und 17. Jahrhundert galt vor allem ein Absud der Blüten und Blätter als wirksam gegen Husten und Hustenerkrankungen, bei Fieberkranken, als Schmerzmittel und als Mittel gegen die Pest. Später dann auch bei Ohrenschmerzen, Lungenverschleimung, Schnupfen, Atemnot, Tinnitus, Trigeminusneuralgie und auch Bauchschmerzen. Heute werden die Königskerzenblüten noch in Teemischungen als Hustenmittel verwendet.

Inzwischen gilt die Königskerze manchen als kleines Wundermittel. Frische, zerquetschte Blätter kann man auf Wunden legen. Die Blüten nimmt man gegen Husten, sowohl als Tinktur, in Milch gekocht wie auch als Tee zubereitet.

Verwendete Pflanzenteile

Man verwendet die Blüten der Pflanze, die man sehr schnell trocknen muss. Am besten im Backofen bei maximal 40 °C und leicht geöffneter Backofentür. Anschließend muss man die Blüten sehr gut verschlossen aufbewahren, weil sie sehr feuchtigkeitsempfindlich sind.

Gegenanzeigen, Nebenwirkungen, Wechselwirkungen

Es sind keine bekannt.

In der Küche

Wenn man 4 Handvoll getrocknete Blüten in 500 ml gutes Olivenöl einlegt und 2 Wochen in die Sonne stellt, erhält man ein wertvolles Blütenöl. Allerdings muss man darauf achten, dass die Blüten so trocken wie möglich sind. Das Öl muss gut beobachtet werden, und wenn sich Flüssigkeit absetzt, muss man diese sorgfältig entfernen (siehe auch Seite 225).

Für das Wohlbefinden

Ein Aufguss mit den Blüten – hergestellt nach dem Rezept für Kamillenblüten-Haarspülung (siehe Seite 96) – ergibt eine Haarspülung, die blondes Haar farblich hervorhebt.

Volkskundliches

Gerade hierzulande galt die Königskerze lange Zeit als Zauberpflanze – und dies viel früher, als sie als Heilmittel wahrgenommen wurde. Noch heute werden Königskerzen in der Mitte des Kräuterbüschels angeordnet, das man im August zusammenstellt. Vielen galt die Königskerze als blitzabweisend, wenn man sie im Stall aufhing.

Hildegard von Bingen empfahl denjenigen, die ein schwaches oder trauriges Herz hatten, den Verzehr von Fleisch oder Fisch nur mit den Blüten der Königskerze, weil dies das Herz stärke und fröhlich mache. Die Blüten im Kopfkissen machen schöne Träume und Mut, denn die Blume ist in erster Linie eine Mutmachpflanze und Liebespflanze. Merkur soll Odysseus das Kraut gegen die Zauberkünste der Circe gegeben haben. Man hielt sie auch für antidämonisch, später glaubte man, mit der Königskerze Ratten und Mäuse vertreiben zu können. Auch als Wetterpflanze

Märchenstunde: Wie die Königskerze zu ihrem Namen kam

Es war einmal vor vielen, vielen Jahren, als ein König aus dem Frankenland beschloss, seinem Sohn kulturelle Bildung angedeihen zu lassen und ihm die römische Kultur zu zeigen. So reisten sie ins alte Rom und besuchten das Kolosseum und allerlei andere Sehenswürdigkeiten. Unter anderem beschlossen sie, sich die Katakomben tief unter der Erde anzusehen. Dafür mieteten sie sich einen römischen Katakombenführer, denn ohne Führung hätte sie die verwirrende Vielfalt der Wege in die Irre geführt.

Vor dem Eingang in die Unterwelt Roms mussten die beiden eine Zeit lang auf den Führer warten, und um sich die Langeweile zu vertreiben, pflückte der Königssohn einige schöne Blumen, die dort in der Nähe des Eingangs an einer Hauswand wuchsen.

Der römische Führer versah seine Aufgabe zunächst ganz ordentlich und führte sie mit mancherlei interessanten Erläuterungen bis tief in die tiefsten Tiefen des unterirdischen Reiches.

Dort angekommen, verging dem Führer aber wohl die Lust an einem weiteren Zusammensein mit den beiden (wer weiß, vielleicht gab es auch politische Motive). Er schlug den König zu Boden und stahl ihm alles Kostbare, was dieser bei sich trug (war wohl doch nur ein frühmafioser Raubüberfall). Dann nahm er die Fackel in die eine und die Beute in die andere Hand und war so schnell verschwunden, dass den beiden Zurückgebliebenen vor Schreck der Mund offen stehen blieb. So schnell konnten sie gar nicht schauen, wie es total finster um sie wurde.

»Oje, oje«, jammerte der König, der zum Glück nicht ernsthaft verletzt war, »was tun wir bloß? Ohne Licht finden wir hier nie heraus. Ich habe mir zwar den Weg gemerkt, aber im Dunkel sind wir verloren«. Auch seinem Sohn war recht furchtsam im Herzen, aber tapfer sprach er: »Lass uns nicht verzagen, Vater. Sicher finden wir einen Weg, die Götter haben uns noch nie im Stich gelassen, sie werden uns auch hier heraushelfen. Lass uns beten.« Gesagt, getan, beteten die beiden um göttliche Unterstützung, und da geschah das Wunder. Als die letzten Worte des Gebetes verklungen waren, begannen die Blumen, die der Königssohn am Eingang gepflückt hatte, hell zu leuchten. So hell, dass die beiden zuerst ganz geblendet waren.

Ohne zu zögern liefen die beiden Adeligen durch alle Windungen und um alle Ecken dem Ausgang entgegen. Und das Leuchten hielt so lange an, bis Vater und Sohn glücklich den ersten Sonnenschimmer erblickten und bald darauf die Katakomben verließen.

Seitdem nennt man diese schönen, großen, gelb blühenden Pflanzen auch Königskerzen. Und noch heute sind sie ein Sinnbild für Mut und Hoffnung, die der junge Königssohn nicht aufgeben mochte.

Schon Plinius, Dioskurides und auch Otto von Brunfels berichten, dass die Königskerze, wenn man sie mit Pech oder Harz bestreicht, wie eine Kerze brennt.

wurde sie geschätzt. So las man von der Anordnung der Blüten am Stängel ab, wann der erste Schnee fallen würde oder auch, wie lange es schneien würde.

Im Garten
Die Königskerze fühlt sich am wohlsten in sonniger Lage mit trockenen, wasserdurchlässigen Böden (Schotter, Kies, Rohboden). Sie lässt sich gut mit Echtem Seifenkraut *(Saponaria officinalis)*, der Wegwarte *(Cichorium intybus)* und dem Dolden-Milchstern *(Ornithogalum umbellatum)* kombinieren.

Da die Königskerze zweijährig ist, wächst im ersten Jahr nur eine flache Rosette und erst im zweiten Jahr schiebt sich der Stiel mit den Blüten hoch. Wenn ihr der Standort zusagt, sät sie sich gut aus und muss eventuell in den ersten zwei bis drei Jahren leicht reduziert werden, damit sie nicht zu stark dominiert.

Lassen Sie die Samenstände über den Winter für die Vögel stehen.

Labkraut

Echtes Labkraut, Galium verum
Kletten-Labkraut, Galium aparine
Wiesen-Labkraut, Galium mollugo

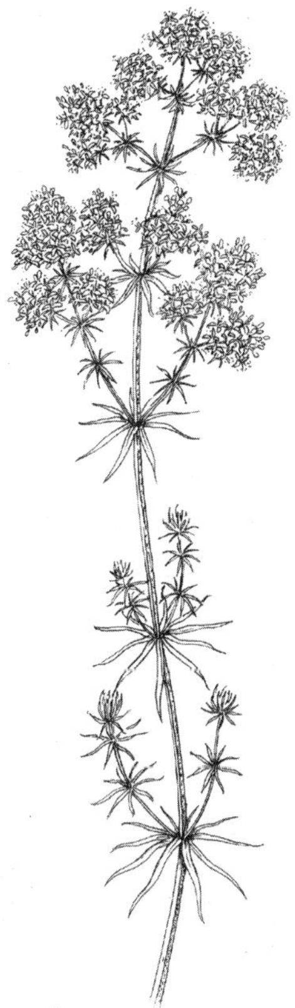

Vorkommen
Die verschiedenen Galium-Arten wachsen auf unterschiedlichen Standorten. Während das Echte Labkraut eher trockene Standorte bevorzugt, findet man das Wiesen-Labkraut – wie der Name sagt – gerne in Wiesen oder wiesenähnlichen Gegebenheiten. Das Kletten-Labkraut hingegen ist recht anspruchslos und kommt fast überall vor, wo Böden offen sind, vor allem auf feuchten, nährstoffreichen Ackerböden, da es einjährig ist. Ausgesprochen trockene Flachen hingegen mag es nicht besonders.

Volksnamen
Klebber, Klebkraut, Bettstroh, Magerkraut, Sternkraut, Liebfrauenstroh, Gelbes Käslab

Das Wort »galium« kommt aus dem Griechischen (»gala«: Milch).

Märchenstunde: Langes Leben mit dem Labkraut

Es war einmal ein König, der lebte am Rhein, und es ging ihm wahrlich richtig gut. So gut ging es ihm und so angenehm fand er das Leben, dass er niemals sterben wollte. Also ließ er seine Leibärzte kommen und trug ihnen auf, dafür zu sorgen, dass er nicht stürbe. Dafür, so versprach er ihnen, wolle er sie reich und reicher belohnen. Den Ärzten fiel es nicht schwer, des Königs Wunsch zu erfüllen. Täglich brachten sie ihm den frisch gepressten Saft vom Labkraut, wohl wissend, dass solcher Art ein ewig langes Leben möglich sei. Und der König trank munter jeden Tag diesen Kräutersaft und erfreute sich dabei bester Gesundheit.

Nun begab es sich, dass der Knecht, der dem König jeden Tag den Becher reichte, hinter das Geheimnis des Trankes kam. Und da ihm (man mag es verstehen) auch an einem langen Leben lag, begann er, still und heimlich täglich ein wenig von dem Wundertrank zu naschen. Das ging eine Weile gut, aber wie es kommen musste, eines Tages wurde er von seinem König beim Naschen erwischt. Der König war höchst erzürnt über die Frechheit des Jünglings und beschloss, seinen Knecht für dessen frevelhafte Tat köpfen zu lassen.

Der Knecht aber sprach geschwind: »Hältst du mich des Todes wert, so hat der Trank sich nicht bewährt. Denn er soll langes Leben dem geben, der ihn trinkt.« Das nun sah der König wohl oder übel ein und ließ das Köpfen sein.

Ausgewählte Inhaltsstoffe

Die Inhaltsstoffe der Labkräuter ähneln sich, sodass man sie guten Gewissens zusammenfassen kann. Die Pflanzen enthalten Kieselsäure, Gerbstoffe, Flavonoide und Glykoside, darunter das Asperulin, das als schwach giftig gilt und eine ähnliche Wirkung hat wie das Glykosid Aucubin. Dieses findet man auch in Spitz-Wegerich und Königskerzenblüten. Es wird im Körper zu Aucubigenin umgewandelt, das antibakteriell wirksam ist.

Wirkung

Labkraut wirkt positiv bei Harnverhalten, es steigert den Harnfluss und den Lymphfluss und wirkt leicht antibakteriell. Die entwässernde Wirkung macht sich auch bei angeschwollenen Füßen oder Händen bemerkbar. Davon können wir Winzer und Winzerinnen ein Lied singen, wenn wir abends nach Hause kommen, nachdem wir stundenlang in schwerem Boden vor den Reben standen, um der Ertragsreduzierung halber Trauben auszuschneiden. In diesem Fall sehr hilfreich als äußerlich angewendetes Bad ist auch die Weg-Malve *(Malva neglecta)*. Das Labkraut trinkt man bei geschwollenen Extremitäten als Tee. In Nordamerika wird es als leichtes Fiebermittel und bei Bettnässen verwendet.

Die Homöopathie verwendet das Kletten-Labkraut als flüssigen Extrakt bei hartnäckigen Hautleiden. In der Volksmedizin verwendete man das Kraut auch bei schlecht heilenden Wunden, Ekzemen, Hautunreinheiten und auch zur Nervenberuhigung.

Blütezeit

Das Labkraut blüht in Rispen von Juni bis September. Das Echte Labkraut blüht gelb und wird 30 bis 60 cm hoch, die beiden anderen Arten blühen weiß und werden 40 bis 100 cm hoch. Labkraut zählt zu den Rötegewächsen.

Verwendete Pflanzenteile

Für die Teebereitung wird das ganze Kraut während der Blütezeit gesammelt und getrocknet. Dessen Geschmack ist säuerlich und erzeugt ein zusammenziehendes Gefühl, weshalb Labkraut in der Küche häufig nur in Verbindung mit anderen Pflanzen verwendet wird.

Mit den gelben Blüten des Echten Labkrauts kann man gelb färben, die Wurzeln erzeugen einen roten Farbstoff. Die Pflanze hat recht kühlende Eigenschaften, die bei Sonnenbrand helfen können.

Gegenanzeigen, Nebenwirkungen, Wechselwirkungen

Es sind keine Fälle von Vergiftungen mit Labkraut bekannt, allerdings sollte man es nicht im Übermaß verwenden.

In der Küche

Labkrautblüten-Bowle

- Aus den Blüten des Echten Labkrauts und des Wiesen-Labkrauts kann man schöne Bowlen herstellen. Die Pflanzen sind eng mit dem Waldmeister verwandt, und man geht genauso vor wie bei einer Waldmeisterbowle, indem man einen Blütenstrauß in Wein oder Traubensaft oder Apfelsaft hängt.

Für das Wohlbefinden

Kletten-Labkraut-Tinktur

- Der Stärkung des Immunsystems dient eine Kletten-Labkraut-Tinktur.
- Man füllt ein Schraubglas mit Deckel locker mit frischem Labkraut, gibt 40- bis 50-prozentigen Alkohol darauf, bis das Kraut vollständig bedeckt ist. Anschließend 6 bis 8 Wochen in die Sonne stellen (zum Beispiel auf die Fensterbank), danach abseihen. Abfüllen und trocken und dunkel lagern. Von der Tinktur zum Beispiel nach langer Krankheit zwei- bis dreimal täglich 10 Tropfen nehmen.
- Durch den hohen Alkoholgehalt hält sich die Tinktur recht lange, allerdings bin ich nicht sicher, ob sie nach Jahren immer noch wirkt. Deshalb stellt man immer nur den Jahresbedarf her – das gilt für alle Produkte der Phytomedizin.

Volkskundliches

Den Gebärenden legte man das gelb blühende Echte Labkraut früher in oder unter die Betten (daher auch die Namen »Liebfrauenstroh« oder »Bettkraut«), wohl um das Gebären zu erleichtern. Zudem galten duftende und entspannende Kräuter auch als hilfreich beim Versuch, böse Geister und (andere) Krankheiten abzuwehren. Bei den Germanen galt die Pflanze als Symbol für Liebe und Fruchtbarkeit – vielleicht wegen ihres stark honigähnlichen Geruchs. Die Germanen hatten das Kraut der Freya, einer wichtigen Muttergottheit, geweiht.

Das Kletten-Labkraut galt wegen seiner haftenden Eigenschaften als Hexenkraut und ihm wurden bindende Eigenschaften nachgesagt. In der Magie gilt die Pflanze nicht nur als bedeutsam für ein langes Leben, sie galt auch als Schutzpflanze gegen Verzauberungen.

Im Garten

Das Kletten-Labkraut *(Galium aparine)* ist einjährig und benötigt nährstoffreiche, humose, nicht zu trockene Böden in vollsonniger bis absonniger Lage. Im Garten zieht man es am besten im Gemüsebeet wie Erbsen und lässt es an in den Boden gesteckten Reisigruten emporwachsen. Es kann dann bis zu 2 m hoch werden.

Das Wiesen-Labkraut *(Galium mollugo)* wächst gut auf nährstoffarmen bis nährstoffreichen, humosen Böden in vollsonniger bis absonniger Lage. Es lässt sich besonders gut in der Blumenwiese oder im Wildblumenbeet ansiedeln und ist sehr schön in Kombination mit dem Großen Wiesenknopf *(Sanguisorba officinalis)*, der Knollen-Platterbse *(Lathyrus tuberosus)* und der Acker-Glockenblume *(Campanula rapunculoides)*. Bei all diesen genannten Pflanzen sind die jungen Blätter und weichen Triebe (roh oder gedünstet) eine leckere Bereicherung der Frühlingsküche.

Das Echte Labkraut *(Galium verum)* liebt im Garten trockene Böden in mageren Wiesen und fühlt sich vor vollsonnig stehenden Hecken wohl. Es kann auch in den Fugen von Trockenmauern angesiedelt werden. Bei diesen Standortbedingungen gedeiht auch das Blaugrüne Labkraut *(Galium glaucum)*, das mit seinem blaugrünen Laub und weißen Blüten einen schönen Kontrast bildet. Beide sind gut mit der Kartäusernelke *(Dianthus carthusianorum)* und dem Wiesen-Salbei *(Salvia pratensis)* kombinierbar.

Leinkraut

Linaria vulgaris

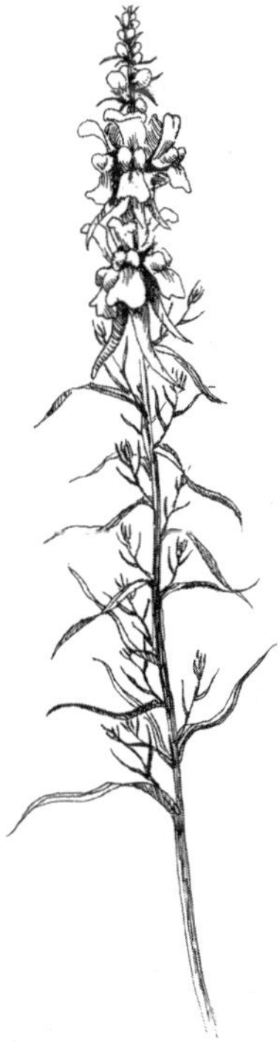

Vorkommen

Das wunderhübsche wilde Löwenmäulchen kommt zum Glück überall dort, wo es nicht feucht, aber dafür sonnig ist, noch einigermaßen häufig vor. Ackerränder, steinige Schuttplätze, trockene Wegränder, Brachland und trockene Hügel schätzt die Pflanze besonders.

Volksnamen

Frauenflachs, Wildes Löwenmäulchen, Frauenhaar, Flachskraut

Ausgewählte Inhaltsstoffe

Das Kraut enthält Tannine, Linarin, Pektine, Flavonglykoside, Cholin, Mineralstoffe und Vitamine in wohl unerheblicher Menge.

Das Leinkraut wurde für medizinische Zwecke bisher nur wenig untersucht und zählt zu den weniger bedeutenden Heilpflanzen. Wegen seiner Auffälligkeit soll es aber hier doch Erwähnung finden. Und in der Volksheilkunde hatte es durchaus seinen Platz.

Wirkung

In der klassischen Medizin ist das Leinkraut nicht gebräuchlich, die Volksmedizin allerdings überliefert zum Beispiel eine günstige Wirkung bei Harnverhalten, eine Gallenwirksamkeit und vor allem eine gute Wirksamkeit bei entzündeten Venen, Hämorrhoiden und auch Hautunreinheiten.

Vielfach im ländlichen Raum wurde mit Leinkraut und Schweineschmalz eine Salbe hergestellt. Überliefert ist auch eine Mixtur, bestehend aus leicht gezuckerter Milch, in die man reichlich blühendes, frisches Leinkraut einlegte und über Nacht kühl lagerte. Am nächsten Tag wird das Kraut abgeseiht. Reibt man sich mit der Flüssigkeit ein, wird man der Überlieferung nach nicht von Mücken gestochen. Es handelt sich um eine alte Wandererweisheit, deren Wirksamkeit ich nicht getestet habe.

Blütezeit

Linaria blüht ausdauernd in langen Blütentrauben von Juni bis in den Oktober hinein. Die gelben Blüten haben einen langen Sporn und einen orangefarbenen Fleck auf der Unterlippe.

Verwendete Pflanzenteile

Man verwendet das blühende Kraut frisch. Zum Trocknen wird das Kraut unterhalb der Blüten geschnitten, im Schatten sorgfältig getrocknet und danach im Glas verschlossen aufbewahrt.

Gegenanzeigen, Nebenwirkungen, Wechselwirkungen

Allgemein weiß man zu wenig über das Kraut. Deshalb sind auch keine Nebenwirkungen bekannt, was nicht bedeutet, dass keine vorhanden sind. Man sollte das Kraut, wenn überhaupt, erst einmal äußerlich und vorsichtig anwenden.

Volkskundliches

Recht betrachtet, ist es die volkskundliche Überlieferung, die dem Kraut dann doch eine besondere Bedeutung gibt. Denn das Leinkraut galt als eines der großen Berufkräuter oder Beschreikräuter und hatte so einen festen Sitz im Stamm der mythologisch-magisch verwendeten Pflanzen.

War man berufen oder beschrien, hatte eine Person, die Böses wollte, einen mit einem Fluch belegt, einem etwas Böses »an den Hals gehext«. Mit »Person« war nicht etwa der Teufel gemeint, sondern in der Regel eher normale Leute (Nachbarn, manchmal Verwandte, Neider, Missgünstige), die sich jedermann zugänglicher (schwarz-)magischer Techniken bedienten, um anderen zu schaden. So hielt man zum Beispiel Kinder, die nachts sehr unruhig waren, viel schrien oder nicht so recht wachsen wollten, oft für berufen oder beschrien. Schwangerschaften, die schwierig verliefen, ebenso auch Kranke, die nicht gesunden wollten, Gemüse, das im Garten regelmäßig verdorrte, Milch, die regelmäßig sauer wurde, und Ähnliches waren Anzeichen dafür, dass man berufen oder beschrien worden war.

Gegen das Berufen halfen die sogenannten Berufkräuter. Dies auf ganz unterschiedliche Weise. Aus dem wilden Löwenmäulchen zum Beispiel machte man ein Kräuterbad, in dem der berufene Säugling gebadet wurde. Meistens reichte das schon aus. In einigen Gegenden ließ man den Absud nach dem Bad stehen. Färbte er sich über Nacht trüb, so wusste man mit Sicherheit, dass der oder die Gebadete beschrien worden war. Berufkräuter wurden auch zum Schutz vor die Türe, manchmal auch an die Gartenzäune gehängt.

Zu den wichtigen Berufkräutern gehörten neben dem Leinkraut das Kanadische Berufkraut *(Conyza canadensis)*, der Aufrechte Ziest *(Stachys recta)* und die Kohldistel *(Cirsium oleraceum)*.

Im Garten

Leinkraut wächst im Garten gut auf schottrigen, steinig mageren Böden in voller Sonne bis hin zum halbschattigen Gehölzrand. Achtung! Es wuchert mit seinen Ausläufern und mit leicht keimfähigem Saatgut. Schön dazu passen die Wegwarte *(Cichorium intybus)* und die Weg-Malve *(Malva neglecta)*.

Löwenzahn

Taraxacum officinale

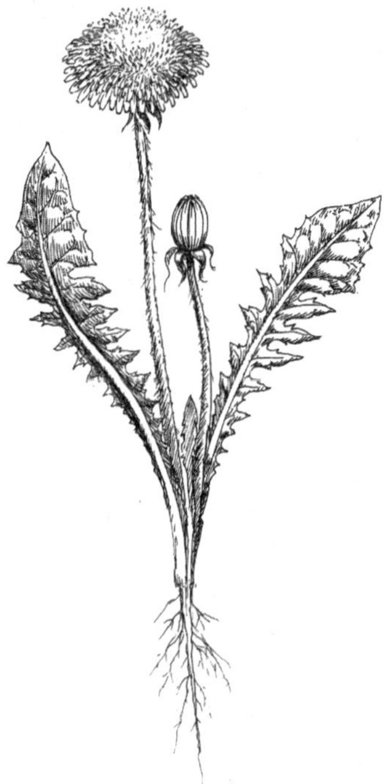

Vorkommen

Der Löwenzahn ist eine der anspruchslosesten Pflanzen und wächst auf nahezu jedem Boden auf der gesamten Nordhalbkugel. In lockerem Boden kann seine Pfahlwurzel bis zu 30 cm lang werden. Blätter, Wurzel und der hohle Stängel enthalten einen weißen Milchsaft, und die leuchtend gelben Blüten kennt wohl jedes Kind. Die Pflanze zählt zu den Korbblütengewächsen.

Volksnamen

Pusteblume, Kuhblume, Bettseicher, Pfaffenblume, Augenwurz, Pfaffenblatt, Röhrleinkraut und viele andere

Ihren Namen »Löwenzahn« hat die Pflanze aufgrund ihrer schrotsägeförmigen Blätter. Der wissenschaftliche Name leitet sich von den griechischen Wörtern »taraxo«, Störung, und »akos«, Heilmittel, her.

Ausgewählte Inhaltsstoffe

Löwenzahn enthält Taraxin, Vitamine, Bitterstoffe, Triterpenoide und Sterole. Außerdem ß-Carotin, Flavonoide, Gerbstoffe, Mineralstoffe (viel Kalzium) und Spurenelemente, Schleimstoffe, Fruktose und Inulin sowie die Vitamine B_2 und C.

Wirkung

Der Löwenzahn gehört zu den Pflanzen, die in der Schulmedizin Anwendung finden, geschätzt wird er auch von Phytotherapeuten. Die größte Bedeutung wird seinen Bitterstoffen beigemessen, aber auch den Flavonoiden und dem Kalzium. Er gehört zu den hepatorenal wirkenden Pflanzen, die sich positiv auf die Bereiche der Leber und Galle sowie der Nieren auswirken. Er regt den Harnfluss, die Leber, die Nieren und den Lymphfluss an. Neubildungen und Vergrößerungen von Gallensteinen lassen sich durch regelmäßige Löwenzahnkuren bei vielen Menschen vermeiden. Bei Gallenverschluss und Ähnlichem darf er nicht verwendet werden. Da er blutdrucksenkend wirkt, sollte er auch bei Hypotonie nicht angewendet werden.

Gleichzeitig regen die Bitterstoffe die Magensaftproduktion an, sodass Löwenzahn auch appetitanregend wirkt. Sehr empfehlenswert sind Frühjahrskuren mit

Löwenzahn, die sich außerordentlich positiv auf den gesamten Stoffwechsel auswirken.

Neben den genannten Wirkungen werden in der Literatur Anwendungen bei Hautkrankheiten, Diabetes mellitus, Augenentzündungen, Bettnässen, zur Schlafförderung und andere mehr genannt. Bedeutsam scheint in diesen Fällen das Zusammenspiel aller vorhandenen Wirkstoffe zu sein. Die Homöopathie verwendet Löwenzahn als Tinktur und spricht dem Wirkstoff Cholin positive Wirkungen bei spezifischen Krebserkrankungen zu.

Im Handel sind zahlreiche Löwenzahnprodukte erhältlich, Frischsaft, Tee, Kapseln, manchmal findet man sogar Löwenzahnwurzelkaffee. Sehr gut macht sich der Löwenzahn auch in der Küche.

Gegenanzeigen, Nebenwirkungen, Wechselwirkungen

Löwenzahn darf nicht angewendet werden bei Entzündungen oder Verschluss der Gallenblase und auch Korbblütenallergiker dürfen die Pflanze nicht verwenden.

Blütezeit

Löwenzahn blüht von März bis in den Herbst hinein mit leuchtend gelben Körbchenblüten. Geerntet wird nur in den Monaten April und Mai. Wuchshöhe 20 bis 25 cm.

Verwendete Pflanzenteile

Der Löwenzahn gehört zu den Pflanzen, von denen man alle Teile verwenden kann. Die Blüten eignen sich sehr gut als Dekoration, man kann aus ihnen Wein und Limonade herstellen. Oder man kocht aus ihnen einen vorzüglichen Honig, auch ein anregender Blüten-Aperitif ist möglich ebenso wie Marmelade oder Gelee. Den Stängel kaut man als Stärkungsmittel für die Galle, die Blätter kommen in den Salat und aus den Wurzeln kocht man Tee oder Wurzelkaffee, man kann sie auch als Gemüse essen. Alle Pflanzenteile zusammen verarbeitet man zu einem köstlichen Magenbitter.

Für den Wintervorrat als Tee gräbt man im Herbst die Wurzel aus, die man gesäubert, getrocknet und zerkleinert aufbewahrt. Der Tee tut gut bei Leberleiden. Für den Jahresbedarf an Kaffee oder Tee sticht man die ganze Pflanze im Frühling aus (hauptsächlich wichtig sind die Blattrosette und die Wurzel), spaltet die Wurzel und hängt das Ganze zum Trocknen auf oder trocknet bei nicht mehr als 40 °C im Dörrapparat.

Für das Wohlbefinden

Löwenzahnmagenbitter

- Je ein Drittel Blüten, Blätter und Wurzel des Löwenzahns, frisch, zerkleinert und sauber, mit 50-prozentigem Alkohol übergießen. 6 bis 8 Wochen in der Sonne stehen lassen, dann abseihen. Als Aperitif genießen, nach Belieben mit Wasser verdünnen.

In der Küche

Löwenzahnwurzelkaffee

- Für Löwenzahnwurzelkaffee gräbt man die Wurzel aus (im Herbst oder Frühling), säubert sie gründlich, schneidet sie anschließend in mäßig große Stücke, die man im Backofen oder Dörrapparat trocknet. Anschließend kann man sie in einem Schraubglas aufheben oder gleich weiterverarbeiten: Dazu werden die Wurzelstücke in der Kaffeemühle oder Getreidemühle gemahlen und danach in einer trockenen Pfanne geröstet, bis es anfängt angenehm zu duften.
- Aus dem abgekühlten Pulver kann man auf gewöhnliche Art einen Kaffee kochen, indem man das Pulver aufbrüht oder auch einen Filter verwendet, wobei man etwas mehr Pulver braucht als bei Bohnenkaffee. Man genießt das Getränk wie Bohnenkaffee mit Milch, Zucker oder pur.

Löwenzahnsalat

- Am Vortag gekochte Kartoffeln, Löwenzahnblätter, Zwiebeln, Grünzeug (Salat, Vogelmiere, Schafgarbe, Brunnenkresse und Ähnliches), nach Belieben auch Eier nach Bedarf schälen, putzen, klein schneiden, mit einer Essig-Öl-Marinade mischen, gut durchziehen lassen und genießen!
- Der Fettanteil aus dem Eigelb und die Kartoffeln mindern den bitteren Geschmack des Löwenzahns. Wenn die Blätter zu bitter sind, vor dem Anrichten als Salat in eine Schüssel mit lauwarmem Wasser legen und 20 bis 30 Minuten ziehen lassen.

Volkskundliches

Löwenzahn gehört zu den wirklich altbekannten Heilpflanzen, so war er zum Beispiel die Lieblingspflanze des großen arabischen Heilkundigen Avicenna.

Im Folgenden seien einige Auszüge aus einem sehr alten europäischen Kräuterbuch (Hieronymus Bock) zitiert, die sehr schön dokumentieren, was man früher schon alles wusste.

»Innerlicher Gebrauch dess Röhrleinkrauts: Es wird das gemein Röhrleinkraut heutiges Tags auch in der Speiss unnd sonderlich zu den Saläten gebraucht / (...) Es wird (...) hoch gelobet wider dz Gegicht oder hinfallende Kranckheit / derwegen sie nit allein in der Speiss / sonder auch billich in den Artzneyen solle gebraucht werden / sintemal die Erfahrung bezeuget / dass sie in gemeltem fall heylsam ist / auff alle manier genützet (...)«

Natürlich geht es auch um die magische Verwendung und Bedeutung des Löwenzahns:

»Die andern graben die Wurtzeln auss ohn einige superstition oder Heydnisches Affenwerck / schneiden die in neun stück unnd henckens neun Tag an den Halss / das soll nicht allein die Flecken in gemelter Zeit verzehren / sondern auch alle Gebrechen der Augen hinweg nemmen. (...) dass wir bekennen müssen dass viel Heimlichkeit in der Natur verborgen / die wir mit unseren Sinnen von wegen dess Falls unnd der Sünd nicht begreiffen mögen / sonst würde so uns solche Ding vollkommentlicher bewust / der Mensch schier unsterblich seyn (...)«

Und noch etwas weiter im Text:

»Röhrleinkrautwein.
HEDYPNOITES oder VINUM EX DENTE LEONIS

Auss dem Röhrleinkraut macht man ein herrlichen guten Wein / darvon nimpt man allein die Wurtzel / wäscht unnd reyniget die / darnach lässet man sie trucken unnd dürr werden / nimbt deren xxxii (32, Anm. d. Verf.) Untzen stosset sie groblechtig / macht sie darnach eyn mit häselen Spähnen in ein zwölff oder vierzehen mässiges Fässlein / schläget dass Fässlein zu / füllets mit einem guten Most / lasset den darüber verjähren / und verwahret den uber Jahr wie ein andern Kreuterwein. Dieser Wein eröffnet die Verstopffung der Leber / vertreibet die Geelsucht / den grünen Siechtagen unnd die Wassersucht / er dienet wider die Harnwinde und tröpfflingen harnen / ist ein heylsamer Tranck in den Tertian / Quartan und den alten faulen Magenfebern / die jhren ursprung von der Gallen unnd verstopffung der Leber haben.«

Wein und Kräuterwein galten in früheren Zeiten allgemein als sehr große Heilmittel, nicht nur im Falle von Löwenzahn.

Im Garten
Löwenzahn wächst im Garten auf nährstoffreichen Böden in Rasen oder Wiesen. Den französischen Kultur-Löwenzahn *(Taraxacum officinale hortensis)* mit geringerem Bitterstoffgehalt kann man im Gemüsebeet kultivieren. Er eignet sich hervorragend zum Bleichen. Dazu stellt man im Februar Tontöpfe über die Löwenzahnrosetten und verschließt die Bodenlöcher der Töpfe. Nach 4 bis 5 Wochen kann der gebleichte Löwenzahn geerntet werden.

Mädesüß

Echtes Mädesüß, Filipendula ulmaria

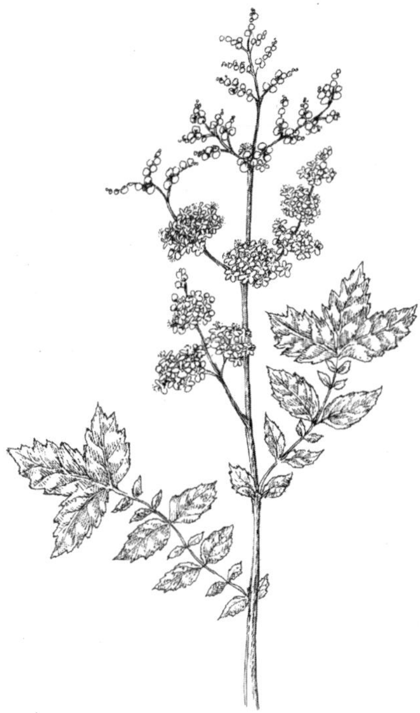

Vorkommen

Die ausdauernde Staude des Echten Mädesüß, die zu den Rosengewächsen zählt, braucht vor allem feuchte Standorte und wächst daher bevorzugt auf Feuchtwiesen, an Gräben und Bachufern oder Flussniederungen.

Volksnamen

Spierstaude, Wiesengeißbart, Wiesenkönigin, Wilder Flieder, Rüsterstaude

Das Wort »filipendula« kommt aus dem Lateinischen und bedeutet »an Fäden hängend«. Es bezieht sich wahrscheinlich auf die Wurzeln. »Ulmaria« ist ebenfalls lateinisch und bedeutet »ulmenähnliche Pflanze« (bezieht sich auf die Blätter).

Ausgewählte Inhaltsstoffe

Mädesüß enthält Phenolglykoside, aus denen beim Trocknen ätherische Öle freigesetzt werden, mit etwas Salicylaldehyd, Phenylethylalkohol, Anisaldehyd, Methylsalicylat, außerdem Flavonoide, Gerbstoffe.

Wirkung

Aufgrund des Salicylgehaltes sprach man der Pflanze in der Volksheilkunde eine positive Wirkung bei Erkältungskrankheiten zu, aber mehr noch wurde sie als Diaphoreticum (durchspülendes Kraut) verwendet bei Rheuma, Gicht und allerlei Hautleiden. In der Landwirtschaft behandelte man mit dem Brei aus abgekochten Blüten des Mädesüß Verletzungen und Tierbisse, man versprach sich von der Pflanze eine entzündungshemmende Wirkung. Die heutige klassische Medizin hält die Wirkung des Salicyls wegen des geringen Anteils in der Pflanze für unerheblich und bescheinigt im Höchstfall eine geringe diuretische Wirkung. Mädesüß kommt in entsprechenden Präparaten vor allem gemeinsam mit anderen Diuretika wie Birkenblättern, Lindenblüten, Goldrute und Ähnlichen vor.

Blütezeit
Mädesüß blüht von Juni bis August cremeweiß in ästigen Trugdolden. Wuchshöhe 50 bis 150 cm.

Verwendete Pflanzenteile
Man verwendet die getrockneten Mädesüßblüten, die genauso wie die frischen Blüten einen angenehmen Duft verströmen. Man kann die Blüten – ähnlich wie Holunderblüten – zum Beispiel dazu verwenden, Sekt oder Bier zu aromatisieren, besonders interessant ist es, wenn man hierbei Kombinationen mit anderen wohlduftenden Pflanzen ausprobiert.

Einen Tee bereitet man aus gut 1 TL getrockneten Blüten, die mit 250 ml kochendem Wasser überbrüht werden. 10 Minuten zugedeckt ziehen lassen, dann abgießen und in kleinen Schlucken trinken. Man trinkt 1 bis 2 Tassen täglich.

Aus der Wurzel kann man einen fast schwarzen Farbstoff gewinnen, die Blätter färben blau und aus den blühenden Spitzen gewinnt man einen hellgrünen bis gelben Farbstoff. Die jungen zarten Blätter passen gut an Salat oder als Gemüsebeigabe.

Gegenanzeigen, Nebenwirkungen, Wechselwirkungen
Es sind keine bekannt. Menschen mit Salicylüberempfindlichkeit sollten die Pflanze vorsichtshalber meiden.

Volkskundliches
In der Überlieferung heißt es, dass Maria selbst das erste Mädesüß säte.

Im Garten
Auf wechselfeuchten, nährstoffreichen Böden in vollsonniger bis absonniger Lage, zum Beispiel am Teichrand oder Sumpfbeet mit einem Wasserstand von 0 bis 20 cm, wächst Mädesüß auch im Garten. Aber auch im feuchten Halbschatten gedeiht die Pflanze gut.

Zusammen mit Blut-Weiderich *(Lythrum salicaria)*, dessen junge Triebe gedünstet auch sehr lecker schmecken, eine attraktive Zusammenstellung. Als weitere Begleitpflanze bietet sich die Wasser-Minze *(Mentha aquatica)* an, deren Blätter heiß aufgebrüht einen leckeren Minzetee (gut bei Magenverstimmung) oder kalt an heißen Sommertagen eine tolle Erfrischung ergeben.

Möhre

Wilde Möhre, Daucus carota

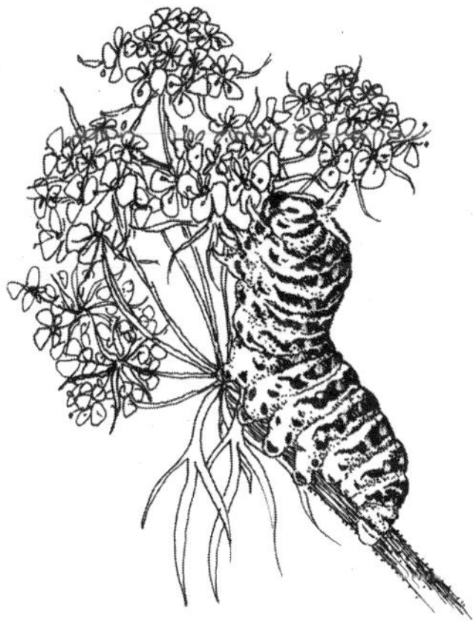

Vorkommen

Die Wilde Möhre, ein sehr schön anzusehender Doldenblütler, ist eine recht anspruchslose Pflanze, die auf Ödland, mageren Wiesen und Wegrändern gedeiht. Sie ist die Ursprungspflanze unserer Gartenmöhre. Die Möhre gab es in Mitteleuropa nachweislich bereits in der jüngeren Steinzeit.

Volksnamen

Gelbe Rübe, Mohrrübe, Karotte,
Wilde Rübe, Wurzel, Mohrrettich

Der Name »Möhre« kommt aus dem Althochdeutschen und meint so viel wie »essbare Wurzel«. Oft wird mit diesem Begriff auch zum Beispiel der Pastinak *(Pastinaca sativa)* in Verbindung gebracht.

Ausgewählte Inhaltsstoffe

Möhre enthält Provitamin A, Vitamine B_1, B_2, C, ätherische Öle, Flavonoide.

Wirkung

Die Wilde Möhre spielt in der klassischen Medizin keine Rolle. Die Wurzel kann man im Frühling ernten. Sie zu trocknen und getrocknet zu verwenden, ist wenig sinnvoll, sie lässt sich allerdings frisch zu Saft oder Gemüse verarbeiten. Das Sammeln erfordert einen gewissen Kraftaufwand. Die Kulturmöhre dagegen gilt als hilfreich bei Ernährungsstörungen und bei Vitamin-A-Mangel. Kosmetische Produkte mit Möhre werden zur künstlichen Bräunung verwendet.

Die Volksmedizin allerdings schätzte auch die Wilde Möhre, zum Beispiel als Kräftigungsmittel. Man verwendete sowohl die Wurzel als auch das Kraut. Aus beidem (getrocknet) wurde Tee bereitet. Der frische Saft half gegen Madenwürmerbefall. Die Samen nutzte man als harntreibendes Mittel und die gekochten Möhren galten auch als aphrodisierend (ups ... die Gartenmöhre auch?).

Blütezeit

Daucus carota blüht von Juni bis September mit schönen weißen Dolden. In jeder Blüte sitzt eine tiefrote bis schwarze Einzelblüte, die wie ein kleines Insekt wirkt. Wenn die Blüten abtrocknen, reibt man sie zwischen den Fingern, um den typischen Karottenduft zu erhaschen. Auch die geerntete wilde Wurzel riecht sehr charakteristisch, woran man die Pflanze auch erkennen kann. Wuchshöhe 30 bis 80 cm.

Verwendete Pflanzenteile

Verwendet werden die Wurzel und die krautigen Teile bis hin zu den Samen. Das zerriebene frische Kraut verwendete man mit Honig gemischt zur Wundheilung. Meist aber wurde die Wurzel frisch als Saft zubereitet. Selten trocknete man sie. Der mit Zucker zu Sirup eingekochte Möhrensaft galt als gutes Mittel bei Husten. Man erntet die Wurzel im ersten Jahr vor der Blütenbildung.

Gegenanzeigen, Nebenwirkungen, Wechselwirkungen
Es sind keine bekannt. Allerdings ist vom unvorsichtigen Gebrauch jedweder Doldenblütler dringend abzuraten, da es einige sehr giftige Arten gibt. Doldenblütler müssen von dem Gebrauch zweifelsfrei(!) identifiziert sein. Notfalls muss man einen Fachmann dazuziehen.

In der Küche
Alle Kochbücher sind voll davon!

Volkskundliches
Überliefert ist lediglich eine fruchtbarkeitssteigernde Wirkung der Wilden Möhre. So hat man zu diesem Zweck Möhrensamen unter die Matratze gelegt. Auch die Liebe und die Lust soll sie anregen, weshalb man den Männern empfahl, vor der Liebe eine Möhre zu essen. (Eine?)

Im Garten
Die Wilde Möhre lässt sich in Blumenwiesen (in vorhandenen Lücken) oder auf freien Flächen mit nährstoffreichen Böden in vollsonniger Lage oder auch in Reihen im Gemüsebeet kultivieren. Da sie sich sehr stark aussät, ist es ratsam, nur einen Teil der Samen zur Vollreife kommen zu lassen! Sie macht sich gut in Kombination mit Nachtkerze *(Oenothera biennis)*, Pastinak *(Pastinaca sativa)* und Wilder Karde *(Dipsacus fullonum)*.

Nachtkerze

Oenothera biennis

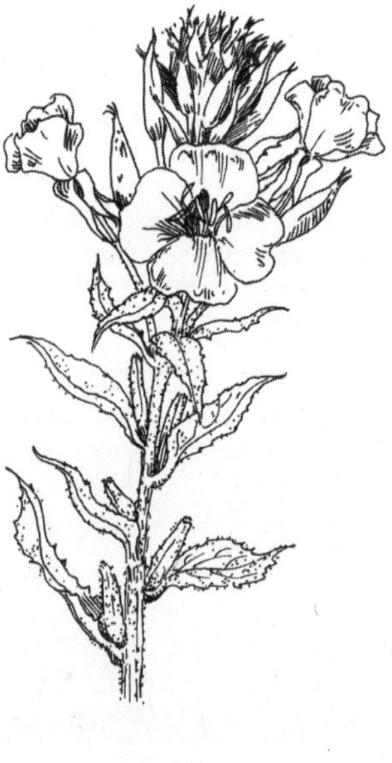

Vorkommen
Die Nachtkerze wächst in ganz Europa auf trockenen, steinigen, wasserdurchlässigen Böden, vielfach an Böschungen, auf Ruderalflächen, entlang von Autobahnen und vor allem an Bahndämmen.

Volksnamen
»Nachtkerze« als Name erklärt sich im Grunde von selbst. Einerseits wegen des kerzenähnlichen Blütenstandes, andererseits öffnen sich die Blüten der Pflanze meist erst in den späten Nachmittagsstunden. Nicht nur entlang der Bahn-

dämme mag dadurch der Eindruck von Kerzen entstanden sein. Der Namensteil »biennis« setzt sich zusammen aus »bi« (zwei) und »annus« (Jahr), kommt aus dem Lateinischen und bedeutet zweijährig, während die Bedeutung von »oenothera« unklar ist.

Andere Namen sind Schinkenwurzel, Rapontikawurzel, Weinkraut, Hustenblume, Schinkenkraut, Nachtblume, Rübenwurzel, Rapunzel.

Mit am bekanntesten ist der Begriff »Schinkenwurzel«, der teilweise immer noch auf die wohlschmeckenden Eigenschaften der Wurzel zurückgeführt wird. Viel wahrscheinlicher ist aber, dass für den Namen die rötliche Farbe der Wurzel verantwortlich ist, die beim Kochen entsteht (man sieht sie schon beim Ausgraben der Wurzel) und die an Schinken erinnert. Ihr Geschmack hat mit Schinken nichts zu tun.

Ausgewählte Inhaltsstoffe

Vor allem in den fettreichen Samen der Pflanze sind etwa 25 % essentielle Fettsäuren, darunter bedeutende 8 bis 10 % Gamma-Linolensäure, Vitamin E und Mineralstoffe enthalten; in der Wurzel Schleimstoffe, Mineralstoffe, Eiweiße, Flavonoide, Harze, Tannine; in den Blättern Gerbstoffe.

Blütezeit

Die Nachtkerze blüht von Juni bis September. Bedeutsam ist, dass sie zu den Pflanzen zählt, die erst blühen, wenn eine gewisse Tageslichtlänge erreicht ist. Die Blüten öffnen sich erst am späten Nachmittag, die Pflanze beginnt dann auch zu duften und wird von zahlreichen Nachtfaltern besucht.

Wirkung

Die Blätter wirken hauptsächlich adstringierend, zum Beispiel im Rahmen eines Gesichtsdampfbades, aber auch gut als Teebereitung bei Durchfallerkrankungen, und antientzündlich. Die Wurzel kennt man in erster Linie als Nahrungsmittel. Sie soll viel Energie und Kraft geben.

Die in den Samen enthaltene Gamma-Linolensäure (GLA) fand man zu Beginn des 20. Jahrhunderts (1918). In den 1980er-Jahren entdeckte man dann die faszinierenden Fähigkeiten der Samen, die neben Linolensäure zahlreiche weitere hochwertige Stoffe enthalten. GLA ist auch in Muttermilch, nicht aber in Kuhmilch vorhanden, und der menschliche Körper kann aus ihr lebensnotwendige, hormonähnliche Botenstoffe bilden. Heute werden die Samen beziehungsweise das aus ihnen gewonnene Öl unter anderem bei Stresssymptomen, prämenstruellem Syndrom, Wechseljahresbeschwerden sowie brüchigen Nägeln und Haaren verwendet. Außerdem wirkt das Öl antiarteriosklerotisch und antientzündlich, es kann Arthritis lindern und hyperaktiven Kindern helfen. Nachtkerzenöl wird auch bei Neurodermatitis eingesetzt. Die Verwendung bei erhöhtem Cholesterinspiegel ist umstritten.

Verwendete Pflanzenteile

In der Küche werden die Wurzel, die jungen Blätter (zubereitet wie Spinat) und die Blüten als leckere Dekoration verwendet. In der Heilkunde kommen die Samen beziehungsweise daraus hergestellte Fertigarzneimittel zum Einsatz. Ohne Spezialgeräte ist es nicht möglich, das Öl aus den Samen selbst zu pressen.

Gegenanzeigen, Nebenwirkungen, Wechselwirkungen

Selten sind Reaktionen mit Überempfindlichkeitssymptomen auf die Pflanze, hin und wieder treten Kopfschmerzen oder Verdauungsstörungen auf.

In der Küche

Herbstlicher Wurzeleintopf

für 4 Personen

etwa 500 g wilde Wurzeln, zum Beispiel von Nachtkerze, Wilder Möhre, Wildem Pastinak, Brennnessel, Großer Klette, Löwenzahn, Wegwarte, Ampfer, Beinwell, Beifuß, Engelwurz, Haferwurz, Bocksbart, Quecke, Topinambur, Nelkenwurz, Glockenblume, Sellerie
Gemüsebrühe
etwa 1,5 kg Mischung aus Möhren, Kartoffeln und Gemüsepastinaken
1 Zwiebel
50 g Butter
Salz
frisch gemahlener Pfeffer
Paprikapulver
200 ml Schlagsahne
1 Stückchen Meerrettichwurzel

- Die wilden Wurzeln gründlich säubern, klein schneiden (bei sehr großen Wurzeln kann es sinnvoll sein, sie zu schälen) und in kochender Gemüsebrühe garen. Das dauert länger als bei den anderen Zutaten, jedenfalls dann, wenn man die Wurzeln aus eher festem Boden geerntet hat. Hat man den Eindruck, dass die Wurzeln zunehmend gar werden, vom Feuer nehmen und beiseite stellen.
- Nun (oder auch parallel) die klein geschnittenen Möhren, Kartoffeln und Pastinaken sowie die geschälte und ebenfalls geschnittene Zwiebel in etwas Butter anbraten. Mit Gemüsebrühe auffüllen. Die wilden Wurzeln dazugeben und kochen, bis alles gar ist. Mit Salz, Pfeffer und Paprikapulver abschmecken und mit kräftigem Brot servieren.
- Dazu einen Dip reichen aus geschlagener Sahne, unter die man frisch geriebenen Meerrettich gerührt hat.

Die Wurzel der Pflanze wird im Herbst des ersten Jahres geerntet und als Gemüse verzehrt, manchmal legte man die gekochten und in Scheiben geschnittenen Wurzelstücke auch in Essig und Öl ein. Vielfach liest man, dass die Wurzeln wie Schwarzwurzeln zubereitet werden können, ich bevorzuge einen Wurzeleintopf, der neben Schinkenwurzel noch einige andere wilde Wurzeln enthält. Die Blüten finde ich außerordentlich wohlschmeckend, sie kommen bei uns oft in den Salat oder als essbare Deko auf den Teller.

Für das Wohlbefinden

Nachtkerzenblätter-Gesichtsdampfbad

- Das reinigende und adstringierende Gesichtsdampfbad aus Nachtkerzenblättern macht man am besten zwischen Juni und September.
- Dazu nimmt man 1 gute Handvoll frische Nachtkerzenblätter, die man klein schneidet, in eine Schüssel gibt und mit kochendem Wasser überbrüht, dass sie sehr gut bedeckt sind. Die Schüssel mit einem Küchentuch abdecken und 2 bis 3 Minuten ziehen lassen.
- Dann wie bei einem Kamillendampfbad mit Hilfe eines Frotteetuches über die Schüssel gebeugt die Dämpfe auf die Haut einwirken lassen. Achtung, das ist heiß, man muss darauf achten, sich nicht zu verbrühen. Atmet man dabei durch den Mund aus und ein, hilft es auch ein wenig bei Husten und Heiserkeit.

Volkskundliches

Die Nachtkerze gehört zu den sogenannten Neophyten als eine Pflanze, die erst nach der Entdeckung Amerikas durch Kolumbus in der Alten Welt eingebürgert wurde. Man geht davon aus, dass die ersten Exemplare im botanischen Garten von Padua etwa 1612 gezüchtet wurden und sich von dort über ganz Europa verbreitet haben. Die zahlreichen Variationen der Nachtkerze haben sich dann auf dem europäischen Kontinent entwickelt. Das ist sicher der Grund dafür, dass aus dem Altertum nichts über diese Pflanze bekannt ist, und auch in der Neuzeit hat die Nachtkerze kaum eine Rolle gespielt. Einzig ihr guter Geschmack wird gerühmt und mancherorts glaubte man, dass ein Pfund dieser Wurzel verzehrt, so viel Kraft gäbe wie ein ganzer Zentner Ochsenfleisch.

Den nordamerikanischen Algonkin gilt die Nachtkerze dagegen schon seit mehr 500 Jahren als sehr geschätzte Pflanze. Sie fertigen aus den winzigen Samenkörnern eine Heilsalbe für Ekzeme und andere Hauterkrankungen und sollen sich mit einer Mixtur der Pflanze eingerieben haben für eine erfolgreiche Jagd und zur Abwehr von Giftschlangen.

Im Garten

Die Pflanze lässt sich im Garten gut ansiedeln. Sie braucht einen warmen Standort und einen eher nährstoffarmen, wasserdurchlässigen Boden. Wo die Bedingungen gut sind, vermehrt sie sich leicht von selbst. Möchte man die Wurzeln im Gemüsegarten kultivieren, ist ein sandig humoser Boden von Vorteil.

Nelkenwurz

Geum urbanum

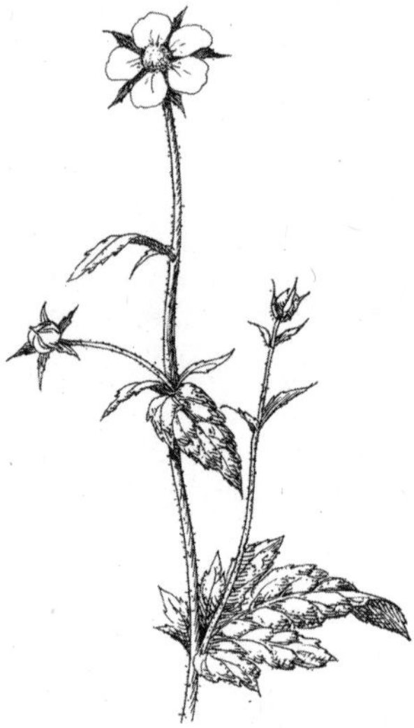

Vorkommen

Nelkenwurz wächst in den gemäßigten Zonen Europas, Nordamerikas und auch im gemäßigten Asien. Die Pflanze zählt zu den Rosengewächsen und ist ziemlich anspruchslos. Am liebsten bevölkert sie Hecken, Waldränder, Gebüsche und hält sich tapfer gegen eine Vielzahl von Konkurrenten.

Volksnamen

Gelbwurz, Hasenwurz, Weinwurz,
Mannwurz, Märzenwurz,
Heil-aller-Welt, Benediktinerwurzel

Der Namensteil »urbanum« deutet darauf hin, dass die Nelkenwurz in der Nähe menschlicher Behausungen gerne wächst. Das Wort »Nelkenwurz« kommt wahrscheinlich von der Verwendung der getrockneten Wurzel als Gewürz, vor allem dort, wo das früher teure Nelkengewürz kaum erschwinglich war.

Ausgewählte Inhaltsstoffe

Nelkenwurz enthält ätherische Öle, besonders bedeutsam Eugenol, Bitterstoffe und Gerbstoffe.

Wirkung

Aufgrund der Gerbstoffe gilt die Pflanze als leicht adstringierend, allerdings wird sie von der Schulmedizin nicht (mehr) verwendet. Der Gehalt an aromatischen Ölen machte sie eine ganze Zeit lang gebräuchlich in alkoholischen Getränken, so zum Beispiel in Benediktinerlikör. Verwendet wurde sowohl das ganze getrocknete Kraut als auch die frische oder getrocknete Wurzel.

In der Volksmedizin setzte man gerne einen Wein mit der Wurzel an, der als herzstärkendes Mittel galt, aber auch zum Beispiel bei Altersdiabetes als beliebtes Mittel eingesetzt wurde. Bei Fieber, bei Krampfadern, bei Schleimhautentzündungen und auch bei Venenentzündungen wurde die Pflanze als Tonikum äußerlich eingesetzt. Schon Paracelsus hielt sie für ein gutes Kräftigungsmittel. Tee aus der Wurzel trank man bei Magen- und Verdauungsstörungen und vielerorts galt die getrocknete und geriebene Wurzel als akzeptables Gewürz.

Blütezeit

Nelkenwurz blüht im Juni und Juli in lockeren Rispen mit kleinen gelben Blüten. Wuchshöhe 20 bis 60 cm.

Verwendete Pflanzenteile

Man verwendet die Wurzel und das ganze Kraut.

Gegenanzeigen, Nebenwirkungen, Wechselwirkungen

Es sind keine bekannt.

Volkskundliches

Kräftigend wie sie ist, gab man die Nelkenwurz auch dem Vieh zur besseren Milchbildung ins Futter. In der Magie galt sie als Augenmittel. So band man sich gegen Augenflecken (Sehstörungen, Einschränkungen des Sehfeldes) ein Bündel um, trug dieses acht Tage und warf es dann rückwärts in ein fließendes Gewässer, woraufhin die Flecken verschwinden sollten. Die Blüten in einem Amulett bei sich getragen, schützten vor üblen Menschen. In manchen Regionen verwendete man dafür auch die pulverisierte Wurzel.

Im Garten

Die Nelkenwurz wächst im Garten auf trockenen, nährstoffreichen Böden in sonniger bis fast schattiger Lage. Achtung: Sie samt sich leicht sehr stark aus.

Gute Partner sind zum Beispiel der Gundermann *(Glechoma hederacea)* und die Wald-Erdbeere *(Fragaria vesca)*. Diese Kombination bewährt sich zum Beispiel für die Unterpflanzung von Obstbäumen. Der Vorteil solch einer Bepflanzung ist, dass man die Fläche betreten kann, ohne dass sie vorher gemäht werden muss. Die Pflanzung verträgt im Herbst auch eine 3 bis 5 cm dicke Kompostauflage gut. Diese danken uns die Obstbäume mit gesundem Wachstum.

Odermennig

Agrimonia eupatoria

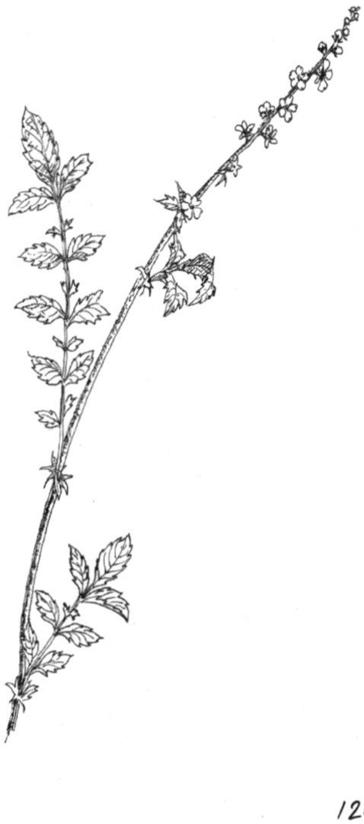

Vorkommen

Odermennig kommt in vielen Gegenden vor. Zum Gedeihen braucht er einen lichten Standort. Pralle Sonne mag er, aber es darf ruhig etwas trockener sein. Wegränder, lichte Gebüsche, Hügel und Wiesen sind seine bevorzugten Stellen. Der Odermennig kommt in ganz Mitteleuropa und Nordeuropa vor, auch in Nordamerika und Teilen Asiens.

Volksnamen

Heil aller Welt, Ackermännchen, Brustkraut, Leberkraut, Leberklettle, Fünfblatt, Griechisches Leberkraut, Adermennig, Königskraut, Franzkraut, Beerkraut, Adlerkraut, Goldstammerl, Heil aller Schäden und viele andere

Die lange Reihe der Volksnamen zeugt davon, dass der Odermennig im Mittelalter und früher eine sehr bedeutende Pflanze war. Der deutsche Name »Odermennig« hat nichts mit dem Begriff »Mennige« für rot färbende Stoffe zu tun, sondern ist eher eine Weiterentwicklung des lateinischen Wortes »agrimonia« (griechisch »agros« – Feld,Land – und »mone« – wohnen, also »der auf dem Feld wohnt«).

Ausgewählte Inhaltsstoffe

Odermennig enthält hauptsächlich Gerbstoffe, auch Triterpene und ätherische Öle, letztere in geringeren Mengen, Flavonoide, verschiedene Glykoside, etwas Schleimstoffe und Kieselsäure.

Wirkung

Die Hauptwirkung sagt man den Gerbstoffen nach. Deshalb ist Odermennig schon von alters her ein Kraut, das man zum Gurgeln und Spülen im Mundbereich verwendete. Dort gegen allerlei Entzündungen. Odermennig ist wohl ein klassisches Beispiel dafür, dass die Gesamtheit der Wirkstoffe die Wirkung ausmacht. Auch die Schulmedizin erkennt den adstringierenden Effekt des Odermennigs und verwendet ihn bei leichten Durchfallerkrankungen, bei Entzündungen im Mund- und Rachenraum. Sie setzt ihn zudem in Kombination mit anderen Bitterdrogen zum Beispiel bei Gallenwegserkrankungen ein.

In der Volksmedizin schätzte man den Odermennig aber auch als Einzelpräparat bei Gallenstau, Lebererkrankungen, Nierenerkrankungen, Weißfluss, grippalen Infekten, äußerlichen entzündlichen Hauterkrankungen. Man verwendete ihn zum Baden der Füße, wenn diese schmerzten, als Tee galt er als hilfreich bei Diabetes und anderen Erkrankungen.

Viele dieser Indikationen werden zurückgeführt auf die großen Pflanzenheilkundler der Antike wie Dioskurides, Galen und Plinius, die im Mittelalter sehr geschätzt waren und deren Erkenntnisse sich bis heute durch die Pflanzenheilkunde ziehen. Angesichts der damals wenig wissenschaftlichen Erkenntnismethoden muss man hier durchaus mit Fehlerkenntnissen rechnen. So galt Odermennig manchen Heilkundigen auch als Kraut gegen Krebs, man verwendete es bei blutigen Augengeschwüren, Gicht, Warzen, Erfrierungen, Tollwut und anderem – allerlei Anwendungen, deren Wirksamkeit doch bezweifelt werden darf. Es dürfte durchaus wirksamere Kräutermittel in diesen Fällen geben.

Manche Phytotherapeuten verwenden Odermennig heute noch als attraktives Mittel bei Funktionsstörungen der Leber und Galle, bei Husten und Heiserkeit, meist gemischt mit anderen Kräutern.

Blütezeit

Der attraktive Odermennig blüht von Juni bis September mit gelben Blüten. Er entwickelt eine große lockere Ähre mit dunkelgrünen, behaarten unpaarig gefiederten Blättern. Wuchshöhe 30 bis 100 cm.

Verwendete Pflanzenteile

Man sammelt zur Blütezeit, am besten im Juni oder Juli, das ganze Kraut, das sorgfältig getrocknet wird. Getrocknete, gesäuberte Odermennigwurzeln verströmen einen guten Duft und lassen sich deshalb gut einsetzen in Duftpotpourris, aber auch zwischen der Wäsche (immer mal wieder kontrollieren, ob sie auch trocken genug waren).

Gegenanzeigen, Nebenwirkungen, Wechselwirkungen

Es sind keine bekannt.

Volkskundliches

Schon die alten Griechen, im Besonderen Disokurides, kannten und verwendeten den Odermennig. Wann die Pflanze die Bezeichnungen »Heil aller Welt« oder »Heil aller Schäden« erhielt, ist unklar, die Namen zeugen aber davon, dass man der Pflanze große Kräfte zutraute. Sie galt im Mittelalter als eine der beliebtesten Heilpflanzen. Speziell der Wurzel wurden auch aphrodisierende Wirkungen nachgesagt wie sie auch, mit dem richtigen Zauber verwendet, die Liebe zu fördern wusste. Ansonsten verwendete man die Pflanze auch als Schutzpflanze oder Reinigungspflanze.

Der lateinische Name des Odermennigs ist aus der griechischen Mythologie entlehnt, in der Odermennig der griechischen Göttin Pallas Athene geweiht war. Im Mittelalter verwendete man mancherorts den Blütenstand als Saatorakel für eine frühe oder späte Ernte, weiter verbreitet war aber wohl die eher magische Bedeutung der Blätter. Diesen sagte man nach, dass sie, als Talisman eingesteckt, dazu führten, dass man immer die richtigen Worte fand. Eine durchaus sympathische Eigenschaft, denkt man beispielsweise an Termine beim Chef, an Vorstellungsgespräche oder auch an das erste Treffen mit den zukünftigen Schwiegereltern.

Aber auch bei der konkreten Anwendung sagte man dem Kraut diesbezügliche große Fähigkeiten nach. So verwendeten vor allem Sänger und Redner vor Veranstaltungen das Kraut zum Gurgeln oder auch als Tee, um die Stimme zu erhalten und zu kräftigen. Es bleibt unklar, ob man zunächst herausfand, dass Odermennig als Gurgelmittel die Stimme stärkt, und daraus die magischen Fähigkeiten der Wortfindung ableitete, oder ob man die magischen Fähigkeiten erkannte und daraus den Schluss zog, dass die Pflanze als Gurgelmittel auch organotrop helfen könnte.

Interessant ist in diesem Zusammenhang, dass Odermennig in der Bachblütentherapie die Fähigkeit fördert, Emotionen auszudrücken und Konflikte auszutragen, und dass das Kraut außerdem die Sprachfreudigkeit verstärkt und bei Barrierenverhalten auflösend wirkt. So findet sich die alte magische Wirkung dort wieder.

Im Garten

Auf trockenen und mageren Böden in vollsonniger bis absonniger Lage fühlt sich der Odermennig auch im Garten wohl. Er macht sich sehr gut im Blumenbeet oder in Magerwiesen, besonders in Kombination mit Wiesen-Salbei *(Salvia pratensis)*, Kugel-Lauch *(Allium sphaerocephalon)* und Wiesen-Margerite *(Leucanthemum vulgare)*. Bei all diesen genannten Pflanzen sind die jungen Blätter essbar.

Pastinak

Pastinaca sativa

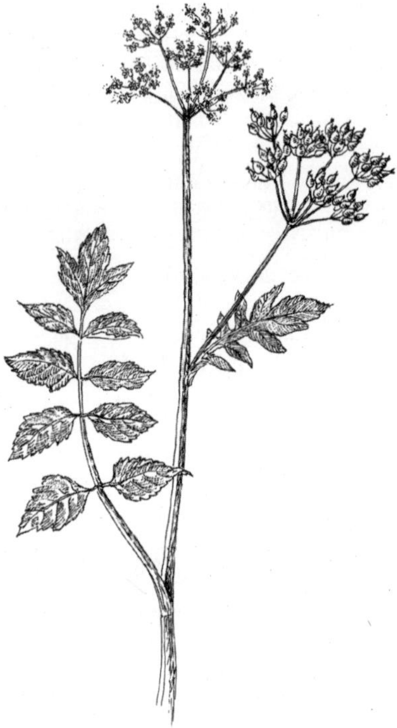

Vorkommen

Der gelb blühende Pastinak, ein Doldengewächs, kommt in größeren Beständen auf Straßenrainen, trockeneren Wiesen, Schuttfluren und Böschungen vor.

Volksnamen

Dickmöhre, Rehwurz, Rauer Giersch, Wilder Dill, Klingelmöhre, Holländischer Zuckerpastinak

Die lateinische Bezeichnung »sativa« bedeutet übersetzt so viel wie »angebaut« und lässt darauf schließen, dass die Pflanze im Anbau zu finden war – auch früher schon. Allerdings wurde sie eher im Norden Europas angebaut. Das Wort »Pastinak« könnte von lateinisch »pastus«, Nahrung, herrühren.

Ausgewählte Inhaltsstoffe

Pastinak enthält ätherische Öle, fette Öle und in der Wurzel Kohlenhydrate.

Wirkung

Pastinak ist keine Heilpflanze im eigentlichen Sinne, obwohl ihm eine leicht entspannende bis entkrampfende Wirkung nachgesagt wird, die hauptsächlich auf ätherische Öle zurückgeführt wird. Diese sitzen in den Früchten und wirken ähnlich wie Kümmel. Daher kann man Pastinak als Würzpflanze, zum Beispiel in Kohlgerichten, aber auch in Salaten und Suppen recht gut verwenden.

Blütezeit

Pastinak blüht von Ende Juni bis in den September hinein mit gelben Dolden. Wuchshöhe 60 bis 120 cm.

Verwendete Pflanzenteile

Zum Würzen verwendet man die Früchte der Pflanze. Man erntet die Pflanze vollreif, trocknet sie und schüttelt danach die Früchte ab, die man im Mörser vor Gebrauch etwas zerreibt. Der aromatische Geruch und die Wirkung erinnern ein wenig an Kümmel.

Gebräuchlicher, wenn auch nicht alltäglicher, ist der Genuss der Wurzel. Hierzulande ist die Wurzel (die der Kulturform) inzwischen wieder vor allem im Herbst und Winter erhältlich. Das Sammeln der Wildform lohnt sich nur auf wenig bis gar nicht verdichteten Böden, da die Ausbeute anderenfalls ziemlich gering ist. Der milde Geschmack der Wurzel macht sie bei Kindern recht beliebt. Man verwendet sie gewöhnlich wie Möhren. Auch als Rohkost ist sie gut geeignet.

Gegenanzeigen, Nebenwirkungen, Wechselwirkungen

Manchmal werden fototoxische Reaktionen, zum Beispiel Hautausschläge, beobachtet, die aber recht schnell wieder verschwinden.

In der Küche

Pastinakenwurzeln kann man wie Möhren verwenden. Als Gemüse (in Scheiben geschnitten und in Öl gebacken) oder als Auflauf. Man kann Suppe daraus kochen oder auch eine Rohkost, gemeinsam mit Möhren, daraus bereiten. Die Wurzeln sind außerordentlich gehaltvoll und übertreffen Möhre und Steckrübe an Nährstoffen.

Volkskundliches

Die alten Pflanzenkundigen kannten die Pflanze, aber auch bei ihnen war der Gebrauch in der Heilkunde nicht übermäßig. Die Pflanze wurde als harntreibend eingeschätzt und auch entsprechend verwendet, in der Regel als Tee, der aus den Früchten gebrüht wurde. Geschätzt hat man die Wurzel in der Küche, vielfach auch gemeinsam mit der Wilden Möhre. Bis ins 18. Jahrhundert war sie eine sehr geschätzte Hackfrucht im Gemüseanbau und als Viehfutter.

Die Namen »Rehwurz« oder »Hirtzwurz« rühren wohl aus der Vermutung, die Rehe fräßen das Kraut deshalb so gerne, weil sie anschließend unempfindlich gegen Schlangenbisse seien.

Im Garten

Damit die Wurzel gleichmäßig wächst und sich gut ernten lässt, sollte man den Pastinak im Garten in nährstoffreichen, möglichst lockeren, sandigen Boden setzen. Da die Pflanze zweijährig ist, lässt man ihren Samen die Möglichkeit zum Ausreifen. Sie ist ein Kaltkeimer. Es reicht aus, den Boden dazu im Spätsommer etwas zu lockern, der Rest geht meist von allein.

Pastinak macht sich gut in Kombination mit Wilder Möhre *(Daucus carota)*, Wegwarte *(Cichorium intybus)* und Nachtkerze *(Oenothera biennis)*. Bei allen diesen genannten Pflanzen können die Wurzeln für die Küche geerntet werden und alle wachsen am besten in voller Sonne.

Petersilie

Petroselinum crispum

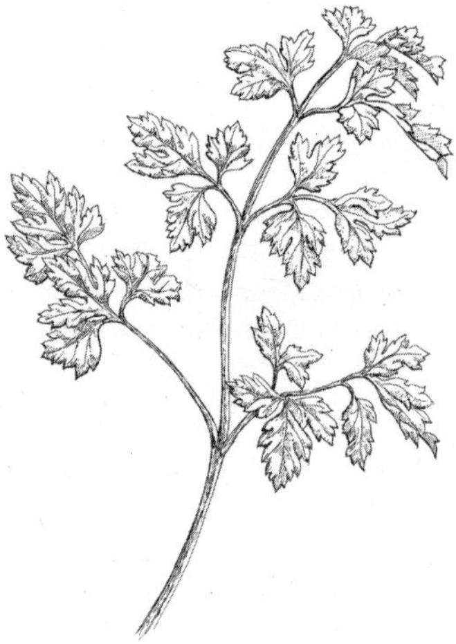

Vorkommen

Ursprünglich ist die Petersilie ein mediterranes Kraut, kommt also aus dem Süden Europas. Sie hat schon früh den Weg über die Alpen gefunden, vor allem als Heilkraut. In den nördlicheren Breiten wilderte sie jedoch kaum aus, sondern kommt in erster Linie kultiviert vor. Nachdem sie eine Zeit lang in Vergessenheit geraten war, erlebte sie ab dem 15. Jahrhundert eine echte Renaissance, nun aber vor allem als Würzkraut, was sie bis heute in erster Linie auch geblieben ist.

Volksnamen

Felswurzel, Kräuterwurzel, Peterchen, Silkwurzel, Suppenkraut, Junggesellenkraut, Peterlein und weitere

Der Name »Petersilie« könnte sich ableiten von den lateinischen Wörtern »petros«, Felsen, und »selinum«, einem Doldenblütlergewächs des Mittelmeerraumes, wird aber oft auch mit dem Namen Peter in Verbindung gebracht. So erzählte man sich beispielsweise in Thüringen, dass die Petersilie zunächst nach Rom zum heiligen Petrus reisen müsse, um die Erlaubnis zum Aufgehen zu holen, nach sechs Wochen sei sie wieder zurück (tatsächlich braucht Petersilie sehr lange, bis sie aufgeht).

Ausgewählte Inhaltsstoffe

In erster Linie bekannt ist der hohe Vitamin-C-Gehalt der Pflanze in Blättern und Wurzel, neben dem allerdings auch eine reiche Zahl ätherischer Öle (das bedeutendste darunter ist das Apiol) vorkommt, dies besonders in den Früchten der Pflanze. Dort spielen auch Flavonglykoside (Apiin) und Furocumarine eine Rolle. In den Blättern und der Wurzel sind neben Vitamin C noch Eisen und Kalzium enthalten, die die Pflanze im Rohzustand wertvoll für die Küche und den Vitaminhaushalt des Körpers machen.

Blütezeit

Petersilie ist ein zweijähriger Doldenblütler, der im ersten Jahr nur die Rosette bildet, während im zweiten Jahr Stängel und Blüte wachsen. Petersilie blüht weiß von Juni bis Juli. Wuchshöhe 30 bis 100 cm.

Wirkung

Die Petersilienwurzel (Petroselinum radix) wird heute noch als recht drastisches Mittel in der Phytotherapie eingesetzt, schwerpunktmäßig bei Nieren- und Blasenerkrankungen, häufig in Verbindung mit anderen Mitteln. Hauptgrund dafür ist das in der Wurzel, aber vor allem in den Früchten, enthaltene ätherische Öl Apiol, das als stark wärmendes, durchblutungsförderndes Mittel die Primärharnbildung erhöht, wodurch verstärkt Bakterien ausgespült werden können, was sich positiv auf eine gestörte Blase oder gestörte Nieren auswirkt.

Neben der anerkannten Wirkung auf die Nieren und die Blase verwendete die Volksmedizin die Petersilie auch bei Wasseransammlungen (auch in diesem Fall wirkt insbesondere das Apiol) und bei Menstruationsstörungen (wegen der spasmolytischen Wirkung der enthaltenen Cumarine). Die oberirdischen Pflanzenteile nahm man zum Einreiben gegen Ungeziefer und Insektenstiche und sie galten auch als abwehrstärkend und appetitanregend.

Verwendete Pflanzenteile

In der Phytotherapie werden die Wurzel (Petroselinum radix) – nicht zu verwechseln mit der Wurzelpetersilie, einer eigenen Unterart der Petersilie – und die Früchte (Fructus petroselini) verwendet, da sie die meisten Wirkstoffe enthalten.

Wegen der toxischen Wirkung verwendet man einen Infus der Wurzel nur einige Tage lang. Die reine Verwendung der Früchte ist wegen der Toxizität des Apiols nicht mehr üblich und sollte von Laien gar nicht in Betracht gezogen werden.

Die Küche zieht die Blätter vor, die auch in größeren Mengen verzehrt werden können. Der flüchtigen Vitamine wegen wird die Petersilie meist roh oder tiefgefroren und aufgetaut verwendet.

Gegenanzeigen, Nebenwirkungen, Wechselwirkungen

Hauptsächlich die Früchte (Samen) der Pflanze, aber auch die Wurzel dürfen nicht überdosiert werden, da sie in diesem Fall toxisch (vergiftend) wirken. Vor allem das heilende Apiol führt bei Überdosierung zu Herzrhythmusstörungen, Halluzinationen, aber auch zu verstärkter Gebärmutterkontraktion. Letzteres ist der Grund dafür, dass in früheren Zeiten die Petersilie verwendet wurde, um unerwünschte Schwangerschaften abzubrechen.

Für das Wohlbefinden

Petersilien-Gesichtswasser

- Petersilien-Gesichtswasser ist gut bei unreiner und fettiger Haut.
- Dafür übergießt man 2 bis 3 EL frische Petersilie (und vielleicht einige Blätter Seifenkraut) mit 1 Tasse kochendem Wasser und lässt dies abgedeckt 30 Minuten ziehen.
- Anschließend abseihen, abkühlen lassen und das klärende Gesichtswasser mit einem Wattebausch auf die Haut auftragen. Im Kühlschrank 2 bis 3 Tage haltbar.

In der Küche

Schon früh wurde die Petersilie reichlich in der Küche verwendet. Gebraten, gekocht, als Salatpflanze und als Würzmittel. Wegen des intensiven Geschmacks, der ranzige oder alte Geschmacksnoten überdeckt, war sie äußerst beliebt.

Gefüllte Wiesenchampignons

für 4 Personen
2 Zwiebeln
1 EL gutes Pflanzenöl
eventuell Knoblauchzehen nach Belieben
1 Messerspitze gerebelter Beifuß
1 – 2 TL Senf
Salz
frisch gemahlener Pfeffer
Mehl
4 EL Schmand, saure Sahne oder Crème fraîche
100 ml Schlagsahne
1 Bund fein gehackte Petersilie
8 – 10 große Wiesenchampignons
100 g frisch geriebener Bergkäse

• Geschälte Zwiebeln in feine Würfel schneiden und in heißem Öl anschwitzen. Geschälten, gehackten Knoblauch nach Belieben, Beifuß und Senf, Salz und Pfeffer zufügen und abschmecken. Mit einem Hauch Mehl bestäuben und ganz leicht bräunen. Sauerrahm und Sahne zugeben, gut verrühren, erhitzen, aber nicht kochen und abschmecken. Die fein gehackte Petersilie unterrühren.
• Die geputzten Champignons mit den Hutunterseiten nach oben in eine feuerfeste Form geben, mit Käse füllen und mit der Sauce begießen. Die Form mit einem Deckel oder Alufolie verschließen und im vorgeheizten Backofen bei 180 °C 20 bis 30 Minuten garen.

Petersiliensaft

• Petersiliensaft gewinnt man, indem man das Kraut der Pflanze im Entsafter auspresst. Der frische Saft ist gut zur Behandlung unreiner Haut, da er entzündungshemmend wirkt.

Herzwein nach Hildegard von Bingen

8 – 10 Stängel frische Petersilie
1 l guter Weißwein oder Rotwein
1 – 2 EL Weinessig
80 – 100 g Honig

• Petersilie, Wein und Essig in einem großen Topf mit Deckel etwa 10 Minuten kräftig durchkochen und dabei öfter umrühren. Den Honig hinzufügen und nochmals 5 Minuten leicht köcheln lassen. Noch heiß abseihen und in eine saubere Flasche füllen. Zur besseren Haltbarkeit gibt man 1 TL reinen Alkohol dazu.
• Dieser Wein galt und gilt als außerordentlich gutes Stärkungsmittel in der Rekonvaleszenz, als immunstärkend und auch ganz allgemein stärkend bei Stress, Überarbeitung und Ähnlichem (das ist doch was für alle Workaholics ...).

Volkskundliches

Die Bedeutung der Petersilie in der Heilkunde und ihre vorzüglichen Eigenschaften in der Küche waren bereits den alten Griechen und Römern bekannt. So gibt es Nennungen des Krautes bereits aus dem 3. Jahrhundert nach Christus.

Wie bei vielen Pflanzen, deren Bedeutung schon früh erkannt wurde, ranken sich auch um die Petersilie zahlreiche Legenden und Mythen. So galt sie (wohl wegen der toxischen Wirkung des Apiols) auch als Synonym für den Tod, war etwa der griechischen Göttin der Unterwelt, Persephone, gewidmet, wurde bei Bestattungsritualen verwendet, und man sagte, es brächte Kriegern Unglück, wenn sie auf dem Weg zur Schlacht der Petersilie begegneten. Der übermäßige Genuss des Apiols verursachte wohl tatsächlich Todesfälle (vor allem wohl bei dem Versuch der Abtreibung), führt aber wohl auch zu intensiven Lähmungserscheinungen. Gleichzeitig galt die Petersilie aber auch als Stärkungsmittel und der Verzehr der Früchte galt als aphrodisierend.

Im Garten

Im Garten braucht die Petersilie einen tiefgründigen, lockeren, nährstoffreichen Boden mit einer mindestens ausreichenden Wasserversorgung. Durch einen regelmäßigen Ernteschnitt wird der Blattzuwachs gefördert.

Im Handel sind verschiedene Sorten im Angebot (Beispiele krause Form: *Grüne Perle, Mooskrause, Green River;* Beispiel glatte Form: *Gigante d'Italia),* unter anderem auch Wurzelsorten *(Petroselinum crispum var. tuberosum),* die man der Wurzel wegen anbaut und die eine entsprechend große Wurzel bilden. Petersilie keimt nicht immer gut. Achten Sie gut auf frisches Saatgut.

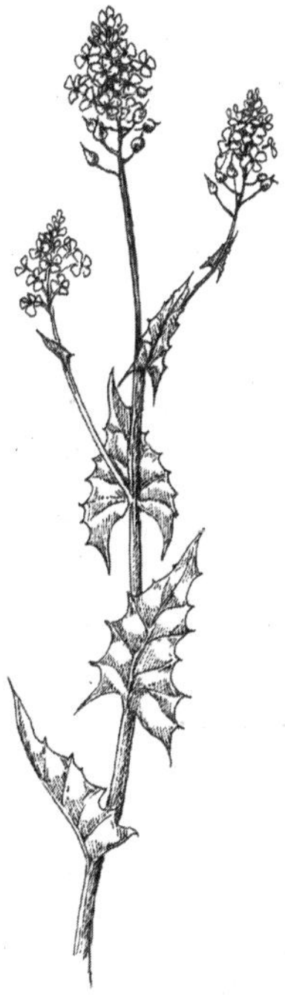

Pfeilkresse

Cardaria draba

Vorkommen

Die Pfeilkresse ist eine wärmeliebende Steppenpflanze und bevorzugt warme, nur mäßig stickstoffreiche, eher steinreiche Böden an Wegrändern, auf Ruderalstellen, an Weinbergsrändern und Bahndämmen. Man findet sie häufig im Weinbauklima, dort oft gruppenweise.

Volksnamen

Es gibt wohl keine bei uns.

Ausgewählte Inhaltsstoffe

Die Pfeilkresse ist nicht besonders gut erforscht, da sie erst seit kurzem in unseren Breiten aufgetaucht ist. Sie enthält in den Samen und weniger auch in den Blättern Senfölglykoside, die ihr den kresseähnlichen, scharfen Geschmack geben.

Wirkung

Senfölglykoside haben eine anregende Wirkung auf den Stoffwechsel, weshalb der Genuss von Pfeilkresse gut tun dürfte. Früher wurden die Blüten hauptsächlich als Pfefferersatz zum Würzen verwendet, denn Pfeffer war ein außerordentlich teures Gewürz.

Blütezeit

Pfeilkresse blüht von April bis Mai und Juni in weißen Dolden. Wuchshöhe 20 bis 50 cm.

Verwendete Pflanzenteile

Verwendet werden am häufigsten die noch nicht geöffneten Blüten der Pflanze, aber auch die Blätter sind genießbar.

Gegenanzeigen, Nebenwirkungen, Wechselwirkungen

Pflanzen, die so wenig erforscht sind, sollte man nur in kleinen Mengen genießen.

In der Küche

Pfeilkressesenf

200 ml Pfeilkresseblütenköpfchen (1 große Tasse)
etwa 2 EL Balsamico-Essig
etwa 2 EL milder Weinessig
Salz
Zucker (Vollrohrzucker oder Roh-Rohrzucker)
eventuell etwas Kurkuma, Currypulver oder scharfes Rosenpaprikapulver
1 EL gutes Olivenöl (je nach Zustand der Pflanzen auch mehr), tropfenweise

- Die Pfeilkresseblütenköpfchen pürieren, zunächst 1 EL Balsamico-Essig und 1 EL milden Weinessig dazugeben und nochmals pürieren. Dann mit Salz und Zucker abschmecken, eventuell etwas Gewürz nach Geschmack und gegebenenfalls auch den restlichen Essig dazugeben.
- Tropfenweise Olivenöl darunterrühren, bis die gewünschte Konsistenz oder Schärfe erreicht ist. Es ist recht schwierig, hier genaue Rezeptanweisungen zu machen, da der Geschmack wesentlich vom Zustand der Blütenköpfchen abhängt. Hier sind etwas Fingerspitzengefühl und Erfahrung gefragt. Wenn er gelingt, ist er ein ausgezeichneter Kräutersenf, der sehr gut zum kalten Büfett passt.

Pfeilkressekäse

für 4 Personen
800 g fest kochende Kartoffeln
Salz
100 g weiche Butter
2 hart gekochte Eier
250 g geräucherter Tofu oder Scamorza (ital. Räucherkäse)
3 mittelgroße Gewürzgurken
nach Belieben 1 Handvoll Pfeilkresseblätter
etwa 200 ml noch nicht aufgeblühte Pfeilkresseblütenköpfchen (etwa 1 große Tasse)
frisch geriebener Muskat
Paprikapulver
rohes Gemüse wie Tomaten, Möhren, Gurken, Rettich ...

- Die Kartoffeln in Salzwasser garen, abgießen, schälen und noch heiß durch die Kartoffelpresse drücken oder mit dem Kartoffelstampfer zerdrücken. Die Butter schaumig rühren, die hart gekochten und geschälten Eier, den Tofu oder Käse und die Gurken fein würfeln, Pfeilkresseblätter und Pfeilkresseblüten fein zerkleinern und alles gut mit dem warmen Kartoffelpüree verrühren. Mit Salz, Muskatnuss und Paprikapulver abschmecken.
- Das Gemüse waschen und in handliche Stücke schneiden. Den Käse damit garniert servieren.
- Als Variationen kann man sehr gut auch 100 g frisch geriebenen Hartkäse (wie Parmesan) unterrühren oder 150 g Butterkäse oder Emmentaler. Etwas weicher wird der Käse, wenn man ein wenig Wein dazugibt, am besten einen trockenen Weißwein.

Volkskundliches

Die Pflanze ist in unseren Breiten noch nicht sehr lange heimisch. Ursprünglich kommt sie wohl aus dem ostmediterranen und vorderasiatischen Raum und wurde erst im 18. Jahrhundert nach Mitteleuropa eingeschleppt. Noch im 19. Jahrhundert war ihre Häufigkeit nicht so groß, dass die Pflanze eine größere Beachtung gefunden hätte. Heutzutage ist sie dort recht verbreitet, wo sie gerne wächst, sogar in den Alpen bis in 2000 m Höhe. Da sie sehr stark wuchert, führt dies jedoch auch zur Verdrängung anderer Pflanzen.

Im Garten

Im Garten ist Pfeilkresse eher nicht empfehlenswert, da man sie nicht mehr loswird. Wenn man sie haben möchte, benötigt Pfeilkresse magere, vollsonnige Standorte, die im Frühjahr ausreichend mit Feuchtigkeit versorgt sind, damit die Knospen schön zart bleiben. Möglichst nur dort ansiedeln, wo sie auch wuchern darf, oder wenn dies nicht möglich ist, gleich mitsamt dem Pflanzkübel einsenken. Wirkt sehr schön in Kombination mit dem Kleinen Sauerampfer *(Rumex acetosella)* oder dem Schild-Ampfer *(Rumex scutatus)*, auch Römischer Ampfer genannt.

Quendel

Feld-Thymian, Thymus pulegioides

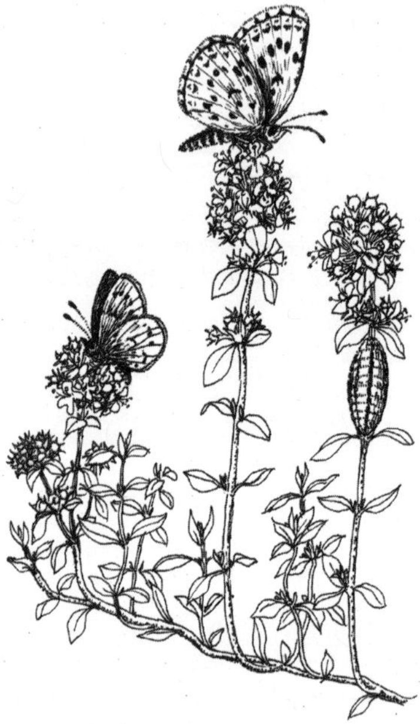

Vorkommen

Quendel ist ein Halbstrauch, der trockene, sonnige Standorte bevorzugt: Wegränder, Halbtrockenrasen, Felsen und Mauern. Er entwickelt einen eher kriechenden Wuchs und zählt zu den Lippenblütengewächsen. Ursprünglich ist die Pflanze im Mittelmeerraum beheimatet, findet sich aber heute auch an geeigneten Standorten im nördlicheren Europa und in Nordafrika.

Volksnamen

Arznei-Thymian, Wild-Thymian, Karwendel, Kranzkraut

Neben *Thymus pulegioides* gibt es die eigene, recht seltene Art Sand-Thymian *(Thymus serpyllum)* und den Frühlings-Thymian *(Thymus praecox)*.

Ausgewählte Inhaltsstoffe

Bedeutsame Inhaltsstoffe des Quendels sind ätherische Öle mit Carvacrol, Thymol und anderen Bestandteilen, Flavonoide, Gerbstoffe (Rosmarinsäure) und Bitterstoffe.

Blütezeit

Quendel blüht von Mai und Juni bis September und Oktober mit rosafarbenen Blüten in kopfigen, kleinen Scheinähren, die in den Blattachseln sitzen. Wuchshöhe bis 10 cm.

Verwendete Pflanzenteile

Man verwendet die krautigen Teile der Pflanze, vornehmlich Blüten und Blätter frisch und getrocknet. Geerntet wird während der Blüte.

Wirkung

Quendel wirkt expektorierend, entkrampfend, antibakteriell, schweißtreibend. Er kommt als Hustenmittel und Magenmittel, als blähungs- und harntreibende Pflanze, äußerlich bei Rheuma und Verstauchungen, in Gurgelwässern sowie bei der Herstellung von Kräuterlikören zum Einsatz.

Die Wirkung des Quendels ähnelt der des Echten Thymians *(Thymus vulgaris)*, ist allerdings wohl etwas schwächer. Das mag auch daran liegen, dass die Sonneneinstrahlung hierzulande schwächer ist als in Südeuropa und die Bildung der ätherischen Öle, der Hauptwirkstoffe, deswegen schwächer ist als beim Echten Thymian. Die ätherischen Öle wirken in erster Linie krampflösend und desinfizierend, sodass man den Quendel zur

Behandlung von Hustenerkrankungen und bronchialen Infekten einsetzt sowie bei Störungen im Magen-Darm-Bereich. Frisch gequetschter Quendel mit Essig und Honig gemischt ist ein gutes Mittel gegen Blähungen. Die Bitterstoffe machen ihn aber auch appetitanregend und kräftigend, weshalb er sich gut als Gewürzkraut eignet. Wegen des intensiven Geruchs der ätherischen Öle ist Quendelöl auch sehr beliebt für Kräuterbäder, Inhalationen und Kräuterkissen. Hierin ist die Pflanze dem Dost *(Origanum vulgare)* sehr ähnlich.

Die Volksmedizin verwendet Quendel auch gerne bei Frauenleiden wie schmerzhaften Wehen oder bei Altersschwäche, Blutarmut, Schlaflosigkeit, Depressionen und Hautleiden. In der Volksmedizin gilt der Quendel als sehr wertvoll, vielleicht, weil er anders als der Echte Thymian *(Thymus vulgaris)* wild wachsend bei uns häufig vorkommt.

In der heutigen Phytotherapie hingegen gilt das ätherische Öl des Quendels als weniger hochwertig als das Thymianöl, weshalb die Phytotherapie den Thymian vorzieht. Daher greift man heute bei Behandlungen eher zu Thymian. Legt man aber Wert darauf, selbst zu sammeln oder die heimische Art zu verwenden, ist der Quendel angesagt, gerade auch für die Küche.

Quendel steht allerdings auf der Liste der gefährdeten Pflanzen. Zwar kommt er je nach Standort noch häufig vor, allerdings schwinden zunehmend die natürlichen Standorte, wodurch der Lebensraum des Quendels immer mehr eingeschränkt wird. Also besser im Garten anbauen und ernten.

Gegenanzeigen, Nebenwirkungen, Wechselwirkungen

Bei bestimmungsgemäßem Gebrauch sind keine Nebenwirkungen zu erwarten. Empfindliche Personen müssen die Wirkung von Pflanzen mit intensiven ätherischen Ölen – wie dem Quendel – allerdings vorsichtig ausprobieren.

In der Küche

Quendelblütenessig

- Für Quendelblütenessig füllt man ein Einmachglas mit Quendelblüten, die anschließend mit angewärmtem guten Weinessig, zum Beispiel einem Rieslingessig, übergossen werden. Das Glas wird verschlossen und bleibt mindestens 2 Wochen an einem sonnigen, warmen Platz stehen. Regelmäßig, mindestens einmal täglich, schütteln. Nach 2 Wochen die Blüten abseihen. Sollte der Duft nicht intensiv genug sein, kann man die ganze Prozedur wiederholen.
- Der Blütenessig lässt sich sowohl in der Küche verwenden als auch – verdünnt – als Haarspülung.

Volkskundliches

Bei den Germanen war Quendel der Göttin Freya geweiht und galt noch im Mittelalter als typisches Frauenkraut, so schrieb man ihn während dieser Zeit der Jungfrau Maria zu. Quendel, frisch auf das Haupt gelegt, soll bei allen Arten von Kopfschmerzen und Kopfstichen helfen, ebenso geweihte Quendelkränze. Diese Kränze hängte man auch in die Ställe zum Schutz vor Blitzeinschlag, und sie ließen im Stall zudem die Milch fließen.

Im klassischen Altertum opferten die Frauen der Liebesgöttin Aphrodite Quendel und Rosen. Dem Quendel werden hohe Schutzeigenschaften zugeschrieben. So rettete er der Sage nach viele Reisende. Aber vor allem gilt er als Frauenkraut, hilfreich durch seine entspannenden und schmerzstillenden Eigenschaften bei und nach der Geburt. Er ist eines der Frauen-Bettstrohkräuter. Viele Bräute hatten auch geweihten Quendel im Schuh.

Auch in ganz irdischen Belangen war er von Nutzen. So hatte ein Händler Glück, wenn er einen Stängel Quendel mit der rechten Hand dreimal über den Kopf schwang und dazu sagte: »Quandel, Quandel mach mir guten Handel.« (Das ist doch einen Versuch wert, oder?)

Quendel und Thymian gelten seit alters her gemeinsam mit Dost und Majoran als ausgesprochen beliebte Gewürze in der mediterranen Küche. Auch hierzulande kennt man sie gemeinsam auf jeder Pizza. Dies mag seine Bewandtnis in einer alten Legende haben, die erzählt, dass die früheren griechischen Sklavenhalter ihren Sklaven deshalb so viel Thymian und Quendel in die Speisen taten, damit sie kräftig blieben und kräftig und lebhaft arbeiteten. Denn Thymian und Quendel galten als hitzige Kräuter. Um zu verhindern, dass die Sklaven nun aber zu hitzig wurden und anfingen, über Revolten oder Ähnliches nachzudenken, gaben die Herren reichlich vom Dost hinzu, denn dieser hält zwar bei Laune, entspannt aber gleichzeitig und macht eine frohe Stimmung. So, dachten sich die Herrschaften, hätten sie eine Sklavenschar, die kräftig und ausdauernd schaffen könne, ohne dabei den guten Mut zu verlieren, geschweige denn auf dumme Gedanken zu kommen.

Im Garten

Im Garten benötigen *Thymus pulegioides* und *Thymus serpyllum* trockene, steinige, sandige, gut wasserdurchlässige Böden in voller Sonne. Ideal sind die Ränder von Kieswegen, Mauerfugen und Schotterflächen hinter Trockenmauern. Von beiden Thymian-Arten gibt es weiß blühende Variationen *(Thymus pulegioides Album* beziehungsweise *Thymus serpyllum Album).* Sie passen gut in Kombination mit allen einheimischen kriechenden Sedum-Arten.

Schachtelhalm

Acker-Schachtelham, Equisetum arvense

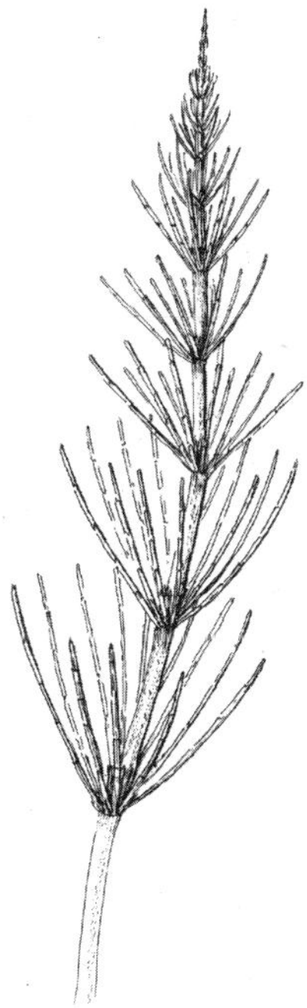

Vorkommen

Acker-Schachtelhalm ist eine Pflanze, die so manchen Gärtner zur Verzweiflung treibt, jedenfalls dann, wenn der Boden feucht und lehmhaltig ist. Auch auf Äckern gilt er als lästiges Unkraut. An Wegrändern, in Gebüschen und Bachnähe ist er weit verbreitet.

Volksnamen

Am bekanntesten dürfte der Name »Zinnkraut« sein, ähnlich bekannt wie »Katzenschwanz«, aber die Pflanze heißt auch Scheuergras, Fegekraut, Rossschwanz, Rosskraut, Katzenwedel, Haarpfeife.

Der Name »Zinnkraut« rührt daher, dass man die Reinigungs- und Scheuerkraft der Kieselsäure (deren unlösliche Anteile die Pflanze in kristalliner Form enthält) früher verwendete, um Geschirr aus Zinn oder Kupfer zu säubern. Noch älter ist die Nutzung des Krautes für feine Tischler- und Kunstarbeiten im Möbelbau, was möglicherweise den Begriff »Schachtelhalm« begründete.

Ausgewählte Inhaltsstoffe

An erster Stelle ist bei den Inhaltsstoffen Kieselsäure mit einem Anteil bis 10 % zu nennen, aber auch Flavonoide (Quercetin, Kämpferol), Kaliumsalze und Saponine sind enthalten.

Blütezeit

Der Schachtelhalm zählt zu den Sporengewächsen, die durch das Fehlen von Blüten und ihr ungewöhnliches Aussehen auffallen. Im zeitigen Frühjahr erscheint der ziemlich kleine Sporenträger in brauner bis rotbrauner Farbe und erst einige Wochen später kommt der unfruchtbare grüne Spross aus dem Boden, den man als Schachtelhalm kennt.

Wirkung

In der Schulmedizin ist Schachtelhalm im Wesentlichen als leicht diuretisch wirkend anerkannt. Diese wassertreibende Wirkung bedingt Indikationen bei bakteriellen und entzündlichen Erkrankungen der ableitenden Harnwege. Äußerlich wird ein Dekokt empfohlen zur besseren Abheilung schlecht heilender Wunden, aber auch zum Beispiel bei Rheuma. Auch mancher Arthrosepatient mit chronischem Leiden berichtet von der vorbeugenden Wirkung des Acker-

Schachtelhalms. Schaut man sich die erhältlichen Präparate an, zeigt sich, dass die Pflanze meistens in Mischungen vorkommt.

In der Volksmedizin hielt man die Pflanze für ein ausgezeichnetes Mittel bei Lungentuberkulose (Bluthusten), Schwindsucht, Lungengeschwüren und vielem, was mit Blase, Galle, Nieren und Leber zu tun hatte. Vor allem in der Antike schätzte man die blutstillenden Eigenschaften. Zum Putzmittel degradiert, geriet der Schachtelhalm einige Zeit lang in Vergessenheit, bevor ihn Sebastian Kneipp wieder neu für die Volksmedizin entdeckte (wie übrigens auch einige andere Pflanzen). Seither wird er wieder bei bronchialen Problemen empfohlen, was auch heute noch aktuell ist. Allerdings fehlen hierzu aus der klassischen Medizin Forschungen, sodass diese Wirkung nicht experimentell nachgewiesen ist. Deswegen wurde sie aber auch noch nicht widerlegt.

Am eindrucksvollsten sind sicher die bindegewebsstärkenden Eigenschaften, die auf den hohen Anteil an Kieselsäure zurückzuführen sind, sowohl innerlich als Tee als auch äußerlich zum Beispiel als Badezusatz. Schachtelhalm wirkt anregend, er steigert die Widerstandskraft, ist also hilfreich bei Durchblutungsstörungen, Schwellungen nach Brüchen, bei Gicht, Arthrose, Rheuma, auch Neurodermitis und Ekzeme werden genannt. Gerade auf dem Land verwendete man den Acker-Schachtelhalm noch bis vor wenigen Jahrzehnten gerne und macht es immer noch.

Für die äußerliche Anwendung dosiert man die Droge 1:100, also 10 g getrocknetes Zinnkraut pro 1 l Wasser, und stellt daraus ein Dekokt her. Für die innerliche Anwendung werden 2 TL klein geschnittenes Kraut mit 1 Tasse kochendem Wasser übergossen. 10 Minuten ziehen lassen, dann abseihen. Im Akutfall 3 Tassen täglich, vorbeugend 2 Tassen täglich trinken, maximal 4 Wochen lang, dann das Kraut wechseln.

Manchmal liest man auch, dass eine Tinktur gemacht wurde, indem man das frische oder getrocknete Kraut in 40-prozentigen Alkohol einlegte und mindestens 3 Wochen lang auszog. Diese Tinktur diente tropfenweise eingenommen ebenfalls zur Bindegewebsstärkung.

Verwendete Pflanzenteile

Achtung! Es gibt giftige Schachtelhalm-Arten, weshalb man die Wildsammlung auf jeden Fall nur dann vornehmen darf, wenn man die Pflanze unzweifelhaft bestimmt hat. Man verwendet den grünen und unfruchtbaren Spross der Pflanze, solange er grün und saftig ist.

Gegenanzeigen, Nebenwirkungen, Wechselwirkungen

Nicht zu verwenden bei Herz- und Nierenstörungen!

Für das Wohlbefinden

Ein Kaltansatz eignet sich sehr schön zum Spülen der Haare, die dadurch lockerer werden und weniger ausfallen sollen. Dafür wird das Kraut über Nacht im Verhältnis 1:100 in kaltem oder lauwarmem Wasser ausgezogen.

Volkskundliches

Mythologisch betrachtet, war der Schachtelhalm keine große Leuchte. Zwar erzählte man sich mancherorts, dass an seinen Wurzeln hin und wieder kleine Goldklümpchen hängen, aber dies dürfte vordergründig zur Motivation derjenigen gedacht gewesen sein, die das eher ärgerliche Vergnügen hatten, den Schachtelhalm auf dem Acker zu hacken. Auch auf seine magische Wirkung in Liebesangelegenheiten vertrauten nur die allerwenigsten.

Im Garten

Schachtelhalm ist im Garten nur sehr schwer anzusiedeln. Er wächst nur auf verdichteten Böden und wuchert dann sehr stark.

Schafgarbe

Achillea millefolium

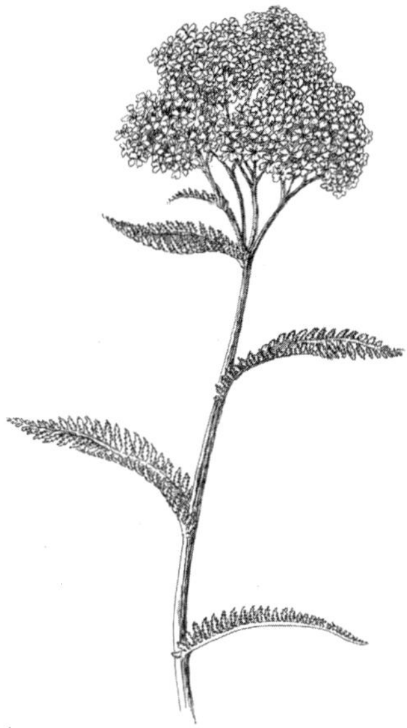

Vorkommen

Die Schafgarbe ist eine recht anspruchslose Pflanze, die weit verbreitet ist. Sie wächst vornehmlich auf recht trockenen Standorten in der Sonne, aber auch im Halbschatten. Sie ist auf der ganzen nördlichen Erdhalbkugel verbreitet und zählt zu den Korbblütlern.

Volksnamen

Achillenkraut, Frauenkraut, Blutkraut, Bauchwehkraut, Tausendblatt, Grillenkraut, Feldgarbe, Zimmermannskraut (weil die Zimmermänner damit ihre Wunden heilten), herbe de Saint-Joseph (wegen des heiligen Josefs, der auch ein Zimmermann war), Stratiotes chiliophyllos (Tausendblättriges Soldatenkraut, ein Name, den Dioskurides wahrscheinlich für die Schafgarbe verwendete), Soldatenwurz, Eisenkraut, Heil aller Schaden, Herrgottkraut, Garbenkraut, Tausendblatt, Gotteshand und viele mehr

Der lateinische Namensteil »achillea« steht der Überlieferung zufolge in Zusammenhang mit Achilles (der Mann mit der Ferse). Erzählt werden verschiedene Versionen. So ist es einmal die Göttin Aphrodite, die Achilles rät, seine Verletzung mit der Schafgarbe zu behandeln, ein anderes Mal ist es der heilkundige Zentaur Chiron, der Achilles die Schafgarbe als Wundkraut empfiehlt, wodurch er oder einer seiner Freunde den griechischen König Telephos von einer Kriegswunde heilen kann.

Der Name »Schafgarbe« kommt einerseits von Schafen, die das Kraut gerne fressen und dabei gesund bleiben sollen, und »garbe«, einem Begriff mit Verbindung zur Wundheilung.

Ausgewählte Inhaltsstoffe

Schafgarbe enthält ätherische Öle mit den Hauptbestandteilen Kampfer, Cineol, Eukalyptol, Thujon, Matricin (Vorstufe von Chamazulen, wirkt antiphlogistisch, siehe auch Seite 94), außerdem Bitterstoffe (Achillein), Gerbstoffe, Flavonoide, die Vitamine C und K, recht viel Kalium, Harze und Säuren.

Blütezeit

Von Juni bis September (in warmen Gegenden auch bis Oktober) blühen die in Trugdolden angeordneten und weiß bis leicht rosa gefärbten Körbchenblüten. Zweimaliger kompletter Rückschnitt bis zum Boden fördert den erneuten gesunden Austrieb mit neuer Blütenbildung. Wuchshöhe 30 bis 60 cm.

Wirkung

Wegen der breiten Wirkung, die bedingt ist durch das Vorhandensein sowohl von Bitterstoffen (hilfreich bei Magen-Darm-Problemen), Gerbstoffen (hilfreich bei Wunden und Entzündungen, zur Blutstillung) als auch von ätherischen Ölen (entzündungswidrig, beruhigend) galt die Schafgarbe in den Gegenden, in denen die wilde Echte Kamille nicht heimisch ist, als Kamille des armen Mannes.

Für die Schulmedizin ist sie ein Amarum (Bittermittel) mit spasmolytischer (entkrampfender), antiphlogistischer (entzündungshemmender), karminativer (abblähender) und cholagoger (gallenwirksamer) sowie die Verdauungssäfte anregender Wirkung. Diese recht umfassende Wirksamkeit wird auf das Zusammenspiel der unterschiedlichen Wirkstoffe zurückgeführt. So sind auch die schulmedizinischen Anwendungsmöglichkeiten gegeben. Einerseits wird Tee verordnet bei unspezifischen Gastritiden oder leichten, krampfartigen Beschwerden im Magen-Darm-Bereich, aber auch äußerlich als Sitzbad bei schmerzhaften Krampfzuständen im Beckenbereich der Frau.

Heutzutage gilt die Schafgarbe hauptsächlich als beruhigendes Mittel bei Magen-Darm-Erkrankungen, als moderates Bittermittel, das auch der Appetitanregung dient. Früher verwendete man sie wesentlich vielfältiger. So zum Beispiel auch als wichtiges Frauenmittel, das ausgleichend auf alle krampfartigen Zustände im Unterleib wirkte. Auch bei unregelmäßiger Blutung im Klimakterium oder zu Beginn des Frau-Werdens machte man sich die ausgleichende Wirkung der Schafgarbe zu Nutze. Das ist auch heute noch möglich, sofern man zuvor andere organische Ursachen für die Beschwerden ausgeschlossen hat.

Noch viel früher setzte man das Kraut zudem gegen die Pest, bei Rückenschmerzen, gegen entzündete Augen, aufgesprungene Hände, Hautkrankheiten, Wassersucht, Rheumatismus, Erkältungen, Husten, bei Wunden, Geschwüren, Durchfall, Magenschwäche, überhaupt Kräfteverlust, Fieber, bei Geburten, bei Hämorrhoiden, Frostbeulen und anderem ein – die Reihe ließe sich fast unbegrenzt fortführen.

Als eines der Kräuter, die im frühen Frühjahr erscheinen, gehört die Schafgarbe auch zur Grünen Neune, der Neunkräutersuppe oder Gründonnerstagssuppe, die man aß, um den Sommer über gegen alle Krankheiten gefeit zu sein. Darin enthalten waren die magischen neun Kräuter, deren Genuss im Frühjahr man diese Zauberkraft nachsagte.

Zubereitet wurde Schafgarbe frisch und getrocknet sowohl als Tee wie auch häufig als Weintinktur (150 g Schafgarbe auf 1 Liter guten Wein, davon vormittags und nachmittags 1 bis 2 EL einnehmen) oder Alkoholtinktur (100 g Kraut auf 300 ml Branntwein, 10 bis 14 Tage in die Sonne stellen, wovon täglich 5 bis 10 Tropfen auf Zucker genommen wurden) oder als Badesud.

Für ein Sitzbad gibt man 100 g Schafgarbenkraut auf 1 bis 2 Liter kochendes Wasser. 20 Minuten ziehen lassen, abseihen und den Sud dem Badewasser beigeben. Für einen Tee gibt man 1 bis 2 TL Schafgarbenkraut in 1 Tasse, füllt mit kochendem Wasser auf und lässt 7 bis 10 Minuten ziehen. Schluckweise trinken, 3 bis 4 Tassen täglich.

In Bayern galt die rötlich blühende Schafgarbe als den Männern hilfreich, die weiß blühende war für die Frauen bestimmt.

Verwendete Pflanzenteile

Meist wird das ganze Kraut (das heißt die oberirdischen Pflanzenteile) getrocknet und geschnitten verwendet. In manchen Gegenden verwendet man auch nur die abgerebelten Blätter und Blüten.

Gegenanzeigen, Nebenwirkungen, Wechselwirkungen

Allergische (Haut-)Reaktionen (Wiesendermatitis) sind beim Berühren möglich, empfindliche Personen sollten erst mal ausprobieren, ob ihnen die Schafgarbe bekommt. Korbblütenallergiker müssen sich sowieso fernhalten.

In der Küche

Der Geschmack der Schafgarbe ähnelt dem des Kerbels, allerdings ist die Scharfgarbe etwas bitterer. Daher verwendet man sie in der Küche in erster Linie wie ein Gewürz, etwa in Kräuterquark, Kräutersaucen und Suppen, in aller Art Salaten, aber auch zu Kartoffelgerichten passt sie sehr gut. Wer das etwas Außergewöhnliche mag, versucht sie auch einmal zu süßen Aufläufen.

Schafgarbenbrot

- 1 Scheibe frisches Mischbrot (Graubrot, Schwarzbrot) mit Butter bestreichen, mit jungen, klein geschnittenen Schafgarbenblättchen und eventuell klein geschnittener Knoblauchsrauke belegen, eine Prise Salz darübergestreut und fertig. Wer mag, kann statt Butter Frischkäse verwenden. Das Brot sollte möglichst frisch und nicht zu dünn geschnitten sein.

Für das Wohlfinden

Die antibakterielle, beruhigende Wirkung macht Schafgarbe zu einem guten Mittel bei entzündeter, gereizter, fettiger und unreiner Haut. Neben Gesichtswasser (das man nur für baldigen Gebrauch produziert – Gesichtswasser ist ein intensiver Tee) verwendet man die Pflanze für Gesichtsdampfbäder (wie Kamille) oder für Gesichtsmasken. Für die Maske werden frische Blätter zu Brei gestampft, mit Quark gemischt und auf das Gesicht aufgetragen. Man lässt sie 10 bis 20 Minuten einwirken. Auch hier sollten empfindliche Menschen vorsichtig sein und erst prüfen, ob ihnen das gut tut.

Volkskundliches

Hin und wieder wurde die Schafgarbe als Augenbraue der Venus bezeichnet, was darauf schließen lässt, dass sie tatsächlich schon sehr früh als recht bedeutsame Pflanze bekannt war. In den alten Kräuterbüchern ist die Schafgarbe in erster Linie als Wundkraut bekannt, und Forscher gehen davon aus, dass die Schafgarbe im Norden Europas bereits genauso lange bekannt und als Wundkraut geschätzt wurde wie in Südeuropa. Im Norden sogar eher noch mehr, schließlich ist die Vielfalt an Heilpflanzen im Süden Europas größer als in unseren Breiten. Und warum sollten nicht Germanen und Kelten genauso gute Naturbeobachter gewesen sein wie Griechen oder Römer.

Die Bezeichnungen »Soldatenkraut«, »Eisenkraut« oder »Soldatenwurz« lassen sich darauf zurückführen, dass man glaubte, die Schafgarbe könne vor allem Wunden heilen, die durch Eisen entstanden waren. Darauf hatte wahrscheinlich die Legende um Achilles einigen Einfluss.

Der Nutzen vieler wilder Kräuter war auch in der Neuzeit bekannter, als man gemeinhin glaubt. So ist ein Gespräch überliefert zwischen einem modernen Agrarökonom (es handelt sich wohl um den Angestellten eines herrschaftlichen Hauses) und einem einfachen Bauer. Der Agrarökonom versucht, den einfachen Bauer von den Vorteilen der Monokulturwirtschaft zu überzeugen, die in überschaubare Nähe gerückt war. Interessant ist die Antwort des Bauern, der meint, dass Monokultur für die großen Herren in Ordnung sei, die so viel Geld ihr Eigen nennen, dass sie davon auch regelmäßig einen Tierarzt bezahlen könnten. Während arme Bauern darauf angewiesen seien, dem Vieh die Medizin (in Form von Schafgarbe, Wegerich, Kamille und anderem) mit dem Futter mitzuliefern, weshalb sie Wert darauf legten, dass die medizinisch relevanten Pflanzen beim Angebauten mitwüchsen, statt sie daraus zu verbannen.

Als Zauberpflanze ist die Schafgarbe eher unbedeutend. Allerdings hatte sich aus antiker griechischer Zeit ein Ritus erhalten, den man mit vielen Pflanzen ausübte, unter anderem auch mit der Schafgarbe. Hierbei wurde aus der Pflanze ein Ring oder Kranz gewunden, durch den man hindurchsehen musste. Dabei waren dreimal bestimmte Worte zu sprechen, anschließend musste man den Ring an den Mund halten und durch die Mitte spucken, dann das Kraut wieder einpflanzen. Das Gleiche wiederholt, führte dazu, dass die Augen nicht mehr schmerzen sollten. Manchmal ging es auch um Zahnschmerzen. Es handelt sich dabei um ein magisches Ritual, bei dem die Erkrankung des Auges oder des Zahnes durch das verächtliche Wegspucken dorthin geschickt wird, woher sie gekommen ist (ins Unterirdische), eine Magie, die uralt ist und so ähnlich in unterschiedlichen Kulturen vorkommt.

Bedeutsamer scheint die Schafgarbe als Schutzpflanze und Orakelpflanze gewesen zu sein und neben vielerlei Orakel als Liebeskraut, Schutz gegen Verzauberung und anderem machten sich früher auch Schüler die Pflanze zunutze.

Interessant auch eine Bemerkung im Tabernaemontanus (1613, Schüler des Kräuterkundigen Hieronymus Bock), »dass sich ein Wein nicht verkehr / nicht breche / noch ungeschmack werde /: wenn der Most verjähren ist / so nimb ein gut teil Samens von der Schafgarben Kraut / und bencks in einem Säcklein in den Wein«. Interessant auch deshalb, weil wir in einem mehrjährigen Versuch feststellten, dass die Schafgarbenblüte, in Wein eingelegt, diesen tatsächlich hell erhält. Von dieser Fähigkeit rührt wohl auch die Überlieferung her, nach der die Obrigkeit nach einem Musterprozess im späteren Mittelalter gestattete, zu entsprechenden Zeiten (zum Beispiel Gewitter im Anmarsch) verderbliche Lebensmittel, etwa frische Milch, durch Schafgarbenblüten gegen das Verderben zu schützen. Ähnlich übrigens auch bei Bier.

Vielerorts galt die Schafgarbe als eine der wirklich großen Pflanzen, die Gott zum Heil und Trost aller Leidenden durch Engelshand aus dem Paradies auf die Erde bringen und dort wachsen ließ.

Im Garten

Es ist kein Problem, die Schafgarbe im Garten anzusiedeln, und eigentlich sollte das für jeden Gärtner selbstverständlich sein. Natürlich sind die rot oder gelb blühenden Gartenversionen ansehnlichere Pflanzen als die wilde Urform, die jedoch im Gegensatz zu den Gartenversionen bis zu 40 Bienenarten Nahrung gibt.

Schafgarbe wächst gut in Wiesen und Blumenrasen, aber auch im nicht sehr nährstoffreichen Blumenbeet, am besten in voller Sonne. Es gibt eine rot blühende Auslese, die Sorte Kirschkönigin *(Achillea millefolium Kirschkönigin)*, und eine cremefarbene Art, die Edel-Schafgarbe *(Achillea nobilis)*. Diese entwickelt keine Ausläufer, samt sich aber genauso aus wie die anderen Schafgarben. Beide Arten werden wie die Wildart von sehr vielen Insekten besucht.

Märchenstunde: Woher die Schafgarbe kommt

Das kleine Jesuskind saß eines Morgens mit einer Schale Milch auf den Stufen des elterlichen Hauses in Nazareth, als einer jener wilden ungezogenen Bengel, die es überall gibt, vorbeirannte, einen Stängel bräunlich blühender Blumen in der Hand. Vor lauter Übermut schlug er dem Jesuskind damit in die Milch, dass diese nach allen Seiten davonspritzte. Er machte sich lachend davon, doch verstummte er abrupt, als er zufällig auf die Blumen in seiner Hand blickte und sah, dass die Blüten mit einem Male zu einer milchweiß blühenden Dolde geworden waren. Erschreckt und verwirrt zupfte er an den Blättern herum, während er eilig nach Hause strebte, um seiner Mutter alles zu erzählen. Als er ihr das Kraut zeigte, waren alle Blätter zudem in tausendfach fiedrige Blätter verwandelt.

Die Mutter hörte ihm gut zu und trug ihm auf, sofort zu dem Kind zurückzukehren und nicht eher nach Hause zu kommen, als ihm das Kind verziehen hätte. Bei dieser Gelegenheit könne er den Eltern des Kindes auch gleich die Pflanze zeigen.

Eltern und Jesuskind vergaben dem Burschen, und Maria forderte ihn auf, die Blume in die Erde zu stecken und sich bei ihrem Anblick stets an das Jesuskind zu erinnern und daran, dass man Kinderherzen nicht betrüben, sondern immer nur erfreuen solle. So solle die Blume der Freude und dem Heile aller dienen.

Seifenkraut

Saponaria officinalis

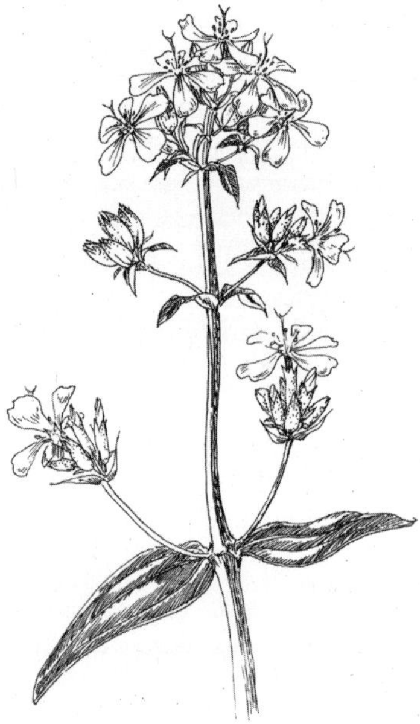

Vorkommen
Hecken, Gebüsche, sandige Ufer, Auwälder, auch Schuttplätze sind dem Seifenkraut sehr angenehm. Dort, wo es vorkommt, bildet es meist ein ganzes Rudel Pflanzen, die weißlich bis rosarot blühend recht hübsch anzusehen sind.

Volksnamen
Seifenwurzel, Waschkraut, Hustenwurzel

Ausgewählte Inhaltsstoffe
Bedeutsam sind vor allem Triterpensaponine und Kohlenhydrate.

Blütezeit
Seifenkraut blüht von Juni bis in den September hinein, in milden Lagen auch länger. Die dem Phlox ähnlichen Blüten wachsen in endständigen Büscheln und sind von hellrosa Farbe. Wuchshöhe 40 bis 80 cm.

Wirkung
Seifenkraut enthält in recht hoher Dosis Saponine und ist deshalb vor allem gegen Verschleimungen im Bronchialbereich wirksam. Dort wirkt es als Expektorans auswerfend. Die Saponine des Seifenkrauts, die vor allem in der Wurzel enthalten sind, bilden in wässrigen Lösungen Bläschen, also Schaum. Dies machen sie auch im Bronchialbereich. Der Schaum legt sich um die Verschleimungen, wodurch sich diese leichter ablösen und folglich besser abgehustet werden können. Daher wohl auch der im Volksmund gebräuchliche Name »Hustenwurzel«. Dieser Schaum ist auch für den Namen »Seifenkraut« verantwortlich, er hat waschaktive Eigenschaften. Deshalb kann man mit einem Waschbrett, Wasser und einer Seifenkrautwurzel die Wäsche wieder weiß bekommen (na ja, das hängt auch von der Sorte Fleck ab, Tomatensauce wird schwer ...).

Seifenkraut hat außerdem eine leicht abführende und wassertreibende Wirkung, sodass es gelegentlich auch in Teemischungen zur sogenannten Blutreinigung Anwendung findet. Die Saponine des Seifenkrautes wirken zudem fungizid (pilzfeindlich), wodurch sich die früher häufige Anwendung als Umschlag bei Hautleiden erklärt. In diesem Fall empfiehlt es sich, den Umschlagtee zu gleichen Teilen mit Kamillentee zu mischen.

Die Schulmedizin lehnt die Anwendung des Seifenkrautes als Hustenmittel ab, vor allem, weil genauere Forschungen fehlen. Wohl aber auch, weil die Saponine zu Erbrechen und zu Reizungen des Magen-Darm-Traktes führen können.

Verwendete Pflanzenteile

Man verwendete das blühende Kraut von Juni bis September; die Wurzel im zeitigen Frühjahr und späten Herbst.

Das Kraut musste schnell getrocknet werden bei Temperaturen von etwa 50 °C. Zur Teebereitung wurde 1 TL getrocknetes Kraut oder getrocknete Wurzel mit 250 ml Wasser kalt angesetzt, einige Stunden ausgezogen und dann bis zum Sieden erhitzt. Als Hustenmittel gab man Erwachsenen 2 Tassen täglich, eventuell mit Honig gesüßt.

Gegenanzeigen, Nebenwirkungen, Wechselwirkungen

Die enthaltenen Saponine führen hin und wieder zu Erbrechen, bei manchen Menschen auch zu Magen-Darm-Reizungen. Deshalb ist von innerem Gebrauch auf jeden Fall abzuraten. Möglich ist der Einsatz homöopathischer Dosen. Zudem sind Saponine im Übermaß genommen zelltoxisch, das heißt, sie zerstören die roten Blutkörperchen. Auch das ein guter Grund, sie innerlich nicht anzuwenden. Alternativ bieten sich Schlüsselblume oder Efeuextrakte an.

Für das Wohlbefinden

Seifenkraut-Gesichtswasser

- Sehr schön ist ein Gesichtswasser aus Seifenkraut, auch und gerade bei Akne und anderen Pickeln.
- Man pflückt dafür einige der frischen Blätter und Blüten, zerkleinert diese und legt sie in ein Glas mit lauwarmem Wasser. Mit diesem Wasser wird anschließend das Gesicht gründlich gereinigt. Leider ist das Wasser nicht lange haltbar.Übrigens nutze ich dieses Wasser auch, und zwar immer dann, wenn die Nacht außerordentlich kurz war. Es hat einen sehr erfrischenden Effekt und die reifere Haut fühlt sich recht vitalisiert an (leider kein Dauerzustand).

Volkskundliches

Von der magischen Seite betrachtet, war das Seifenkraut eher unbedeutend. Es galt als harmonisierend und vitalisierend. Im Alltag war es hingegen bedeutender. So wurde zum Beispiel von den Franziskanern berichtet, dass sie ihre Kappen selbst und mit der Seifenwurzel waschen mussten, da es ihnen an Geld mangelte, um eine Wäscherin zu bezahlen.

Im Garten

Seifenkraut fühlt sich im Garten an trockenen, nicht sehr nährstoffreichen Standorten in vollsonniger bis absonniger Lage, zum Beispiel vor einer Hecke oder im Blumenbeet, wohl. Sehr schön anzusehen ist es zusammen mit der ebenfalls sehr kräftig wachsenden Acker-Glockenblume *(Campanula rapunculoides)* und der Gewöhnlichen Schafgarbe *(Achillea millefolium)*.

Sauerampfer

Großer Sauerampfer, Rumex acetosa

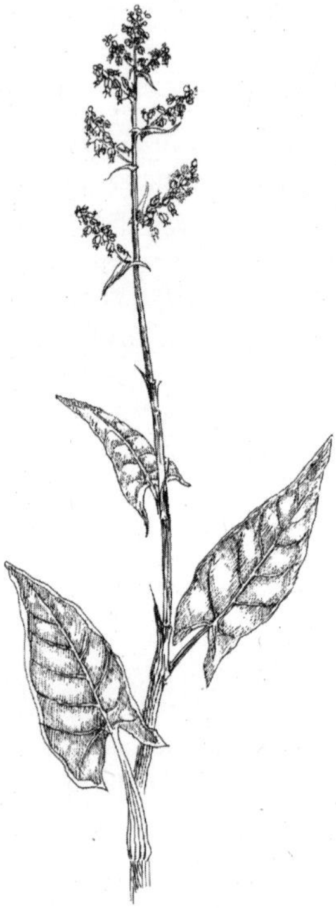

Vorkommen

Der Große Sauerampfer wächst gerne auf feuchten Wiesen, in feuchten Gebüschen, sogar in feuchten Wäldern. Der Stängel ist aufrecht, unten oft rötlich überlaufen, die Pflanze hat große, pfeilförmige, saftige Blätter.

Volksnamen

Ampferkraut, Hompertäsch, Wildampfer, Sauerhefel, Sauerhempel

Ausgewählte Inhaltsstoffe

Sauerampfer enthält Oxalsäure, primäres Kaliumoxalat, Ascorbinsäure und Flavonoide. Genauere Erforschungen der Pflanze fehlen, sie ist aber zum Beispiel Bestandteil eines recht bekannten Erkältungsmittels zur Anwendung bei Nasen-, Nebenhöhlen- und Atemwegserkrankungen.

Wirkung

Der Sauerampfer wird in der Phytotherapie nicht verwendet. Der standortbedingte, zum Teil sehr hohe Anteil an Oxalaten und Oxalsäuren ist im Übermaß genossen der Gesundheit nicht förderlich. Daher lässt sich der Sauerampfer auch zu den giftigeren Pflanzen zählen. In kleinen Einheiten ist er allerdings angenehm genießbar durch den hohen Vitamin-C-Gehalt und den säuerlichen Geschmack. Deswegen reichte man ihn früher den Kranken zur Erfrischung, vor allem bei Fiebererkrankungen. Gleichzeitig ging man davon aus, dass er den Appetit anregt, die Blutreinigung fördert und die Leber stärkt. Nachgewiesen ist das alles nicht, aber auch nicht ausgeschlossen. Zumindest eine gewisse antibakterielle und immunstärkende Wirkung dürfte vorhanden sein.

Blütezeit

Sauerampfer blüht von April bis Mai in lockeren, rötlich braunen Blütenrispen. Wuchshöhe 30 bis 60 cm.

Verwendete Pflanzenteile

Von der frischen Pflanze verwendet man die Blätter zum Essen. Für die Teebereitung ebenso. Zum Trocknen sammelt man das Kraut kurz vor der Blüte, schneidet es über dem Boden ab, bündelt und trocknet es an luftiger Stelle. Wichtig ist, die Pflanze gut zu trocknen, da sie sonst schnell schimmelt. Deshalb sollte man auch nicht zu dicht bündeln. Pro Tag trinkt man maximal 2 Tassen Tee.

Gegenanzeigen, Nebenwirkungen, Wechselwirkungen

Wegen der hohen Anteile an primärem Kaliumoxalat und Oxalsäure ist die Verwendung von Sauerampfer nicht unproblematisch. Empfindliche Menschen sollten ihn ganz meiden, ansonsten sollte man ihn eher wie ein Gewürz einsetzen. Also zum Beispiel kein spinatähnliches Gemüse aus den Blättern kochen. Die Oxalate können im Übermaß genossen zu unregelmäßigem Puls, sinkendem Blutdruck, Krämpfen, zentralen Lähmungserscheinungen, Erbrechen und Durchfällen führen.

Im Garten

Alle Ampfer-Arten mögen nährstoffreiche Böden in sonniger bis halbschattiger Lage mit ausreichender Feuchtigkeit, damit die Blätter schön zart werden. Für den Garten empfiehlt sich eine blütenlose Varietät *(Rumex acetosa Perfection)*. Ebenfalls zu empfehlen ist der Römische Ampfer, auch Schild-Sauerampfer genannt *(Rumex scutatus ssp. scutatus)*. Beide Arten können über die ganze Saison beerntet werden. Durch regelmäßigen Schnitt wachsen immer wieder neue zarte Blätter nach.

Stumpfblättriger Ampfer

Rumex obtusifolius

Vorkommen

Der Stumpfblättrige Ampfer ist eine ausdauernde, recht häufige Pflanze, die gerne in Unkrautgesellschaften vorkommt. Man findet man sie auf Wiesen, Kahlschlägen, Äckern, an Wegen und Gräben. Diese Ampfer-Art wird bis 120 cm groß und unterscheidet sich von anderen Ampfer-Arten vor allem durch ihre auffällig großen, abgerundeten Blätter am Grund. Die Blätter an den Stängeln sind deutlich kleiner. Die Pflanze weist dort, wo sie häufig vorkommt, auf einen stickstoffreichen bis überdüngten Boden hin.

Volksnamen

Grindwurz (dies lässt auf eine hautheilende Wirkung schließen), Mergelwurz, Sauerrump, Bletsche, Goasblatt, Wilde Roß, Wilder Tabak, Dogge, Docke

»Obtusifolius« kommt aus dem Lateinischen: »otusus«, abgestumpft, und »folium«, Blatt.

Ausgewählte Inhaltsstoffe

Stumpfblättriger Ampfer enthält Gerbstoffe, Oxalate, Oxalsäuren und Naphtalenderivate.

Wirkung

Bedingt durch Oxalate und Oxalsäuren, sind die Ampfer-Arten nicht ganz unproblematisch. Man sollte sie auf jeden Fall in nicht zu großen Mengen zu sich nehmen.

Die meisten Angaben zur Wirkung der Ampfer-Arten – wobei sich die Arten in ihrer Wirkung ähneln – stammen aus der Volksmedizin. Für den Stumpfblättrigen Ampfer wird in der Literatur häufig eine für Mensch und Tier abführende Wirkung der Wurzel genannt, die Samen wirken dagegen stopfend.

Früher hatten diese großen Ampferpflanzen aber auch eine Bedeutung als Nahrungsmittel für Mensch (nur in Notzeiten) und Tier (als Silagefutter). Um den Geschmack zu verbessern, schüttete man das erste Kochwasser weg und gab frisches dazu. Auf diese Art ließ sich mit anderen Kräutern und Mehl oder Getreide ein schmackhafter Eintopf herstellen, sogar regelrechte Ampfergärten legte man an. Aus gestampften Ampferblättern wurde ein sogenanntes Ampferbrot hergestellt, und in den Alpen bereitete man aus dem Alpen-Ampfer *(Rumex alpinus)* eine Art Sauerkraut. Allerdings zählte die Pflanze nicht gerade zu den bevorzugten Gemüsepflanzen der Menschen.

Geschätzt wurden die Blätter zur Kühlung, zum Beispiel beim Buttertransport, und auch als preiswertes Reinigungsmittel für bestimmte Zwecke (Toilettenpapier).

Überliefert ist auch die adstringierende (zusammenziehende) Wirkung des *Rumex obtusifolius* (durch die enthaltenen Gerbstoffe). Auch dies nutzte man bei Hautkrankheiten, Geschwüren und Darmerkrankungen. Hilfreich sind die kühlenden Blätter auch bei Verbrennungen, Sonnenbrand, Schnittwunden und eitrigen Wunden, auch hat man Fieberkranke in die Blätter gehüllt, um das Fieber durch die kühlenden Eigenschaften zu senken. Als Salbe (geriebene Wurzel in Schweineschmalz ausgelassen und abgeseiht) wurde die Pflanze auch gegen Akne, Pilze und Ekzeme eingesetzt. Man verwendete ihre stärkenden Eigenschaften auch gegen Verdauungsbeschwerden und Unterleibsprobleme. Die Ureinwohner Nordamerikas aßen den Stumpfblättrigen Ampfer auch sehr gerne in Mischsalaten, stellten Gemüsebrühen daraus her oder Mischgemüse.

Blütezeit

Stumpfblättriger Ampfer blüht von Juni bis August, in warmen Gegenden auch bis in den September hinein, mit braunen bis rötlich gefärbten Blüten. Wuchshöhe 80 bis 120 cm.

Verwendete Pflanzenteile

Man verwendet Wurzel, Blätter, Rispen und Samen. Für die Küche nahm man die Blätter als Gemüse, aber auch die Rispen, die bei sehr jungen Pflanzen auch roh gegessen wurden. Heute wird der Stumpfblättrige Ampfer kaum noch verwendet, in der Küche ist der Sauerampfer angenehmer. Gleiches gilt für die Heilkunde, obwohl man sich die kühlenden Eigenschaften bei einer Wanderung zunutze machen kann, wenn die Sonne einem sehr zugesetzt hat. Zwischen den Händen zerriebene Blätter helfen auch gut gegen Brennnesselverbrennungen, zumal die beiden Pflanzen oft nebeneinander wachsen.

Gegenanzeigen, Nebenwirkungen, Wechselwirkungen

Falls man Stumpfblättrigen Ampfer verwendet, bitte nicht zu viel nehmen. Wegen der Oxalate und der Oxalsäure gilt die Pflanze als schwach giftig, da diese Inhaltsstoffe die Nieren belasten. Das gilt auch für den Sauerampfer!

Volkskundliches

Bei den Germanen galt der Stumpfblättrige Ampfer als Mittel gegen Geschlechtskrankheiten. Man spricht ihm auch lebensverlängernde Eigenschaften zu. Der Name »Ampfer« geht auf eine indogermanische Wurzel zurück (»amró« – scharf, bitter, roh), was zeigt, dass schon die Indogermanen die Ampfer-Arten kannten und von anderen Arten unterschieden. Die Bezeichnungen »Docke«, »Dogge« oder »Dockenbleter« werden unterschiedlich interpretiert. So kommt »Docke« wohl einerseits vom Wort »Puppe« und könnte bedeuten, dass Kinder ihre Spielpuppen mit den großen Blättern zum Beispiel gewickelt oder gekleidet haben. Dafür spricht auch, dass viele großblättrige Pflanzen diese Bezeichnung tragen wie auch die Große Klette *(Arctium lappa)*.

Für andere erfuhr der Ampfer »... sogar eine Personifikation in der elbischen Rumexpflanze, welche direkt als ›Tocke‹ oder ›Dogge‹ bezeichnet wird, das heißt als zwerghaft elbischer Geist ...«. (Höfler, Max: Volksmedizinische Botanik der Germanen, Berlin 1990, S. 28)

Zusammenfassend gehören die Ampfer-Arten gehören sicher zu den Pflanzen, die man schon sehr früh in allerlei Hinsicht verwendete, da sie gerne in der Nähe menschlicher Behausungen vorkommen.

In der Magie galt der Ampfer als Garant für ein langes Leben, vielleicht ist daraus auch die Empfehlung eines bekannten Kräuterkundlers entstanden, der einmal schrieb, dass der regelmäßige (natürlich moderate) Genuss eines Auszuges von Ampferblättern und Ampferwurzeln in Wein einen Mensch mehr als 100 Jahre alt werden lässt.

Verwendet wurden im Übrigen zahlreiche Ampfer-Arten, so auch der bekannte Sauerampfer *(Rumex acetosa)* oder der Krause Ampfer *(Rumex crispus)*, aus dem das homöopathische Mittel Rumex hergestellt wird, das man bei Hustenerkrankungen, Katarrhen und Durchfällen einsetzt.

Im Garten

Im Garten ist der Stumpfblättrige Ampfer nicht geeignet. Dort können Sie den Garten-Ampfer *(Rumex patientia)* pflanzen. Diesen regt man durch regelmäßige Ernte bis zum Boden zu kräftigem Neuaustrieb an.

Taubnessel

Weiße Taubnessel, Lamium album
Rote Taubnessel, Lamium purpureum
Gefleckte Taubnessel, Lamium maculatum

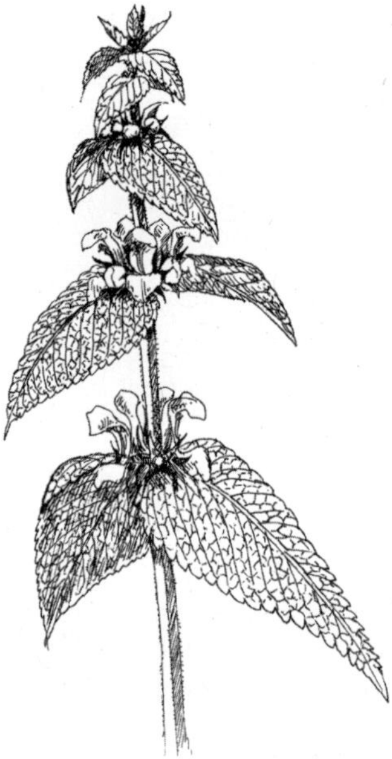

Kaum ein Kind ist groß geworden, ohne der fröhlich blühenden Taubnessel zu begegnen und ihren süßen Nektar aus den Blüten zu nuckeln (obwohl – heute ist das vielleicht anders). Wie oft standen wir als Kinder verblüfft vor dem Phänomen, dass das eine Blütchen köstlichen Nektar enthielt, während das genau nebenan wachsende gar nicht mehr schmeckte. Wir vermuteten damals, dass die Taubnessel wohl deswegen Taubnessel hieße, weil so manches Blütchen taub ist. Erst in der Schule erfuhren wir, dass die Hummeln schuld an den tauben Blüten sind, dass sie einfach schneller gewesen waren als wir und den köstlichen Blütennektar zum Zwecke des eigenen Genusses bereits eingesammelt hatten –, und erfuhren außerdem, dass »Taub« von der nicht brennenden Eigenschaft der Pflanze herrührt. Der süße Nektar in den Blüten ist auch dafür verantwortlich, dass man aus den Blüten sehr schöne Süßspeisen herstellen kann.

Vorkommen

Die Taubnessel wächst bevorzugt in nährstoffreichen Böden an Wegrändern, Böschungen, an Zäunen und Mauern, am liebsten halbschattig. Sie ist weit verbreitet und leicht zu erkennen, ähnelt sie doch sehr der Brennnessel, ohne aber wie diese zu brennen. An warmen Stellen findet man sie schon sehr früh im Jahr. Vor allem Hummeln mit ihren langen Saugrüsseln kommen gut an den süßen Nektar des Lippenblütlers heran.

Volksnamen

Bienensaug, Bienennessel, Bienenblume, Honignessel, Weiße Nessel, Weiße Hummel, Honignessel, Dandelblüte

Der Namensteil »lamium« kommt aus dem Griechischen und bedeutet so viel wie »Rachen« (griechisch »lamos«).

Ausgewählte Inhaltsstoffe

Bedeutsame Inhaltsstoffe sind Gerbstoffe, Schleimstoffe, Saponine, ätherische Öle und Flavonglykoside.

Wirkung

Die Schulmedizin verwendet die Taubnessel hauptsächlich bei Katarrhen der oberen Luftwege und bei Magen-Darm-Problemen, ist aber insgesamt eher zögerlich bei der Verwendung und mischt oft mit anderen Kräutern. In der Volksmedizin wird die Pflanze wesentlich häufiger genannt als Frauenmittel. So setzte man sie früher bevorzugt bei Weißfluss, aber auch (häufig zusammen mit Schafgarbe) gegen zu starke Periodenschmerzen ein.

Bäder und Waschungen mit der Taubnessel wirken gut bei Hämorrhoiden und bei entzündeten Wunden (gut ist es, Arnika dazuzugeben), auch bei Blasen- und Nierensteinen sprach man der Pflanze heilende Wirkung zu. Spülungen wirken bei leichten Mund- und Rachenentzündungen. Hierbei dürften die Gerbstoffe als Wirkstoffe im Vordergrund stehen. Taubnesseltee wirkt insgesamt beruhigend, weshalb man ihn auch als mildes Beruhigungsmittel verabreichen kann.

Ein Tee aus den Blüten der Taubnessel ist ein sehr angenehm schmeckender Haustee, den auch Kinder gerne trinken. Auch in der Küche ist die Taubnessel ein angenehmes Kraut. Die Inhaltsstoffe der drei Taubnessel-Arten sind sehr ähnlich.

Blütezeit

An warmen Stellen blüht die Taubnessel recht früh im Jahr. Als Dauerblüher verwendet man sie auch in der Küche während der Blüte. Sie blüht von April bis Oktober in Weiß (Weiße Taubnessel), Rosarot (Rote Taubnessel) und Purpurrot (Gefleckte Taubnessel), enthält aber in der ersten Jahreshälfte mehr Inhaltsstoffe als in der zweiten Jahreshälfte. Die Blüten sitzen in blattachselständigen Scheinquirlen an vierkantigen Stängeln. Wuchshöhe 30 bis 60 cm.

Verwendete Pflanzenteile

Für die Heilkunde werden hauptsächlich die Blüten verwendet. Bäder und Waschungen macht man mit einem starken Aufguss. Tee für die innerliche Anwendung wird hergestellt, indem man pro Tasse 1 bis 2 TL Blüten mit kochendem Wasser übergießt und etwa 5 Minuten ziehen lässt. Schluckweise trinken. Ein Tee aus Taubnesselblüten wirkt als Gesichtswasser auch gut bei fettiger Haut.

In der Küche werden auch gerne die Blätter verwendet. Interessant auch, dass man früher die Taubnessel, wenn man sie für Heilzwecke verwendete, nicht nur als Tee oder Absud aufbrühte, sondern das Kraut auch allen Speisen zugab, und zwar so viel, »dass der Geschmack derselben darunter nicht leidet«. Dies sollte dann die Köchin entscheiden.

Als Retterin in der Not kann sich die Taubnessel im Urlaub erweisen. Zumal dann, wenn man sich in nicht deutsch- oder englischsprachigen Gebieten aufhält (zum Beispiel in Griechenland oder der Türkei) und mit der dortigen Verpflegung ein Problem bekommt. Traut man den ortsansässigen Apothekern nicht über den Weg (beziehungsweise versteht sie auch gar nicht), hilft bei Magen-Darm-Problemen der Genuss von Taubnesselblütentee, den man gegebenenfalls mehrmals täglich zu sich nimmt. Magen und Darm beruhigen sich in kurzer Zeit. Das Angenehme daran ist, dass die Taubnessel erstens auch dort überall wächst, es zweitens keine Verwechslungsgefahr gibt und man sie sogar in Apotheken jederzeit bekommen kann, wofür man nur den lateinischen Namen aussprechen muss (also auswendig lernen: herba lamium album).

Gegenanzeigen, Nebenwirkungen, Wechselwirkungen

Es sind keine bekannt.

In der Küche

Die Taubnessel gehört zu den Pflanzen, die man während der Blüte isst, da sie immer blüht. Trotzdem empfiehlt es sich, junge Pflanzen zu suchen.

Taubnesselblüten-Mousse

für 4 Personen

1 Handvoll ungeschwefeltes Trockenobst (gerne gemischt)
3 EL Apfelsaft
500 g Mascarpone, ersatzweise Sahnequark, oder, wem das zu viel des Guten ist, etwas fettärmere Varianten
eventuell etwas Milch
gemahlene Bourbonvanille
Zitronensaft
6 EL grob geschnittene Taubnesselblüten (bevorzugt weiße)
eventuell 2 EL fein geschnittene Taubnesselblätter

• Trockenobst klein schneiden und über Nacht im Apfelsaft einweichen. Am nächsten Tag pürieren. Sollte die Masse zu trocken sein, noch etwas Apfelsaft oder Traubensaft dazugeben (wenn keine Kinder mitessen, kann man auch sehr schön Weißwein nehmen).

• Mascarpone cremig rühren (eventuell mit etwas Milch sämiger machen), das eingeweichte Trockenobst unterrühren, mit Vanille und Zitronensaft abschmecken. Zum Schluss die Taubnesselblüten (man kann auch einige Blätter nehmen) unterheben. Wem es nicht süß genug ist, der süßt nach.

Taubnesselblättergemüse

• Gemüse aus Taubnesselblättern stellt man her wie Spinatgemüse. Die Blätter werden heiß abgespült, mit reichlich Petersilie oder Schnittlauch gemischt, klein geschnitten und wie Spinat zubereitet. Das Gemüse sollte man nicht zu lange dünsten, wenige Minuten reichen meistens aus.

Volkskundliches

In der Magie gilt die Taubnessel einerseits als Schutzpflanze, so hat man sie zu Reiseschutzzaubern verwendet. Andererseits schützte sie aber auch vor dem Eindringen fremder Geister. Dazu musste man sie bei Vollmond sammeln und dann zum Beispiel an der Türe befestigen.

Mit den Blüten der Pflanze schützte man allerlei Gegenstände vor Diebstahl. Wirkte das nicht, so gab es einen Gegenzauber ebenfalls mit Taubnesseln, mit dem man den Dieb zwang, das gestohlene Gut wieder herauszugeben. (Wie das funktioniert, verrate ich nur, wenn der gestohlene Porsche zuvor nachweislich auch mit Taubnesselblüten vor Diebstahl geschützt wurde.)

Im Garten

Im Garten wachsen alle Taubnessel-Arten am besten in normalen, nährstoffreichen und humosen Böden in sonniger bis halbschattiger Lage.

Die Rote Taubnessel *(Lamium purpureum)* ist einjährig und sät sich in offenen Böden üppig aus. Will man dies vermeiden, empfiehlt es sich, für den Garten eine der vielen staudig wachsenden Arten anzusiedeln.

Auf sonnigen Standorten wächst die Weiße Taubnessel, wird es absonniger, eignen sich die Gefleckte Taubnessel *(Lamium maculatum)* und die Großblütige Taubnessel *(Lamium orvala)* und derer beider Sorten am besten. Für den Halbschatten bis lichten Schatten sollte man die Echte Goldnessel *(Lamium galeobdolon)* nehmen.

Achten Sie beim Kauf darauf, nicht die stark panaschiertblättrige Form aus Südeuropa zu erwischen, da diese alles überwuchert. Die Weiße und die Gefleckte Taubnessel vertragen einen Rückschnitt im Juni oder Juli bis auf 5 cm Höhe sehr gut und treiben danach üppig wieder aus. Dann kann bis in den Winter hinein geerntet werden.

Vogelknöterich

Acker-Vogelknöterich, Polygonum aviculare

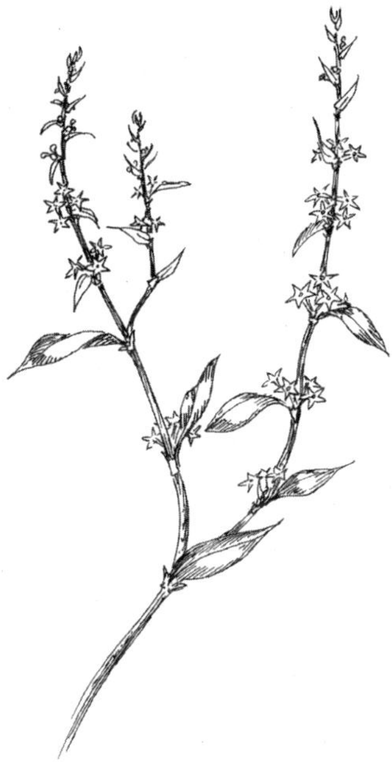

Vorkommen

Der eher unscheinbare Acker-Vogelknöterich wächst eigentlich überall. Je nachdem, auf welchem Standort er gedeiht, wirkt er mal auf dem Boden klebend, mal sanft aufsteigend, mal Matten bildend oder ähnlich. Es gibt kaum eine Bodenstruktur, die das Knöterichgewächs verschmäht, weshalb man die Pflanze auch allerorten (außer in den Tropen) findet. Sie ist der klassische Kosmopolit und meist laufen wir höchst achtlos auf ihr herum oder an ihr vorbei. Die weißen bis rosaroten Blütchen helfen der Pflanze da auch nicht viel weiter.

Volksnamen

Wegtritt, Saugras, Knotengras, Angerkraut, Wegkraut, Treddel, Wassertritt

Der Namensteil »polygonum« leitet sich von den griechischen Wörtern »polys«, viel, und »gony«, Knie, Knoten, ab. Die vielen Knoten der Pflanze führten zu ihrem Namen. Trotzdem wurde sie manchmal mit dem Wegerich verwechselt.

Ausgewählte Inhaltsstoffe

Vogelknöterich enthält beachtliche Mengen an Kieselsäure, Flavonoide wie Avicularin, Gerbstoffe, Schleimzucker, Cumarine, Schleimstoffe sowei wenig Saponine.

Blütezeit

Vogelknöterich blüht von Juni bis etwa August und September mit kleinen rosaroten Blütchen, die in Ähren an den Hauptzweigen und Seitenzweigen angeordnet sind. Wuchshöhe 2 bis 30 cm (je nach Bodenverhältnissen).

Wirkung

In der Schulmedizin gilt die Verwendung dieses Knöterichgewächses als veraltet, allerdings wird eine Wirkung bei leichten Katarrhen der Luftwege und auch bei entzündlichen Prozessen in Mund und Rachen bescheinigt. Beides ist wohl auf die Schleimstoffe und Gerbstoffe zurückzuführen. Bei Harnverhalten zieht die Schulmedizin den Acker-Schachtelhalm vor, der aufgrund seines noch höheren Gehaltes an Kieselsäure in diesem Fall an erster Stelle indiziert wird.

Weitere Knöterich-Arten, wie der Wiesen-Knöterich *(Polygonum bistorta)*, enthalten zusätzliche Inhaltsstoffe, letzterer einen hohen Gerbstoffgehalt in der Wurzel, weshalb man ihn bei Durchfall einsetzte. Oder Wasserpfeffer *(Polygonum hydropiper)*: Neben zahlreichen Flavonoiden enthält diese Knöterich-Art ein scharf schmeckendes ätherisches Öl, das bei Verwendung der frischen Pflanze zu Hautreizungen führen kann.

In der Volksmedizin verwendete man Vogelknöterich intensiver als in der Schulmedizin, vielleicht auch, weil man ihn allerorten leicht erhalten kann. So wurde er bei Blutungen von Magen, Darm und Lunge verwendet, aber auch bei allen Arten von bronchialen Erkrankungen, bei Nasenbluten, Übelkeit, Blasen- und Nierensteinen und gegen Fieber sowie äußerlich zur Wundheilung und bei Geschwüren. Als Tee verwendete man ihn bei Hautunreinheiten (wegen der Kieselsäure, ähnlich wie Schachtelhalm), aber auch Frühjahrskuren und Herbstkuren waren mit dem Kraut mancherorts üblich.

Die alten Kräuterheiler wie Dioskurides oder auch Plinius heben vor allem die blutstillenden Eigenschaften des Knöterichs hervor, wobei damit wohl eher *Polygonum bistorta,* der Wiesen-Knöterich, und dessen Wurzel gemeint waren.

Verwendete Pflanzenteile

Üblich sind Teezubereitungen, wobei meist das oberirdische Kraut, hin und wieder aber auch die Wurzel (mit-)genutzt wurde. Man verwendet den Vogelknöterich in der Regel in Mischungen.

Gegenanzeigen, Nebenwirkungen, Wechselwirkungen

Bei bestimmungsgemäßem Gebrauch gibt es keine Nebenwirkungen.

Volkskundliches

Vogelknöterich galt als Mittel gegen Kopfschmerzen, wenn man sich eine Krone daraus wand und sich auf den Kopf setzte. Gegen Fieber half das Kraut besonders gut, wenn man es mit der linken Hand aus der Erde gezogen hatte und dann dem Kranken um- oder anhängte (vor allem bei Drei-Tage-Fieber).

Ende des 19. Jahrhunderts trieb man allerlei Unfug mit der Pflanze, als man sie als russischen Knöterich verkaufte. Sie sei ein Wundermittel gegen Schwindsucht, Asthma und anderes. Da die Bevölkerung bis zum zwanzigfachen dessen bezahlte, was der gewöhnliche Vogelknöterich, der verwendet wurde, wert war, sahen sich sogar die Behörden veranlasst, einzuschreiten.

Märchenstunde: Hansel am Weg und Gretel im Busch

In Österreich erzählt man sich eine Geschichte von Hansel am Weg (Vogelknöterich) und Gretel im Busch (Schwarzkümmel, Nigella damascena).

Der brave Hansel, Sohn des ebenso braven, aber armen Bauern Hans, lebte genau gegenüber vom stolzen Haus des reichsten Bauern im Ort und spielte seine ganze Kindheit lang mit dessen liebreizender kleiner Tochter. Solange beide klein waren, ließ sich der reiche Bauer den bescheidenen Spielgefährten gefallen. Als die beiden aber in die Jahre kamen, wurde es dem Bauern zu riskant, denn er wollte keinesfalls, dass seine Gretel niemand anderen mehr ansah als den armen Hansel, der als Schwiegersohn so gar nicht in Frage kam. Deshalb verbot er den beiden eines Tages, sich jemals wieder zu sehen. Nun grämten sich die beiden ganz außerordentlich und fast zu Tode. Die Gretel stand immerfort weinend am Fenster und schaute hinüber zum Hansel, während dieser am Wegesrand vor seiner Hütte stand und zum Fenster der Gretel hinüberstarrte.

So lange standen die beiden in ihrer Verzweiflung gefangen, bis eine gute Fee sich erbarmte und beide Kinder in Pflanzen verwandelte. Aus Hans wurde »Hansel am Weg« und aus Gretel die »Gretel im Busch«.

Und noch heute tragen die Vögelein, die kommen, um sich bei ihnen die Samenkörnlein zu holen, einen geflüsterten Gruß der Gretel zu, denn die beiden lieben sich noch immer und bleiben sich treu bis in alle Ewigkeit.

Im Garten

Der einjährige Vogelknöterich wächst auf allen Böden und auf jedem Standort, außer im Schatten. Er samt sich sehr leicht aus und kann dadurch sehr stark wuchern. Will man Vogelknöterich zur Ernte anbauen, sollte man ihn möglichst mit dem Aufblühen der ersten Knospen komplett ernten, da sich sonst sehr schnell reife Samen bilden.

Vogelmiere

Stellaria media

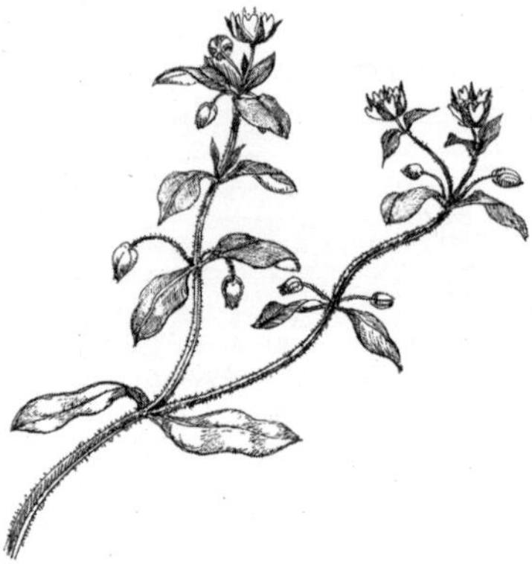

Vorkommen

Die Vogelmiere zählt zu den Nelkengewächsen. Als Standort bevorzugt sie stickstoffhaltige Böden, ist aber ansonsten anspruchslos. Man findet sie auf Äckern, in Weinbergen, im Garten, aber auch auf Waldböden.

Volksnamen

Hühnerdarm, Hühnerbiss, Alsine, Mierenkraut, Kleiner Meyer

Ausgewählte Inhaltsstoffe

Die Hauptwirkstoffe der Vogelmiere sind Saponine (schleimlösende Stoffe). Die Vogelmiere ist aber nicht nur reich an Saponinen, sondern auch an Vitaminen und Mineralstoffen, speziell an Vitamin C (bis zu 115 mg / 100 g), Kalium (bis zu 1870 mg / 100 g) und Kalzium (bis zu 1210 mg / 100 g) – natürlich schwanken diese Werte je nach Standort, Bodenbeschaffenheit und Jahreszeit.

Wirkung

Aufgrund ihrer Saponine und deren expektorierender Wirkung setzte man die Vogelmiere früher häufig als Hustenmittel ein. Die Saponine der Pflanze sind allerdings wohl nicht außerordentlich wirksam, sodass eine Verwendung für diesen Zweck in erster Linie mit anderen Pflanzen sinnvoll ist, zum Beispiel mit der Wiesen-Schlüsselblume *(Primula veris)*. Es lohnt sich aber, sie als Salat oder Gemüse zuzubereiten, vor allem, weil sie ein ausgesprochen wohlschmeckendes Kraut ist, dessen Geschmack leicht an frische Erbsen erinnert.

Blütezeit

Die Blüten sind tief gespalten und messen 4 bis 7 mm im Durchmesser. Die Pflanze entwickelt einen relativ zähen Innenteil im Stängel und hat gegenständige, breit eiförmige und spitze Blätter. Ihre Samen bleiben im Boden bis zu 60 Jahre keimfähig. Sie blüht das ganze Jahr hindurch, selbst im Winter, wenn es nicht friert. Die Pflanze wächst niederliegend am Boden. Wuchslänge der Triebe 10 bis 40 cm.

Verwendete Pflanzenteile

Zum Trocknen wurde das ganze Kraut im Frühling gesammelt und an der Luft getrocknet. Den Tee setzte man bei Verschleimungen der Bronchien, der Blase und der Nieren, aber auch bei Bluthusten, Bluterbrechen und Hämorrhoiden ein. Bei längerer Anwendung sagte man der Vogelmiere nach, sie könne Zysten an Eierstöcken auflösen und die Schilddrüsenfunktion positiv regulieren.

Gegenanzeigen, Nebenwirkungen, Wechselwirkungen

Saponine haben die unangenehme Eigenschaft, bei zu hoher Dosis und zu langer Anwendung die roten Blutkörperchen zu zerstören. Daher ist von langfristiger und intensiver Einnahme ohne fachliche Unterstützung abzuraten. Allerdings sind Nebenwirkungen der Vogelmiere bislang nicht bekannt.

In der Küche

Vogelmierengemüse

für ein bis zwei Personen

1 Zwiebel
200 g geräucherter Tofu
gutes Olivenöl zum Anbraten
3 Handvoll klein geschnittene Vogelmiere
Kräutersalz
Pfeilkresseblüten oder frisch gemahlener Pfeffer
nach Belieben Wein, Schlagsahne oder Milch
nach Belieben geraspelte Möhren oder geröstete Nussraspel

• Zwiebel schälen und würfeln, Tofu in Würfel schneiden und mit der Zwiebel in Olivenöl anbraten. Die klein geschnittene oder gehackte Vogelmiere dazugeben und etwa 15 Minuten dünsten. Mit Salz, Pfeilkresseblüten oder Pfeffer würzen, nach Belieben Wein, Sahne oder Milch dazugeben und andicken.

• Schmeckt pur oder gemischt mit geraspelten Möhren oder gerösteten Nussraspeln ausgezeichnet.

Vogelmierenrohkost

• Am besten schmeckt Vogelmiere frisch und klein geschnitten, pur oder gemischt mit anderen Salaten, Gemüse oder Kräutern, und einer Essig-Öl-Marinade.

Vogelmieren-Möhren-Kuchen

150 g Butter
80 g Zucker (Vollrohrzucker oder Roh-Rohrzucker)
3 Eier
200 g Weizenmehl Type 405 oder Type 550
½ Päckchen Backpulver
150 g ungeschälte gemahlene Mandeln oder Walnüsse
2 große Handvoll klein geschnittene Vogelmiere
250 g geraspelte Möhren
150 g klein geschnittene getrocknete Aprikosen oder anderes Trockenobst
Fett für die Springform

• Butter und Zucker schaumig rühren, anschließend einzeln die Eier unterrühren. Mehl und Backpulver mischen und mit den Nüssen unter die Schaummasse rühren. Kräuter, Möhren und Trockenobst unterheben. In eine gefettete Springform (26 cm Durchmesser) geben. Im vorgeheizten Backofen bei 180 bis 200 °C in der zweiten Schiene von unten 30 bis 45 Minuten backen.

Für das Wohlbefinden

Vogelmierensalbe

- Diese Salbe kann man gegen Ekzeme und extrem trockene Haut verwenden. Als Basiscreme dient eine emulgierbare Basiscreme aus der Apotheke (unter diesem Namen dort erhältlich).
- 1 Handvoll klein geschnittene frische Vogelmiere in 3 EL Basiscreme erhitzen (nicht kochen!), bis die Creme grün wird. Anschließend abseihen, in ein Glas geben und bei Bedarf verwenden. Diese Creme ist nur kurze Zeit haltbar!

Volkskundliches

Vogelmiere ist nicht nur ein Kraut für den Körper. Der Legende nach bringt ein Vogelmierenbad Frohsinn und Ausgeglichenheit zurück, und als Talisman gibt sie Freundschaften langen Bestand. Im Mittelalter wurde sie jungen Mädchen ins Bett gelegt, um sie vor dämonischen Unholden zu schützen. Als Mondkraut hat sie kühlende Eigenschaften, weshalb sie früher als Wundauflage für schlecht heilende Wunden oder entzündete Stellen verwendet wurde. Als Mondkraut trank man den Tee auch in den Wechseljahren zur Linderung der typischen Beschwerden.

Im Garten

Die Vogelmiere schätzt im Garten nährstoffreiche und humusreiche, lockere Böden, am besten in halbschattiger, leicht feuchter Lage. Dann wächst sie schön hoch und man kann sie gut ernten (schneiden). Wenn man sie regelmäßig alle 14 Tage aussät, kann man bis in den Herbst hinein ernten. Achtung: Nicht zu viele Samenstände stehen lassen, da sie sehr stark wuchert. Auch in großen Töpfen ist ihre Kultur sehr vielversprechend.

Wegerich

Spitz-Wegerich, Plantago lanceolata
Breit-Wegerich, Plantago major

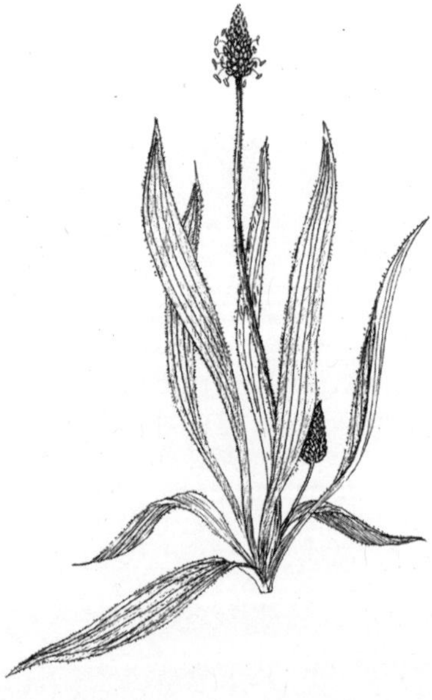

Spitz-Wegerich

Plantago lanceolata

Vorkommen

Spitz-Wegerich findet man überall dort, wo der Boden hart und verdichtet ist, an Feldwegen, Pfaden, Parkplätzen, aber auch im Freibad oder auf Parkwiesen. Er bevorzugt kalkreiche Böden.

Märchenstunde: Michel und der Wegerich

Vor langer Zeit gab es am Rand des großen Waldes ein Dorf mit etlichen Familien. Mitten unter ihnen wohnte eine sehr erfahrene Kräuterfrau, die ihr Wissen gerne und oft weitergab und allen half, die Hilfe brauchten. Die Kräuterfrau hatte einen Sohn, den sie schon sehr früh in ihre Arbeit einbezog. So kam es, dass der Michel schon früh vielerlei wilde Kräuter und deren Namen kannte. Da er deshalb viel mit seiner Mutter zusammen war und dazu recht scheu war und nicht schnell Freundschaft schloss, wurde er allenthalben nur als der Mutter kleiner Michel bezeichnet, was ihn nicht wenig ärgerte.

Mitten in diesem Sommer nun sahen Dorfbewohner im nahen Wald einen wilden Hund oder Wolf, weswegen allen Kindern untersagt wurde, den Wald zu betreten. Auch dem kleinen Michel wurde von der Mutter verboten, durch den Wald auf die Wiese auf der anderen Seite zu gehen und Kräuter zu sammeln. So kam es, dass der Kräuterfrau nach einiger Zeit die Kräuter auszugehen begannen und sie nicht mehr so recht wusste, wie sie den Leuten noch helfen sollte.

Deswegen verließ Michel an einem frühen Morgen leise das Haus, um auf der Lichtung die wichtigen Kräuter zu holen. Ausgestattet mit einem Korb und einem kräftigen Stock, schritt er frohgemut aus. So drang er auf bekannten Pfaden immer tiefer in den Wald ein, als es plötzlich neben ihm im Gebüsch bedrohlich knurrte und ein großer, grimmig die Zähne fletschender Hund auftauchte. Michel packte fest den Stock und richtete ihn abwehrend auf den Hund, während er beruhigend auf das Tier einzureden versuchte. Dies schien zu helfen, denn der Hund beruhigte sich, hörte auf zu knurren, kauerte sich zusammen und begann seine Pfote zu lecken. Erst jetzt fiel Michel auf, dass die Pfote blutverkrustet war und der Hund sie schonend anhob. Er packte sein Vesperbrot aus, biss hinein und bot dem Hund ebenfalls ein bisschen an. Der schien schon lange nichts gefressen zu haben und wirkte fast dankbar. Nun ließ er auch Michel die Wunde ansehen und folgte ihm zu einer nahen Quelle.

Michel rührte aus sauberem Wasser und Wegerich einen Pflanzenbrei an, den er auf die Wunde gab. Dann verband er die Pfote mit seinem Halstuch. Der Hund schien zu merken, dass ihm die Behandlung gut tat, denn er hörte auf zu winseln.

Michel streichelte den Hund zum Abschied und ging weiter bis zur Wiese, wo er Tausendgüldenkraut, Schafgarbe, Kamille und Beinwell sammelte sowie jede Menge Brennnesseln. Erst als der Korb so richtig gefüllt war, begab er sich auf den Heimweg. Lange vor der Dunkelheit kam er bei seiner dankbaren Mutter an. Die Mutter bemerkte noch vor dem Michel, dass ihr Sohn einen Begleiter hatte, denn der große Hund war Michel die ganze Zeit gefolgt. Er bekam eine Schale Wasser, eine große Scheibe Brot und blieb fortan bei der Kräuterfrau und Michel. Der aber hieß nun nirgendwo mehr der Mutter kleiner Michel, sondern nur noch großer Michel, denn nun waren alle von seinem Mut überzeugt.

Volksnamen

Heuschreck, Wegetritt, Spießkraut, Ripplichkraut

Wegerich-Arten heißen nicht umsonst »Wege-Rich«. »Weg« wie Straße, das ist einfach. »Rich« hat indogermanische Wurzeln und bedeutet so viel wie »König« (siehe auch lateinisch »rex«, König, oder keltisch »rigs«, König), der Wegerich ist also der König des Weges.

Ausgewählte Inhaltsstoffe

Die wichtigsten Inhaltsstoffe sind Schleimstoffe, Flavonoide, die Gerbstoffe Aucubin und Catalpol (Glykoside), Kieselsäure, wenig ätherische Öle und wenig Saponine.

Wirkung

Speziell der Spitz-Wegerich gilt als reizmildernd und expektorierend wie auch als bakterizid und adstringierend. Die Schleimstoffe legen sich auf die gereizten Schleimhäute, mildern so die Reizung und erleichtern das Abhusten. Die Gerbstoffe festigen die Schleimhäute und schaffen ein bakterienfeindliches Klima, Flavonoide wirken positiv auf das Immunsystem. Daher eignet sich Spitz-Wegerich sehr gut als Hustenmittel. Gleichzeitig wirkt er fiebersenkend. Man nutzt ihn bei Zahnschmerzen, Ohrenschmerzen, Nasenbluten und nervösen Kopfschmerzen sowie entzündlichen Prozessen im Mund- und Rachenraum. Äußerlich wirkt er hilfreich bei entzündlichen Veränderungen der Haut. Dies bestätigt auch die Schulmedizin ebenso wie die äußerliche Wirksamkeit des frischen Presssaftes bei Insektenstichen und als Wundheilmittel.

Blütezeit

Spitz-Wegerich blüht von Mai bis September in Ährenform recht unscheinbar und hat weißliche Staubfäden, die später braun werden. Wuchshöhe 20 bis 30 cm.

Verwendete Pflanzenteile

Man verwendet hauptsächlich die Blätter, manchmal auch alle oberirdischen Pflanzenteile. Sie können frisch und getrocknet verwendet werden. Die Zubereitungsformen variieren. Am bekanntesten dürften Spitz-Wegerich-Sirup sowie Spitz-Wegerich-Tee sein.

Gegenanzeigen, Nebenwirkungen, Wechselwirkungen

Es sind keine bekannt.

Für das Wohlbefinden

Spitz-Wegerich-Sirup

- Man erntet schöne und junge Spitz-Wegerichblätter, die man zu Hause sorgfältig säubert. Die Blätter gibt man in ein Einmachglas, das gut voll sein sollte, füllt mit Wasser auf und stellt das Ganze ins Wasserbad. Dort sollte es mindestens 3 Stunden offen köcheln.
- Anschließend wird das Wasser durch ein Sieb geschüttet und dabei aufgefangen. Pro Liter Wasser gibt man nun 750 g Vollrohrzucker, notfalls auch weißen Zucker, und 1 bis 2 TL Zitronensäure (oder 2 bis 3 EL frisch gepressten Zitronensaft) dazu und kocht das Ganze auf. Möchte man einen festeren Sirup, muss man die Flüssigkeit eine Zeit lang köcheln lassen (bitte dabei bleiben!).

• Anschließend in saubere(!), heiß ausgespülte Flaschen füllen. Sirup hält sich im Allgemeinen nur begrenzt, dieser Sirup aber mit am längsten. Wie bei allen Rezepten muss man auch hier etwas Erfahrung sammeln.

Spitz-Wegerich-Bonbons

etwa 2 Handvoll klein geschnittener Spitz-Wegerich
200 ml Schlagsahne
1 TL Butter
200 g Zucker (Vollrohrzucker oder Roh-Rohrzucker)

• Spitz-Wegerich in ein Einmachglas (1 l Volumen) geben, Sahne dazu, gut mischen und im heißen Wasserbad etwa 3 Stunden offen ziehen lassen. Über Nacht abgedeckt abkühlen lassen. Am nächsten Tag Spitz-Wegerich abseihen, dabei etwas auspressen, und die Sahneflüssigkeit auffangen.
• Die Butter in einer beschichteten Pfanne zerlassen, die Spitz-Wegerich-Sahne und den Zucker dazugeben und mit einem Holzlöffel so lange rühren, bis sich die Masse vom Boden der Pfanne löst. Dann die Masse auf ein mit Backpapier belegtes Blech geben – Achtung, sehr heiß! Lauwarm in Stücke schneiden. Man braucht etwas Erfahrung, um herauszufinden, wann die Masse gerade richtig ist, um sie auf das Blech zu geben.

Im Garten

Der Spitz-Wegerich wächst auf allen Böden bis in den Halbschatten hinein. Wiesen, Blumenrasen oder das Wildblumenbeet eignen sich besonders gut. Will man ihn gezielt anbauen, sollte man dies auf humosen Böden mit guter Wasser- und Nährstoffversorgung in vollsonniger Lage tun. Regelmäßiges Ernten regt das Wachstum zusätzlich an.

Breit-Wegerich

Plantago major

Vorkommen

Breit-Wegerich ist ein Kosmopolit. Er braucht und schätzt verdichtete Böden und wächst bevorzugt am Rand von und auf Wegen aller Art.

Volksnamen

Sauohr, Fußspur des weißen Mannes, Mausohr, Heudieb

Der Name »Heudieb« kommt von der breiten Form der Wegerichblätter, die auf dem Boden liegend das Wachstum anderer Pflanzen behindert und so in der früheren Landwirtschaft als häufiges »Un«-Kraut Schäden anrichten konnte.

Ausgewählte Inhaltsstoffe

Wichtige Inhaltsstoffe des Breit-Wegerichs sind Gerbstoffe, ätherische Öle, Flavonoide, Pflanzensäuren, Schleimstoffe und Aucubin.

Wirkung

Der Breit-Wegerich ist meist nur noch in der Volksmedizin bekannt, dort aber beliebt. Das mag seinen Ursprung darin haben, dass Breit-Wegerich früher als heilkräftiger galt als sein Bruder, der spitze Wegerich. Alle Anwendungsgebiete des Spitz-Wegerichs galten auch für den Breit-Wegerich, dem man zudem eine besonders blutstillende Wirkung nachsagte – dies sowohl innerlich als auch äußerlich. Im letzteren Fall legte man die gestampften Blätter auf die blutende Wunden. Starken Schmerzen der Füße nach langen Fußmärschen begegnete man, indem man die Wegerichsamen in Starkwein stampfte und darin die Füße badete. (Oh, der gute Wein!) Gegen schwere Füße hilft, große Breit-Wegerichblätter in die Schuhe zu legen – und schon geht man wie auf Wolken!

Breit-Wegerich galt auch als probates Mittel gegen Hundebisse und Schlangengifte, woher noch heute die Anwendung als Erste-Hilfe-Mittel gegen Wespenstiche und Bienenstiche rührt: Man sammelt sofort einige Breit-Wegerichblätter, die am besten zerkaut oder gut zerrieben werden. Diese Masse drückt man auf den Wespenstich. Während der Gestochene die breiartige Masse hält, neue Blätter sammeln und ebenfalls zerkauen. Nach 2 bis 3 Minuten die alte durch die neue Masse ersetzen. Diesen Vorgang zwei- bis dreimal wiederholen. Auch zum Blutstillen kann man Wegerich auf diese Weise verwenden, wenn man darauf achtet, dass dadurch nicht noch mehr Bakterien in die Wunde kommen.

Blütezeit

Breit-Wegerich blüht in langen, dichten Ähren von Mai bis September mit unscheinbaren Blüten. Die Staubgefäße sind gelblich weiß, die Pollensäcke hellviolett. Wuchshöhe 15 bis 30 cm.

Verwendete Pflanzenteile

Man verwendet die frischen Blätter.

Gegenanzeigen, Nebenwirkungen, Wechselwirkungen

Es sind keine bekannt.

In der Küche

In Notzeiten wurde Wegerich-Gemüse aus den Blättern häufiger gegessen.

Ausgebackene Breit-Wegerichblätter

für 4 Personen als Fingerfood
1 Ei
125 g Weizenmehl Type 550
4 EL Bier
junge, frische Breit-Wegerichblätter (ausschließlich an hundefreien und fuchsfreien Orten gesammelt)
30 g zerlassene Butter

- Das Ei trennen und das Eiweiß steif schlagen. Mehl, Bier und Eigelb mit den Quirlen des Handrührgerätes gut verrühren, dann das Eiweiß unterheben. Die Wegerichblätter durch den Teig ziehen und in der heißen Butter von beiden Seiten 2 bis 4 Minuten braten.
- Dazu reicht man einen Kräuterdip oder Tomatendip.

Volkskundliches zu den Wegerich-Arten

Die Wegerich-Arten hatten einen außergewöhnlichen Ruf nicht nur bei Kelten und Germanen, auch Plinius berichtet über den Arzt Themison, der ein ganzes Werk über die Heilsamkeit des Wegerichs verfasst habe. Im 16. Jahrhundert wurde noch geschrieben: »Unter vielen Kräutlein ist der Wegerich in der Arznei am gebräuchlichsten.« Es gab kaum eine Krankheit, die der Wegerich nicht heilen konnte, glaubte man zu dieser Zeit. So taucht er auch im Neunkräutersegen auf. Der Wegerich zählte zu den bedeutendsten Sympathiepflanzen, worin die vielfältigen Wirkungen, die ihm nachgesagt wurden, begründet waren, da über seine Inhaltsstoffe damals wenig bis nichts bekannt war. So sollten 3 Wegerichwurzeln in 3 Bechern Wein gesotten gegen das dreitägige Fieber, 4 Wurzeln in 4 Bechern Wein gegen das viertägige Fieber helfen. Spitz-Wegerich half den Männern, Breit-Wegerich galt als Mittel für die Frauen – bei gleicher Krankheit, wohlgemerkt.

Im Mittelalter führte zum Beispiel Pseudo Apuleius den Wegerich als erste von 130 Heilpflanzen auf und nannte 24 Anwendungen allein für diese Pflanze, vom Kopfschmerz über Harnwegsprobleme bis hin zur guten Wirksamkeit gegen angezauberte Beschwerden. Auch Hildegard von Bingen kannte den Wegerich als ein Mittel, um sich von angezauberter Liebe zu befreien. Wobei es nicht allein die Pflanze war, die half, sehr häufig musste sie zum Beispiel besprochen oder besonders behandelt werden, um wirksam zu sein. Gegen Kopfweh half eine Wurzel, die man zwischen dem 15. August (Maria Himmelfahrt) und dem 8. September (Maria Geburt, zwei damals wichtige Frauentage) ausgraben und besprechen musste. Der Zeitraum zwischen diesen beiden Tagen galt als der wichtigste für das Sammeln von Heilkräutern und Zauberkräutern.

Besonders bedeutsam war auch die Wirkung des Wegerichs gegen Gifte aller Art, angefangen von Schlangengift bis hin zu Spinnengift. Ein dem Fuß beigefügtes Blatt machte den Träger gefeit vor solchen Giftbissen. Als ebenso hilfreich galt die Pflanze gegen Wundgifte wie Wundbrand, -entzündungen, -vereiterungen und Ähnliches. Es wundert nicht, dass der Wegerich auch als probates Mittel gegen die Pest und im Besonderen als ein Mittel gegen alle Fußkrankheiten galt.

Auf einen verärgerten Arzt, dem es nicht gefiel, dass sich die Bauern häufig selbst zu helfen wussten, geht folgender Spruch zurück: »Wegbreit, Schännikel un Ährenpries, dat makt de Düwel de Bauern wies.« (Der Teufel gab den Bauern ein, was sie nehmen sollten, um sich zu heilen, nämlich Wegerich, Sanikel und Ehrenpreis.)

Man erzählte sich vom Wegerich, an seiner Wurzel hingen zauberkräftige Kohlen, kleine Goldklumpen oder auch ein wundersames Vögelein. Diese Legenden entbehren jeder botanischen Grundlage, es gibt weder Knötchen noch Gallen an der Wegerichwurzel. Vielleicht haben die Überlieferungen etwas damit zu tun, dass man diejenigen, die das Kraut hacken mussten, bei Laune halten wollte (ähnlich bei Schachtelhalm und Beifuß). Jedenfalls rührt folgende Geschichte von diesem Glauben.

Märchenstunde: Wegerich-Vögelein

Es war einmal vor langer Zeit, dass sich ein Mann neben einem Wegerich auf die Lauer legte, sieben Jahre lang, denn es gelüstete ihn nach einem Vögelein. Hätte man so ein Vögelein, wie sie nur alle sieben Jahre aus der Wurzel des Wegerichs hervorkommen, so erzählt man sich, so würde das Vögelein einem jeden Wunsch erfüllen, sobald er nur heraus sei. Nun war der Mann recht unzufrieden mit seinem armen und langweiligen Leben und also wartete er geduldig. Sieben Jahre sind eine lange Zeit, und es ist schon eine ordentliche Leistung, so lange auszuharren. Doch der Mann wurde für seine Ausdauer belohnt, denn als schließlich sieben Jahre vergangen waren, kam tatsächlich ein Vögelein aus der Wurzel hervorgeflogen. Der Mann griff zu und hatte auch schon das Vögelein gefangen, was an sich gar nicht so einfach ist, denn dies Wegerich-Vögelein ist ein scheues und eiliges Tierchen.

Schnell eilte der Mann nun nach Hause und setzte sich in seinen bequemen, aber schon etwas schäbigen Lehnstuhl, den er sieben Jahre lang vermissen musste, betrachtete das Vögelein in seiner Hand und begann darüber nachzudenken, was er sich wünschen sollte.

Für den ersten Wunsch brauchte er gar nicht lange: Eine große Pfanne voller Speck, reichlich Eier, viel frisches Brot und einen riesigen Krug Bier wünschte er sich in Gedanken, und er hatte noch nicht recht zu Ende gedacht, da stand schon alles vor ihm auf dem Tisch. Und so wurde erst einmal so recht geschmaust. Leider war das Vergnügen nicht ganz vollkommen, denn schließlich musste der Mann das Vögelein festhalten, von dem er wusste, ließe er es los, so flöge es gleich davon und aus sei's mit der Wünscherei. Trotzdem, es mundete ihm ausgezeichnet, und der Teller füllte sich immer wieder, bis er so recht und gut satt war.

Also schob er den Teller beiseite, betrachtete die vielen Krümel auf dem Tisch und dachte bei sich: »Ein liebes Frauchen wäre nett. So eines, das mir brav den Haushalt führt, wenig daherredet, keine Widerworte hat und gut kochen kann.« Schwuppdiwupp, kaum gedacht, werkelte ein ganz ansehnliches Weibsbild in seinem Haus umher, brachte ihm die Schuhe, kochte fürderhin seine Lieblingsspeisen und benahm sich im Übrigen recht unauffällig. So gingen die Tage dahin und irgendwie begann dem Mann die Angelegenheit bald langweilig zu werden. Man darf nicht vergessen, dass er das Vögelein stets in der Hand zu halten hatte, was die Beweglichkeit schon einschränkt, und auch beim Schlaf ist es nicht angenehm. Jedenfalls wurde es dem Mann zu eintönig, und er begann, sich so manches auszudenken. Ein neues Haus, neue Freunde, die ihn beim Kartenspielen immer gewinnen ließen, Blumen für den Garten, die immer blühen, einen braven und wohlerzogenen Hund und, und, und.

Aber auch der Wünscherei wurde er bald überdrüssig und so seufzte er eines Tages: »Ach, es wäre schön, eine junge, hübsche, fleißige und vor allem liebeswilde Frau als Gemahlin zu haben, dann hätte ich ein schönes Leben.« Oh lala, so schnell konnte der Mann nicht schauen, da tauchte vor ihm eine sehr hübsche, fleißige und höchst liebestolle junge Frau auf, die dem Mann außerordentlich gut gefiel. Und so genoss er sein Leben in vollen Zügen, bis er eines Tages wieder in seinem Lehnstuhl saß, immer noch das Vögelein in der Hand, und seufzte: »Oh je, ich kann nicht mehr, vielleicht wäre doch etwas Ruhigeres besser für mich gewesen, ich bin doch schon zu alt für so viel Lebenslust und Tatendrang. Und dann diese Wünscherei den ganzen Tag. Wer hätte gedacht, dass es so viel Mühe macht. Ach hätt' ich doch nie dies Vögelein gefangen, was wär' mein Leben doch so schön. Ach hätt' ich doch mein altes Leben wieder.« Und was glaubt ihr, kaum hatte er's gesprochen, schon war es fort, das Vögelein, aus seiner Hand. Das neue Haus, die neuen Möbel, sogar die Frau und der Hund, alles verschwunden. Verwundert riss der Mann die Augen auf und schaute sich um, denn das hatte er nicht gewollt. Doch dann überkam ihn eine große Erleichterung. Er lehnte sich erschöpft, aber entspannt in seinem schäbigen alten Lehnsessel zurück, schloss die Augen und schlief zum ersten Mal seit Monaten einen wunderbaren Schlaf voller Erholung und Frieden. Und als er wieder erwachte, war er zufrieden und glücklich mit sich und seiner Welt wie seit vielen Jahren nicht mehr, und so sollte es bleiben, solange er auf dieser Welt weilte – und er weilte noch lange. Ein Wegerich-Vögelein zu fangen aber, versuchte er nie wieder.

Im Garten

Breit-Wegerich wächst auf allen Böden bis in den Halbschatten hinein. Wegränder, Wiesen, Blumenrasen oder das Wildblumenbeet eignen sich besonders gut. Will man ihn gezielt anbauen, sollte man dies auf humosen Böden mit guter Wasser- und Nährstoffversorgung in vollsonniger Lage tun. Regelmäßiges Ernten regt das Wachstum zusätzlich an.

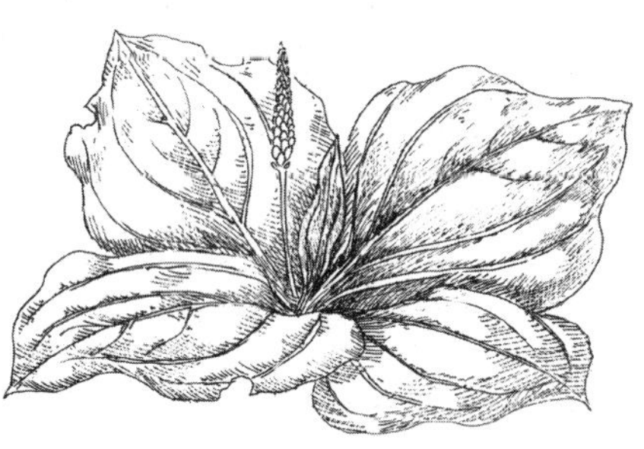

Weg-Malve

Weg-Malve, Malva neglecta
Wilde Malve, Malva sylvestris

Vorkommen

Die Weg-Malve wächst gerne auf stickstoffreichen Böden, an Feldrainen, Wegrändern, in Weinbergen, an Mauern und auf Ödland, aber auch in Gärten, wenn man sie lässt, sogar zwischen Pflastersteinen. Und dies fast weltweit. Diese niederliegende Malven-Art unterscheidet sich in der Verwendung nur unwesentlich von ihrer großen Schwester, der Wilden Malve *(Malva sylvestris)*.

Volksnamen

Käspappel, Rosspappel, Gänsepappel, Wegpappel

Ausgewählte Inhaltsstoffe

Weg-Malve enthält hauptsächlich Schleimstoffe, etwas Gerbstoffe und wenig ätherische Öle.

Wirkung

Der hohe Gehalt an Schleimstoffen begründet die Verwendung der Malve als reizlinderndes Mittel. Die Schleimstoffe legen sich auf die gereizten Schleimhäute und wirken dadurch auskleidend und reizlindernd, auch schmerzlindernd. Man verwendet die Malve deshalb oft bei Hustenerkrankungen. Sie ist aber auch im Verdauungstrakt hilfreich, wo ihre Schleimstoffe unerwünschte Bakterien umhüllen und diese anschließend ausgeschieden werden. Früher verwendete man sie auch bei der Wundheilung, dort nur äußerlich.

Bei Hustenerkrankungen wird in der Fachliteratur die Wurzel des Eibischs *(Althea officinalis)* bevorzugt, da der Anteil an Schleimstoffen beim Eibisch höher als bei der Malve ist. Die Malvenblüten helfen eher im Anfangsstadium, manche Autoren empfehlen sie sogar als angenehm schmeckenden Haustee. Auch in der Küche kann man die Malve sehr schön verwenden.

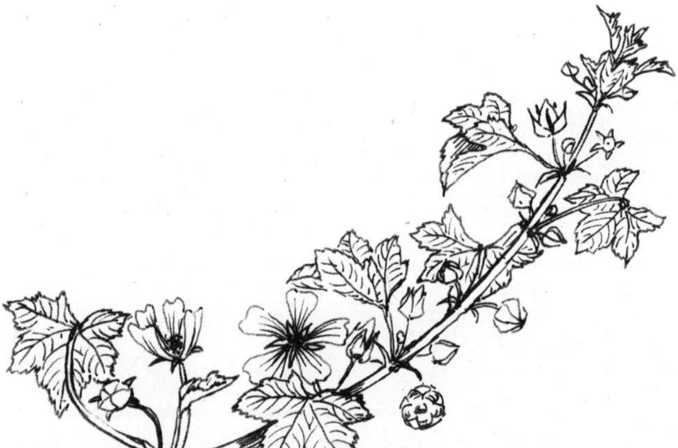

Blütezeit

Die Weg-Malve blüht von Juni bis September, in wärmeren Lagen auch bis in den November hinein mit hellrosa Blüten, die in kleinen Büscheln in den Blattachseln sitzen. Sie wächst niederliegend auf dem Boden ausgebreitet. Wuchshöhe 40 bis 120 cm.

Verwendete Pflanzenteile

Für die Heilmittelbereitung werden die Blüten und die Blätter verwendet, ebenso in der Küche. Dort bevorzugt man die Blätter allerdings vor der Blüte und ab der Blüte nur noch die Blüten.

Einen Tee, der nicht nur gegen Husten hilft, sondern auch ein sehr schönes Gesichtswasser ist, kocht man aus 1 EL Malvenblättern und Malvenblüten pro Tasse Wasser. Dazu werden die Pflanzen (zum Beispiel 1 EL frisch oder 1 TL getrocknet pro 200 ml Wasser) kalt aufgesetzt, langsam erhitzt, aber nicht gekocht, dann abgeseiht und getrunken oder äußerlich verwendet.

Sehr beliebt waren und sind auch die kleinen Früchte der Malve, Käschen genannt, da sie kleinen Käselaiben ähneln. Die Käschen wurden oft von Kindern gepflückt und gegessen, als Kinder sammelten wir sie aber auch und nutzten sie als Spielgeld beim Kaufmannsspiel.

Gegenanzeigen, Nebenwirkungen, Wechselwirkungen

Schleimstoffreiche Pflanzen (sogenannte Mucilaginosa) sind in der Heilkunde sehr hilfreich, haben aber einen Nachteil, den man bei ihrer Verwendung bedenken sollte. Die Schleimstoffe, die sich so nett auf die gereizten Schleimhäute legen und dort reizlindernd wirken, tun dies nicht nur bei bestimmten Schleimhäuten. Der Schleim legt sich auch auf die Darmwand und beschränkt so die Resorption von Vitaminen, Mineralien, aber auch zum Beispiel von Medikamenten, die man zusätzlich einnimmt (man denke zum Beispiel an die Antibabypille). Deshalb sollte man sich bei intensivem oder langfristigem Gebrauch schleimstoffreicher Pflanzen darüber im Klaren sein, dass sie die Wirksamkeit anderer Mittel einschränken können.

In der Küche

Man kann die kleinen Früchte (die Käschen) in alle Arten von Salat geben oder sie in Pfannkuchen einbacken. Oder man legt sie wie Gurken in Essig ein und gibt sie an allerlei Salate. Aus jungen Malvenblättern lässt sich mit Spinat gemischt auch ein wohlschmeckendes Gemüse bereiten. Malvenblätter galten früher auch solo als ganz ausgezeichnetes Gemüse (heute eher nicht mehr).

Volkskundliches

Früher trug man gegen Impotenz einen Brei aus Malvenblüten auf. Die Pflanze galt als einigermaßen bedeutsam für die Fruchtbarkeit, so galten das Auflegen und das Verspeisen der Früchte als der Fruchtbarkeit förderlich. Auch für den Geburtsvorgang galt die Malve als sehr förderlich. Legte man Malvenblätter unter die Gebärende, so wurde die Geburt außerordentlich beschleunigt, man musste die Blätter nach der Geburt sofort entfernen, sonst stand zu befürchten, dass die Gebärmutter folgt. Die Wurzel wurde in osteuropäischen Ländern lange Zeit als Abortivum verwendet. Allerdings verfuhr man auch umgekehrt. So trug man die Malven bei sich, um die Liebe anzuziehen, und einen entfleuchten

Liebhaber versuchte man mit einem Strauß Malven zurückzuholen.

Auch galt die Pflanze als sehr heilsam bei Brandwunden, Wespenstichen und Skorpionsstichen. Die Wirkung gegen Skorpione wurde besonders hoch eingeschätzt. Es hieß, legte man einen Skorpion auf ein Malvenblatt, würde dieser sofort erstarren. In vielen Gegenden galt die Malve als bedeutendes Mittel für die Abwehr böser Geister.

Häufig wurde sie mit dem Eibisch gleichgesetzt und auch ähnlich geschätzt als schmerzstillendes, beruhigendes und kühlendes Mittel.

Im Garten

Die Weg-Malve ist eine einjährige Pflanze und bevorzugt nährstoffreiche, lockere, offene Böden (damit sie sich immer wieder aussäen kann) in vollsonniger Lage. Um die Pflanze herum muss im Spätsommer der Boden gelockert werden, damit die Samen keimen können. Die hohen Malven (40 bis 120 cm) sind zweijährig bis mehrjährig und für die Gestaltung eines Blumenbeetes sehr gut geeignet, da es auch diverse Farbvariationen gibt wie die Sorte Mauretanische Malve *(Malva sylvestris ssp. mauritiana,* dunkelpurpur) oder die ausdauernden Arten der Moschus-Malve *(Malva moschata,* rosafarben, und *Malva moschata Alba,* weiß).

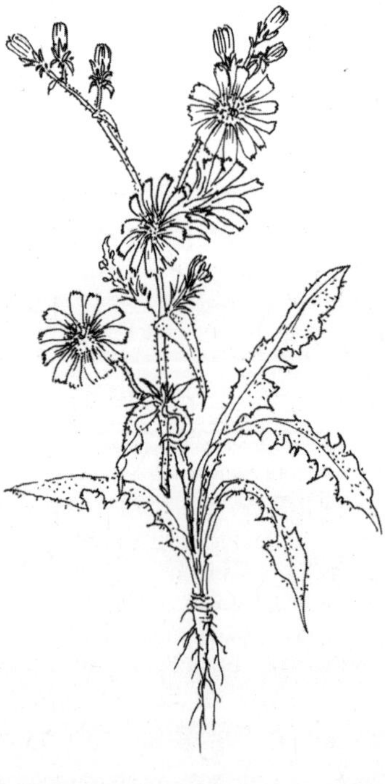

Wegwarte

Cichorium intybus

Vorkommen

Die Wegwarte mag Böschungen, Wegraine, Ödland und Straßenränder mit basenreichen, aber nicht unbedingt kalkreichen Böden in sonniger Lage. Sie wächst auch an trockenen Standorten noch einigermaßen gut. Dort, wo ihr eine gewisse Feuchtigkeit zur Verfügung steht, kann sie eine stattliche Größe erreichen. Oft wird sie allerdings gerade an Straßenrändern nicht sehr hoch, weil dort regelmäßig gemäht wird.

Volksnamen
Wegeleuchte, Zichorie, Zigeunerblume, Blaue Distel, Sonnenkraut, Sonnenwende, Wegewurz, Wegemann

Ausgewählte Inhaltsstoffe
Wegwarte enthält Bitterstoffe, Gerbstoffe, Inulin, Zucker (Fruktose) und Cichoriumsäure.

Wirkung
Aufgrund der Gerbstoffe und Bitterstoffe wirkt die Wegwarte in erster Linie choleretisch (den Gallenfluss fördernd). Sie wird eingesetzt bei Appetitlosigkeit, bei dyseptischen Beschwerden und zur Förderung der Magensaftproduktion, überhaupt zur Anregung des Stoffwechsels (aufgrund ihrer blutreinigenden Wirkung). In der Volksmedizin verwendet man sie auch bei Leberbeschwerden und Harnwegsproblemen sowie äußerlich bei Hautleiden, als Augenwasser und bei Augenleiden.

Die Wurzel gehörte zu den Speisen, die man im Notfall aß, deren Beliebtheit sich aber in Grenzen hielt, wohl aufgrund des bitteren Geschmacks. Eine Zeit lang gewässert und ausgekocht, ist sie aber genießbar und gilt als ziemlich gesund. Ihr hoher Anteil an Inulin macht sie zu einer sinnvollen Speise für (Alters-) Diabetiker. Das Kraut und die Wurzel wirken bei allen Leiden, die durch Stoffwechselprobleme hervorgerufen werden, sie sind reinigend und abblähend, gut bei Völlegefühl, fördern den Schlaf und dämpfen den Kopfschmerz. Dafür mischt man Wegwarte auch gerne mit Löwenzahn und gibt sowohl der Wirkung wegen wie auch um des gefälligeren Geschmackes willen ein Kraut wie Pfefferminze oder auch Kamille hinzu.

Die Schulmedizin nennt den hohen Inulingehalt der Wurzel sowie die Gerbstoffe, Bitterstoffe und freie Fruktose als wirksam und bezeichnet die Wurzel und das Kraut als relativ schwache Bitterdrogen, wirksam zur Förderung der Magensaftproduktion, bei Appetitlosigkeit und dyseptischen Beschwerden. Als möglich, aber nicht genau untersucht, gilt die förderliche Wirkung auf den Gallenfluss.

Die in Weißwein gekochte Wurzel verwendete man früher bei Leber-, Nieren- und Blasenproblemen, der Wegwartenwurzelwein galt zudem als schlafférdernd. Mit einem Gemüse aus Blättern und Wurzel heilte man Geschwüre im Mageneingang und in der Speiseröhre. Noch heute wird geschrieben, dass die Wegwartenwurzel, regelmäßig dem Kaffee beigegeben, die Anzahl der Bauchspeicheldrüsen- und Nierenerkrankungen senken könne.

Blütezeit
Die wunderschönen blauen Blüten sind sehr kurzlebig, werden aber immer wieder schnell ersetzt. Die Pflanze blüht von Juli bis in den Oktober. Die Blüten öffnen sich frühmorgens zwischen 4 und 6 Uhr und schließen oft schon am späten Vormittag zwischen 10 und 12 Uhr.

Manchmal bilden sich weiß oder rosafarben blühende Pflanzen. Wuchshöhe je nach Bodenart 50 bis 120 cm.

Verwendete Pflanzenteile
Die Blüten verwendet man für Dekorationszwecke, da sie ihre Farbe beim Trocknen nicht verlieren, oder auch zur Zierde in Kräutertees. Aus den getrockneten Blüten stellt man mit Zucker im Verhältnis 1:4 einen Wegwartenzucker her, der als kräftigend gilt.

Märchenstunde: Wie die Wegwarte zu ihrem Namen kam

Es war einmal vor langer, langer Zeit, da verliebte sich ein junger Mann in ein junges Mädchen, das hatte lange blonde Haare und wunderschöne Augen von einem tiefen Blau. Und weil das junge Mädchen auch nicht wenig in den jungen Mann verliebt war, beschlossen die beiden, mit dem Segen ihrer Eltern zu heiraten. Fortan lebten sie glücklich und in Frieden ihr Leben. So glücklich waren sie miteinander, dass all denen, die sie trafen oder die sie sahen, das Herz aufging vor lauter Mitfreude.

Doch nach einigen Jahren kam es, wie es kommen musste, der junge Mann musste seine geliebte Frau verlassen. So machte er sich eines Morgens auf, um Arbeit zu suchen.

Die junge Frau blieb traurig zurück, doch sah sie die Notwendigkeit ein und beschloss, das Warten geduldig zu ertragen. Und so wartete sie lange, lange Zeit, doch ihr Geliebter kehrte nicht zurück. Nach vielen Tagen und Wochen des Wartens schlug ihre Geduld in Ungeduld um und in Unruhe. Und noch einmal so viel länger war ihre Unruhe zu einer so großen Angst um ihren Mann geworden, dass sie beschloss, ihn zu suchen.

Sie suchte und suchte viele Stunden, Tage und Wochen. Überall im ganzen Land kam sie herum, kein Brunnen, den sie ausließ, keinen Dorfplatz, keine Schenke, kein einziger Weg, den sie nicht entlangkam. Doch alles war vergebens, sie konnte ihren Schatz nirgendwo finden, auch hatte ihn niemand gesehen.

Endlich war sie am Ende ihrer Kraft, setzte sich an den Wegesrand und flehte in ihrer großen Not die Götter an, ihr zu helfen und ihr zu sagen, wo sich ihr geliebter Mann befand. Die Götter aber hatten einen schlechten Tag (doch, doch, das gibt es), sie schauten aus großer Höhe hinab auf die verzweifelte Frau, und es fand nicht einer den Mut, der jungen Frau zu sagen, dass ihr Mann bei einem Unfall das Leben verloren hatte, so sehr rührte sie das Schicksal des jungen Paares. Doch sahen sie ein, dass es an ihnen war, etwas zu tun. Und so verwandelten sie die junge Frau in eine Blume. Eine Blume mit wunderschönen blauen Blüten, so blau, wie die Augen der jungen Frau waren, die seitdem am Weg warte-t, dass ihr Geliebter sie erlöst.

Man erntet das Kraut im Juli und die Wurzel zum Herbstausgang. Beide schmecken recht bitter, lassen sich aber verwenden. Die Blattrosette, geerntet vor der Blüte, mischt man unter Salate – wegen ihres bitteren Geschmacks meist nur mit anderem Grün gemischt –, sie entfaltet dort einen ähnlichen Geschmack wie Löwenzahn. Mit Löwenzahn gemischt, ergibt sich eine gut stoffwechselanregende Speise. Aus der Wurzel kochte man Gemüse, allerdings ist auch dies nicht jedermanns Fall wegen der Bitterkeit.

Aus der Wurzel kann man einen Kaffee-Ersatz herstellen, wie beim Löwenzahn beschrieben (siehe Seite 119). Den bekannten Zichorienkaffee bereitet man mit einer Gartenzichorie, die aus der Wegwarte gezüchtet wurde und deren Wurzel größer und weniger bitter schmeckt. Zichorienkaffee war eine Zeit lang recht modern. Ebenfalls unter Zuhilfenahme der Wegwarte wurden der Chicorée gezüchtet sowie die Endivie. Lässt man Letztere im Garten blühen, sieht sie auch recht ähnlich aus wie die Wegwarte.

Aus den Blättern, der Wurzel und den Blüten stellte man einen Wegwartenbitter her, übrigens auch einen hochgelobten Wegwartenwein.

Gegenanzeigen, Nebenwirkungen, Wechselwirkungen

Korbblütenallergiker dürfen die Pflanze nicht verwenden, ebenso sollte man bei Gallensteinen vorsichtig sein, da die Pflanze möglicherweise den Gallenfluss erhöht (choleretisch wirkt).

Volkskundliches

Die Wegwarte gilt schon seit ältester Zeit als berühmte Zauberpflanze, um die sich zahllose Legenden und Zaubermythen ranken.

Die ersten bekannten schriftlichen Überlieferungen stammen aus dem 4. Jahrtausend vor Christus aus einem ägyptischen Papyrustext. Auch Plinius berichtet von der Wegwarte, die den Ägyptern als Zauberpflanze galt. »Wenn man sich mit dem mit Öl vermischten Saft der ganzen Pflanze salbe, so würde man von anderen mehr Gunstbezeigungen und alles, was man wolle, erhalten«, so sprächen nach Plinius die Magier.

Auch gibt es der Überlieferung nach eine Wunderblume, die man pflückte und die dann Wunder zu vollbringen half, sei es, dass man Gold fand oder jemanden gesund machen konnte. Botanisch ließ sich diese Pflanze bisher nicht genau bestimmen, neben der Schlüsselblume wurde aber oft die Wegwarte als mögliche Art genannt. Die Wegwarte galt sowieso als höchst zauberkräftige Pflanze mit wehrhaften und hellseherischen Eigenschaften und in der Liebe als sehr hilfreich. Ihrer Wehrhaftigkeit halber gab man sie auch gebärenden Frauen in die Hand, damit sie stärker würden oder stark blieben.

Die Blüten, die sich sehr früh am Tag öffnen, folgen der Sonne (obwohl dieses Phänomen in den letzten Jahrzehnten rückläufig ist, wird es doch immer wieder in der Literatur beschrieben) und schließen sich, wenn die Sonne mittags ihren Höchststand erreicht. Deshalb galt die Wegwarte zum Beispiel bei den Kelten als Tochter der Erdgöttin, als Braut des Sonnengottes, weil ihre Blüten der Sonne so treu folgen. Diese Treue setzt sich in den Geschichten, aber auch in den Zauberkräften fort.

Zauberkräftig war sie allerdings nur, wenn man die Wurzel zu bestimmten Zeiten, ohne Eisen oder auch unter Hersagen bestimmter Texte ausgrub. Dann aber war sie eine gewaltige Zauberin, die half, verschlossene Türen zu öffnen ebenso wie verschlossene Herzen und auch allerlei Ketten und Bande. Die Wurzel machte hieb- und stichfest, brachte dem glücklichen Träger Schönheit und Liebe und auch hellseherische Fähigkeiten. Letztere Eigenschaft half dabei, Diebe zu erkennen. Zu diesem Zweck legte man sich die Wurzel unter das Kopfkissen und schon träumte man, wer der Dieb gewesen war. Auch verlieh die Wurzel Bärenkräfte und schützte den Träger vor allerlei Unbilden. Der Wurzel-Presssaft, richtig geerntet und hergestellt, macht unsichtbar. (Tja, jetzt müsste man wissen, wie's geht ...)

Erhörte der Geliebte einen nicht, musste man ein Stückchen Wurzel der weißen Wegwarte, bei Vollmond geerntet, unbemerkt in dessen Rocksaum einnähen und schon bald entbrannte er in Liebe. Musste man vor Gericht erscheinen, pflückte man frühmorgens sieben Blüten der Wegwarte, schmückte damit sein Haar und bat die Wegwarte um Schutz und Glück vor Gericht (war wohl ein Frauenbrauch).

Das zentrale Moment dieser wunderschönen Pflanze ist – jedenfalls für mich – eine unglaublich deutliche Aura der Leichtigkeit (des Seins?). Es ist tatsächlich so, dass mir gerade dann, wenn ich mich schwerfällig, müde, überreizt fühle, schon der Gedanke an diese Pflanze hilft, ein Stück neben mich zu treten und der Leichtigkeit des Seins wieder etwas abzugewinnen.

Im Garten

Die Wegwarte wächst gut auf Schotterflächen und in voller Sonne. Auf normalen Gartenböden verschwindet sie nach einigen Jahren. Schneidet man immer wieder einzelne Pflanzen im Rhythmus von etwa vier Wochen ab Juni bis zum Boden zurück, blüht die Wegwarte bis zum Herbst. Sie lässt sich sehr gut mit der Roten Spornblume *(Centranthus ruber)* kombinieren, deren junge Triebe im Frühjahr, roh oder gedünstet, recht lecker schmecken. Auch im Fall der Roten Spornblume bewirkt ein Rückschnitt nach der ersten Blüte ein Weiterblühen bis zum Herbst.

Weidenröschen

Schmalblättriges Weidenröschen, Epilobium angustifolium
Kleinblütiges Weidenröschen, Epilobium parviflorum

Vorkommen
Weidenröschen-Arten gibt es diverse, die allesamt häufig vorkommen. Kleinblütiges und Schmalblättriges Weidenröschen sind recht anpassungsfähig und wachsen an Rainen, Böschungen, in Auwäldern, auf Wiesen und auf Ödland, gerne auch an Hecken und Zäunen.

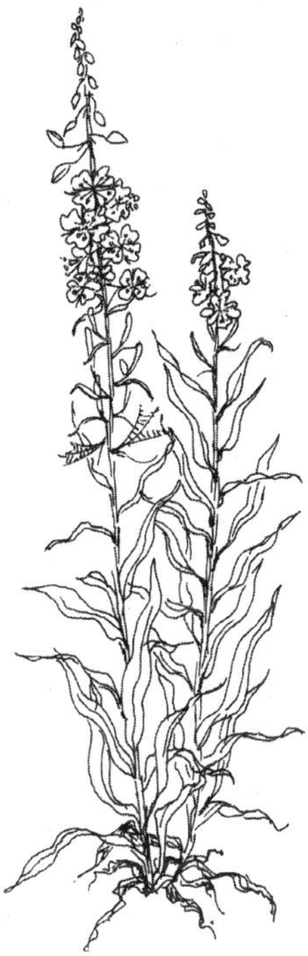

Volksnamen
Muttergotteskraut, Blitzkraut, Bachkraut
Der lateinische Namensteil »parviflorum« bedeutet »kleinblütig«.

Ausgewählte Inhaltsstoffe
Weidenröschen enthält Gerbstoffe, Flavonoide und Tannine.

Wirkung
Die dem Kleinblütigen Weidenröschen nachgesagte gute Wirkung bei Prostataleiden, die auf den Tanninen beruhen soll, ist noch zu wenig erforscht, um anerkannt zu sein, manche Autoren und Mediziner halten rein gar nichts davon. Auf jeden Fall ist davon abzuraten, sich darauf zu verlassen. Eine gewisse wassertreibende und entzündungshemmende Wirkung dürfte aber vorhanden sein. Letztere gilt auch für *Epilobium angustifolium,* das Schmalblättrige Weidenröschen, eine großblütigere Art.

Blütezeit
Die lockeren Traubenblüten des Weidenröschens blühen rosafarben von unten nach oben in der Zeit von Juni bis in den September. Wuchshöhe 60 bis 150 cm.

Verwendete Pflanzenteile
In der Heilkunde wird das Kraut verwendet. In der Küche kann man die ganz jungen Pflanzen wie Feldsalat nutzen oder die älteren Blätter wie Spinat zubereiten. Durch regelmäßiges Ernten bilden sich lange junge, zarte Triebe für die Küche. Die Blätter haben einen leicht nussigen Geschmack. Mancherorts wird Weidenröschentee als Schwarztee-Ersatz sehr geschätzt.

Gegenanzeigen, Nebenwirkungen, Wechselwirkungen
Es sind keine bekannt.

Volkskundliches
Die Pflanze galt als blitzabwehrend und war in manchen Gegenden Teil der Kräuterbuschen zu Maria Himmelfahrt.

Im Garten
Das Kleinblütige Weidenröschen ist im Garten meist nicht erwünscht, da es durch starke Versamung lästig wird. Das Schmalblättrige Weidenröschen wächst im Garten auf nährstoffreichen, nicht austrocknenden Böden in absonniger bis halbschattiger Lage.

Lassen Sie das Weidenröschen ruhig durch den Garten wandern. Es wirkt sehr schön in Kombination mit Minzen und Gundermann *(Glechoma hederacea)*. Auch diese beiden Arten müssen für ihr Bestehen immer wieder neue Flächen erobern können und ergänzen sich deshalb sehr gut.

Für das Blumenbeet gibt es eine sehr schöne weiß blühende Form des Weidenröschens *(Epilobium angustifolium Album)*, die auch nur wenige Ausläufer entwickelt.

Wiesen-Klee

Trifolium pratense

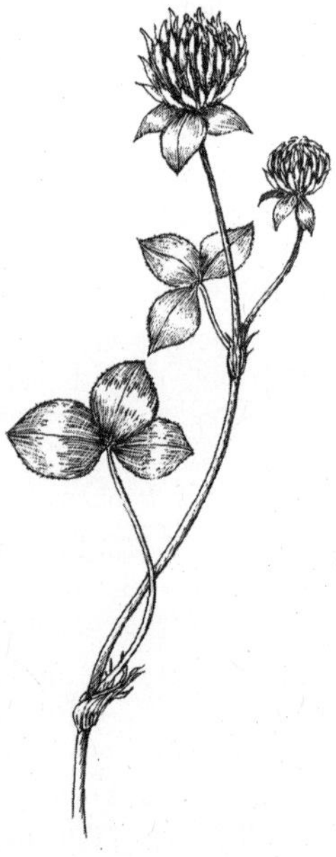

Vorkommen
Der Wiesen-Klee wächst gerne auf einigermaßen feuchten Wiesen und fällt durch seine roten Blütenköpfchen auf, die wegen des reichlich vorhandenen Nektars gerne von Hummeln besucht werden. Ähnlich ist und wächst auch der weiß blühende Weiß-Klee.

Volksnamen
Honigklee, Rotklee, Futterklee

Ausgewählte Inhaltsstoffe
Wiesen-Klee enthält vor allem Gerbstoffe, Flavonoide, Glykoside, Cumarine und Phenole.

Blütezeit

Der Wiesen-Klee, auch Rot-Klee genannt, blüht den ganzen Sommer über mit rosaroten Blütenköpfchen. Durch ein- bis zweimaliges kräftiges Zurückschneiden bleibt die Pflanze mehltaufrei und bildet bis in den Herbst hinein unermüdlich neue Blüten. Wuchshöhe 15 bis 40 cm.

Wirkung

Die Schulmedizin verwendet den Rot-Klee nicht, allerdings ist er in letzter Zeit wegen seiner Phytohormone, die bei Frauenbeschwerden im Klimakterium helfen sollen, einigermaßen bekannt geworden. Rotkleepräparate erhält man inzwischen vielerorts. Was ihre Wirkung betrifft, gehen die Meinungen auseinander. Versuche im eigenen Verwandtenkreis zeigen, dass zum Beispiel Sojaprodukte wirksamer sind. Andere Frauen mögen es anderes erleben.

In der Volksmedizin allerdings wurde der Wiesen-Klee wegen seiner Gerbstoffe bei Entzündungen der Schleimhäute, bei Hustenreiz und als Blutreinigungsmittel geschätzt.

Verwendete Pflanzenteile

In der Regel werden für Teebereitungen, Tinkturen oder Aufgüsse die Blüten verwendet.

Gegenanzeigen, Nebenwirkungen, Wechselwirkungen

Es sind keine bekannt.

In der Küche

Rot-Klee-Blütenhonig

- Einen Rot-Klee-Blütenhonig stellt man aus Wasser, Zucker und Rot-Kleeblüten her (siehe Spitz-Wegerich-Sirup, Seite 166). Um eine honigartige Konsistenz zu erhalten, muss man die Flüssigkeit relativ lange einkochen. Aber Achtung, kocht man zu lange, wird der Honig zu fest.

Volkskundliches

Vierblättriger Klee, dem Pfarrer unbemerkt ins Messbuch gelegt, führt dazu, dass dieser während der Messe unaufmerksam ist, sodass man ihn am Ärmel zupfen muss, damit er den Faden wiederfindet. Wenn man das Kleeblatt nach der Messe unbemerkt wieder entfernt, kann einem niemand im Spiel etwas abgewinnen, das heißt, man kann im Spiel nur gewinnen, nicht aber verlieren.

Aus einer Studie des Instituts für Demoskopie Allensbach: Es glaubten, dass ein vierblättriges Kleeblatt Gutes bedeutet: 1973 26 % der Bevölkerung, 1990 38 % der Bevölkerung, 2000 43 % der Bevölkerung.

Das dreizählige Kleeblatt galt den Kelten als heilig, den Römern bedeutete es den Sommer, die Christen nahmen es als Symbol für die Dreifaltigkeit, es findet sich zum Beispiel in gotischen Kirchenfenstern. Das Kleekreuz, ein Kreuz, dessen vier Enden an Kleeblätter erinnern, findet man noch heute auf Gräbern.

Wurde das vierblättrige Kleeblatt im Schlaf von einer weißen Taube gebracht und fand man tags darauf eines, konnte man sich damit unsichtbar machen.

Vor langer, langer Zeit fand ein Soldat während einer Schlacht ein vierblättriges Kleeblatt. Er bückte sich, um es für seine Kinder zu pflücken. In diesem Moment verfehlte ihn ein Pfeil, der dafür seinen Hintermann tödlich verwundete. Danach galt das vierblättrige Kleeblatt als guter Schutz vor dem Krieg, und man gab es jungen Männern, damit sie nicht eingezogen wurden.

Das Vierer-Blatt machte hellsichtig. Wenn eine Frau das Blatt dem Mann, der ihre Liebe nicht erwiderte, heimlich in den Schuh legte, würde dieser sofort die unwiderstehliche Lust verspüren, der Frau zu folgen. Allerdings nur vier Tage lang, weshalb sich die Frau sputen muss, ihn an sich zu binden. Will eine Frau auf jeden Fall heiraten, egal, ob mit oder ohne Liebe, nagelt sie ein vierblättriges Kleeblatt vor oder über der Haustüre an. Der erste Mann, der daraufhin das Haus betritt, wird der zukünftige Gatte sein.

Fünfblättrige Kleeblätter gelten mancherorts als Unheil bringend. Anderenorts erzählte man, dass ein fünfblättriges Kleeblatt, das man fände, zu reicher Ehe verhelfe.

Im Garten
Rot-Klee wächst am besten in nährstoffreichen Wiesen. Will man ihn anbauen, muss man ihn regelmäßig zurückschneiden, da er leicht Mehltau bekommt und dann für die Ernte nicht mehr tauglich ist.

Wiesenknopf

Kleiner Wiesenknopf, Sanguisorba minor
Großer Wiesenknopf, Sanguisorba officinalis

Vorkommen
Der Kleine Wiesenknopf mag es trocken, er bevorzugt kalkreichen Boden und einen sonnigen bis halbschattigen Standort. Der Große Wiesenknopf dagegen mag am liebsten feuchte, nährstoffreiche Wiesen. Sanguisorba zählt zu den Rosengewächsen und bildet eine ausdauernde winterharte Staude.

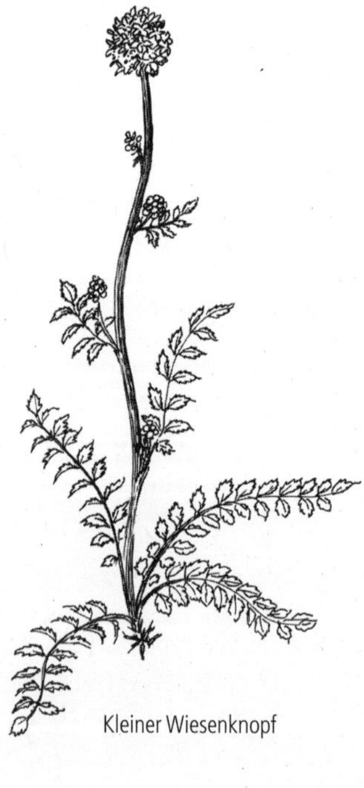
Kleiner Wiesenknopf

Volksnamen

Hergottsbart, Pimpernell, Pimpinell, Ziegenbart, Hartknop, Donnerknop

Der lateinische Name leitet sich möglicherweise von der früheren Verwendung der Pflanze her: »sanguis«, Blut, und »sorbere«, aufsaugen.

Noch heute kommt es wegen der Ähnlichkeit der Namen und der Verwendung der Pflanzen häufig zu Verwechslungen von Wiesenknopf (Volksnamen »Pimpernell«, »Pimpinell«) und Großer Bibernelle *(Pimpinella major)*. Unter »Große Bibernelle« verstand man oft den Kleinen Wiesenknopf.

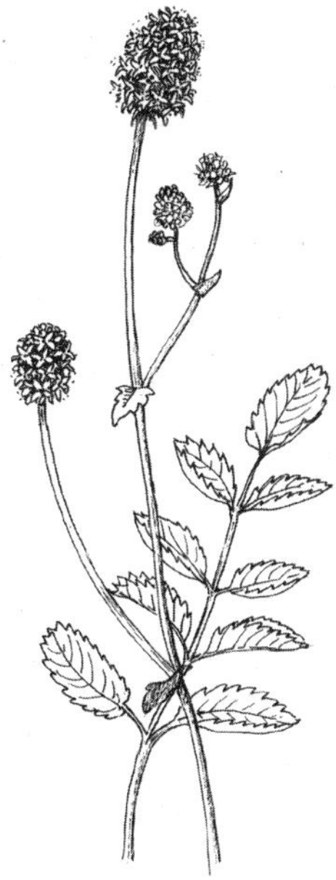

Großer Wiesenknopf

Ausgewählte Inhaltsstoffe

Großer Wiesenknopf enthält Gerbstoffe, Saponine, Flavonoide, Vitamin C und Triterpenglykoside.

Kleiner Wiesenknopf enthält Triterpene, Tormentinsäure, Gerbstoffe, Flavonoide, ß-Sitosterol, ätherische Öle.

Blütezeit

Der Kleine Wiesenknopf blüht mit grünlichen Blütenknöpfen von Juni bis September. Wuchshöhe 15 bis 40 cm. Der Große Wiesenknopf blüht ebenfalls von Juni bis September, aber mit purpurroten Blütenknöpfchen. Wuchshöhe 50 bis 120 cm.

Wirkung

Hauptsächlich die Gerbstoffe begründen die frühere Anwendung des Großen Wiesenknopfs als blutstillendes Mittel, vor allem bei zu starker Monatsblutung, und gegen Durchfallerkrankungen. Auch bei Entzündungen in Mund, Rachen, des Zahnfleisches und Ähnlichem machte man sich die antiseptische, entzündungswidrige, weil adstringierende Wirkung zu Nutze. In der Homöopathie wird die Pflanze noch heute gegen Krampfadern und bei klimakterischen Blutungen verwendet. Während diese Anwendung bei uns heute kaum noch vorkommt, wird die Pflanze in China und Russland häufig noch als örtlich blutstillendes Mittel verwendet.

Der Kleine Wiesenknopf dagegen wurde weniger in der Heilkunde verwendet, ist dafür in der Küche umso beliebter, weil seine Blätter viel weniger zäh und aromareicher sind. Sie schmecken angenehm nussig, würzig und riechen gerieben leicht nach grüner Schlangengurke. Sie wirken appetitanregend und verdauungsfördernd.

Verwendete Pflanzenteile

Für die Heilkunde verwendet man die Wurzel und das Kraut, man stellt daraus Tees, Infus oder alkoholische Tinkturen her. Für die Küche werden die Blätter vom Stängel abgerebelt.

Gegenanzeigen, Nebenwirkungen, Wechselwirkungen

Bei Überdosierung kann es zu Magenbeschwerden kommen.

In der Küche

In der Küche verwendet man den Wiesenknopf am liebsten möglichst frisch. Kochen führt dazu, dass die ätherischen Öle und damit der gute Geschmack verloren gehen. Also an alle Salate oder aufs Gemüse geben und ähnlich wie diese verwenden. Auch sehr gut zu Kartoffeln und Quarkspeisen, zu Kräutersalzen und auch in Essigen und Ölen.

Grüne Sauce

für 4 Personen

- 3 EL milden Senf oder Rieslingsenf mit den Eigelb von 3 hart gekochten Eiern verrühren. Anschließend tropfenweise 12 bis 14 Tropfen Öl unterrühren.
- Danach mit 300 g Schmand, saurer Sahne oder Crème fraîche sowie mit 150 g fein gehackten Kräutern (Brunnenkresse, Wiesenknopf, Knoblauchsrauke, Hirtentäschel, Pfeilkresse und andere) mischen, anschließend mit Essig oder Zitronensaft abschmecken und nach Belieben das fein gehackte Eiweiß der 3 Eier unterziehen.

Volkskundliches

Der Kleine Wiesenknopf wird bereits seit dem 16. Jahrhundert als Gewürz- und Gemüsepflanze kultiviert, während der größere Bruder den Köchen meist zu zäh gewesen ist. Anders als bei der Großen Bibernelle *(Pimpinella major)*, die erst ab Ende des 16. Jahrhunderts genannt wird, gibt es über den Kleinen und den Großen Wiesenknopf wenig Volkskundliches zu erzählen. Bevor Carl von Linné die Namen festlegte, verstand man unter »Großer Bibernelle« jedoch oft den Kleinen Wiesenknopf. Und die Große Bibernelle galt als sehr gutes Kraut gegen Seuchen wie Pest, Cholera und andere.

Im Garten

Der Kleine Wiesenknopf wächst auf normalen bis trockenen Böden in vollsonniger bis halbschattiger Lage höchst unkompliziert und samt sich sehr gut aus. Ideal in Blumenwiesen oder am Rand von Wildkräuterbeeten. Den jungen Blattaustrieb kann man durch einen kompletten Rückschnitt fördern.

Der Große Wiesenknopf macht sich wunderschön im Blumenbeet. Er schwebt mit seinen purpurroten Blütenköpfchen in der Pflanzung und ergänzt sich gut mit Wiesen-Storchschnabel *(Geranium pratense)* und Weißer Taubnessel (Lamium album). Für kleine Gärten oder den Balkonkasten gibt es einen kompakt wachsenden Wiesenknopf *(Sanguisorba officinalis Tanna)*, der nur 20 bis 40 cm hoch wird und wunderschön blüht.

Wilde Karde

Wilde Karde,
Dipsacus silvestris / Dipsacus fullonum
Weberkarde, Dipsacus sativus

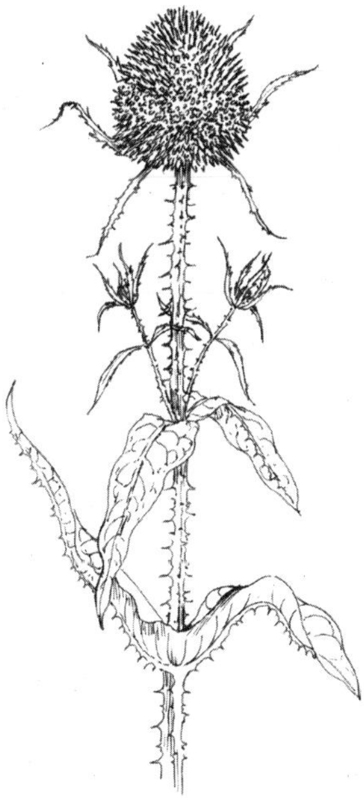

Vorkommen

Die Wilde Karde wächst in ganz Europa auf nährstoffreichen basischen Böden an Waldrändern, Rainen, auf Böschungen, Brachflächen und Geröllhalden. Sie sieht zwar aus wie eine Distel, ist aber keine, sondern zählt zur Familie der Kardengewächse.

Volksnamen

Den Namen »Weberkarde« verdankt die Pflanze einer Verwendung, die sehr lange üblich war. Die getrockneten Blütenköpfe der Pflanze eignen sich sehr gut zum Kämmen und Glätten von Stoffen, und so war die Pflanze in Webereien sehr beliebt. Das Gleiche machte man auch mit der Wilden Karde, denn die Weberkarde wurde eigentlich nur in Gärten kultiviert und findet sich auch heute sehr selten ausgewildert.

Der Namensteil »dipsacus« kommt möglicherweise aus dem Griechischen (»dipsan akeomai« – Durst bekämpfen), denn die Blätter der Weberkarde bilden durch Verwachsungen kleine Becken, die man früher Venuswaschbecken nannte und in denen sich Regenwasser sammelt, was vielleicht dazu verleitet, Durst zu löschen.

Andere Namen sind Kämme, Drahtbärscht, Charte.

Ausgewählte Inhaltsstoffe

Wilde Karde enthält insbesondere Inulin, Bitterstoffe, Saponine, organische Säuren, Glykoside und Scabiosid.

Blütezeit

Die Wilde Karde blüht von Juli bis August. Die Fruchtstände der Karden funktionieren wir Schleuderketten. Wenn etwas sie streift, spannen sie sich und schleudern die Samen von sich, damit sie am vorbeilaufenden Etwas kleben bleiben und so verbreitet werden. Die Pflanze ist zweijährig. Wuchshöhe bis 2 m.

Wirkung

Die Pflanze wirkt reinigend und entgiftend auf den menschlichen Körper, indem sie Nieren und Leber unterstützt. Bei Gicht und Arthritis, Arthrose, Rheuma, Wassersucht, Dermatose, Furunkeln, Akne. Äußerlich wirkt sie nicht nur hautheilend, sondern soll auch Altersflecken entfernen, wenn man sie kurmäßig anwendet. Innerlich wirkt die Wurzel stark harn-, galle- und schweißtreibend sowie den Leberstoffwechsel anregend.

Aktuell diskutiert wird ihre Verwendung bei Borreliose, auch in diesem Fall wird angegeben, die Wurzel zu nehmen. Diese gilt einigen Phytotherapeuten als eines der wirksamsten Mittel bei dieser Erkrankung. Möglicherweise ist deren stark ausleitende Wirkung für die in zahlreichen Internetforen verzeichneten Erfolge bei Borreliose mitverantwortlich. Hierzu möchte ich bemerken, dass es andere Phytotherapeuten gibt, die dieser Aussage heftig widersprechen und nach rationalen Gesichtspunkten sicher auch nicht ganz Unrecht haben. Deswegen sollte man sich im Falle einer Borreliose sehr gut überlegen, ob man zugunsten einer Kardentinktur auf eine Therapie mit Antibiotika verzichtet, beziehungsweise sollte man sich besser informieren, als es im Rahmen dieses Buches möglich ist.

Verwendete Pflanzenteile

Wurzel, Blätter und Blüten der Pflanze können verwendet werden. Meistens wird die Wurzel der einjährigen Pflanze verwendet. Erntezeitpunkt für die Wurzel der einjährigen Pflanze ist im Herbst, für junge Blätter im Frühling, für die Blüten zur Blütezeit und für die Samen im Samenstand.

Gegenanzeigen, Nebenwirkungen, Wechselwirkungen

Es sind keine bekannt.

Heilkunde

Ein Dekokt der italienischen Volksmedizin: Die zerkleinerte Wurzel aufkochen (2 g Wurzel auf 100 ml Wasser) und morgens auf nüchternen Magen trinken. (Bitter ist nichts dagegen ...)

Für eine Tinktur die frisch geerntete Wurzel samt Blattherz gründlich säubern, aber nicht schälen. Zerkleinern und dicht gepackt in ein Schraubglas geben, das mit 40-prozentigem Alkohol übergossen wird. 3 Wochen an einem warmen Ort ziehen lassen, dann abseihen und dreimal täglich zu den Mahlzeiten jeweils 1 EL nehmen (eine Kur dauert mindestens 4 Wochen lang). Man kann Tinkturen auch aus den Blättern, Blüten und Samen herstellen und die Tinkturen gegebenenfalls mischen.

Um eine Kräuterverreibung herzustellen, benötigt man 50 g sehr fein gemahlenes, getrocknetes Wurzelpulver der Karde und 50 g Milchzucker. Beides kommt in den Mörser und wird sehr gut miteinander zerstoßen (das kann dauern). Diese Art der Medizin eignet sich für Schwangere, Alkoholkranke und Kinder, also alle, die Alkohol meiden.

Volkskundliches

Die Karde war die heilige Pflanze der Tuchmacher, weil man damit das Tuch kardierte und die Wolle, genauer die Fasern, in eine Richtung strich (kämmte).

Im Mittelalter stellte man aus Kardenwurzel auch Salbe her, die man äußerlich bei Furunkeln, Abszessen und Ähnlichem verwendete. Der Kräuterkundige Leonhart Fuchs empfiehlt 1543, zu diesem Zweck die Wurzel in Wein zu kochen, dann zu zerstampfen und dies auf die betroffenen Hautstellen zu legen. Auch das Wasser aus den Blattachseln lobt er als gut gegen trübe Augen und Flecken vor den Augen.

Im Garten
Die Pflanze lässt sich im Garten gut ansiedeln. Wo sie sich wohlfühlt, breitet sie sich gerne aus. Lassen Sie die Samenstände über den Winter stehen, Distelfinken werden es Ihnen danken.

Zusammen gepflanzt mit Nachtkerze, Wilder Möhre und Natternkopf ergibt sich eine üppige Blütenpracht für Wildbienen und Hummeln.

Wilde Rauke

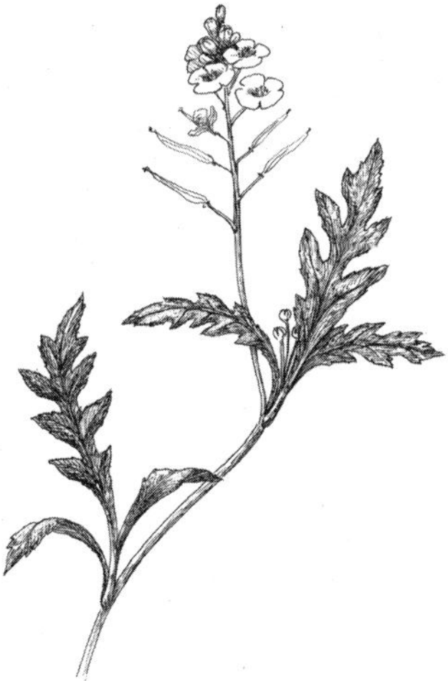

Wilde Rauke / Schmalblättriger Doppelsame,
Diplotaxis tenuifolia
Rucola, Eruca sativa
Ruchetta / Mauer-Doppelsame,
Diplotaxis muralis

Vorkommen
Als »Rauke«, »Rucola« oder »Ruchetta« werden verschiedene Pflanzen bezeichnet, die alle zu den Kreuzblütlern zählen.

Hierzulande meint man mit »Wilde Rauke« meistens *Diplotaxis tenuifolia* (auch Schmalblättriger Doppelsame genannt), eine Pflanzenart, die überall in Mitteleuropa und im mediterranen Südeuropa heimisch ist, wo das Klima einigermaßen warm und der Boden gut wasserdurchlässig ist. Sie bevorzugt nährstoffarme Böden und wächst in Höhen bis 1000 Meter. Rucola aus Deutschland, den man hierzulande kauft, wird in der Regel aus dieser Pflanze gewonnen.

Der italienische Name »Rucola« wird in der italienischen Literatur meist in Verbindung mit *Eruca sativa* genannt, die man bei uns als Senfrauke oder Salatrauke kennt. Die weiß blühende, einjährige Pflanze ist hierzulande nicht heimisch, man findet ihn aber im Weinbergsklima verwildert wachsend. Er ist ursprünglich in Südeuropa und Nordafrika zu Hause.

Auch der Mauer-Doppelsame findet sich bei uns nur verstreut und häufiger nur in den wärmeren Gebieten entlang des Rheins, denn die Pflanze braucht viel Wärme und Licht sowie kalkhaltige, wasserdurchlässige Böden. Häufiger findet man sie in Südeuropa, Kleinasien, Nordafrika und als Neophyt in Südamerika und vielen anderen Teilen der Welt.

In unserem Fall konzentrieren wir uns also auf *Diplotaxis tenuifolia,* den Schmalblättrigen Doppelsame, der uns sicher am häufigsten begegnet, und auf *Eruca sativa,* die mediterrane einjährige Rucola, die in Italien verbreitet ist.

Volksnamen

Wilde Rauke: Ölrauke, Stinkkraut
Rucola: Senfrauke, Raukenkohl

Ausgewählte Inhaltsstoffe

Wilde Rauke enthält Vitamine (viel Vitamin C), Mineralstoffe (Kalium, Kalzium, Eisen, Magnesium), ätherische Öle, Senfölglykoside, aber auch Nitrat, weshalb man Rauken nicht düngen sollte.

Blütezeit

Die lockeren, doldenähnlichen Traubenblüten sind von gelber Farbe und blühen von Juni bis Oktober. *Diplotaxis tenuifolia* wächst rosettenförmig und ist zweijährig bis mehrjährig. Die Wilde Rauke sollte sich deshalb immer wieder aussäen können, da nur von jungen Pflanzen üppig geerntet werden kann. Die Pflanze hat eine Pfahlwurzel, die sich gerne verzweigt, und ist gut an den tief eingeschnittenen, gelappten bis gezähnten Blättern zu erkennen, die den charakteristischen Duft nach Rucola verströmen, wenn man sie zwischen den Fingern reibt. Wuchshöhe 20 bis 50 cm.

Wirkung

Die Pflanze wirkt mit ihren Inhaltsstoffen diuretisch, adstringierend, leicht expektorierend, äußerlich bei empfindlichen Menschen auch reizend. Man verwendet sie innerlich als Tee oder – vor allem *Eruca sativa* – als »Senfpflaster«.

Verwendete Pflanzenteile

Verwendet werden die Blätter, in der Küche am liebsten jung, aber auch die Blüten und Samen der Pflanze sind ausgezeichnete Gewürze. Man kann von Mai bis in den Herbst hinein ernten. Je älter das Jahr, desto schärfer die Pflanze.

Gegenanzeigen, Nebenwirkungen, Wechselwirkungen

Abgesehen von der reizenden Wirkung sind keine bekannt. Wild wachsende Pflanzen können bis 5 % giftige Erucasäure enthalten, die bei übermäßiger Dauerzufuhr unter anderem zu Herzverfettung führen kann. Kulturformen enthalten deutlich weniger Erucasäure.

In der Küche

Rucola und Wilde Rauke sind aus der modernen Küche nicht mehr wegzudenken. Als Gewürze sind die Pflanzen nicht nur in Salaten, sondern auch bei allen Nudel- und Reisgerichten, in Suppen, Saucen, auf der Pizza, zu Käse, zu allen Gemüsegerichten, Quiches und Tartes und last but not least als Pesto sehr beliebt.

Allerdings sollte man Rucola möglichst frisch verwenden und nicht mit den Speisen mitkochen, jedenfalls nicht lange, weil die den Geschmack und die gesunde Wirkung bestimmenden Senfölglykoside sehr hitzeempfindlich sind.

Sommerliches Rucolarisotto

für 4 Personen
körnige Gemüsebrühe für 1 l Gemüsebrühe
1 Zwiebel
5 Knoblauchzehen
60 g Butter
350 g italienischer Risottoreis
Salz
frisch gemahlener Pfeffer
4 Tomaten
1 Handvoll Rucolablätter
2 EL gutes Olivenöl
150 g körniger Frischkäse

• Mit körniger Gemüsebrühe 1 l heiße Gemüsebrühe herstellen. Die Zwiebel schälen und fein schneiden, die Knoblauchzehen schälen. 40 g Butter in einem Topf erwärmen und die Zwiebel mit den ganzen Knoblauchzehen leicht anbraten. Dann die Knoblauchzehen herausnehmen und in eine Schüssel geben, den Reis in den Topf geben und anbraten. Wenn er angebraten ist, mit einer Suppenkelle voll Brühe ablöschen und 10 Minuten köcheln lassen. Sollte die Brühe vorher aufgebraucht sein, etwas nachfüllen. Dann erst salzen und pfeffern.

• Derweil die Tomaten mit heißem Wasser überbrühen, schälen und klein schneiden, ebenso die Rucolablätter klein schneiden. Rucola in der Schüssel mit dem Knoblauch, dem Öl und Frischkäse mischen. Parallel immer darauf achten, dass genug Brühe am Reis ist, aber nicht zu viel, er soll nicht darin schwimmen.

• Die Tomaten zum Reis geben und 10 weitere Minuten köcheln lassen. Dabei wieder Brühe zufügen, bis diese ganz verbraucht ist. Wenn der Reis gut ist, den Herd abschalten, die restliche Butter im Reis schmelzen und die Rucola-Käse-Öl-Mischung unterrühren, dabei vorher den Knoblauch entfernen.

Wildkräuterspätzle mit Rucolapesto

4 Personen

80 – 100 g Walnusskerne
oder Pinienkerne
80 – 100 g Parmesan
etwa 500 g Mischung aus Rucolablättern und Vogelmiere im Verhältnis 1:1
etwa 250 ml gutes Olivenöl
1 Rezeptmenge Wildkräuterspätzle (siehe Seite 100)
reichlich frische Rucolablätter
Parmesan am Stück

• Die Kerne und den Käse möglichst fein reiben und die Kräuter sehr fein wiegen oder alles getrennt voneinander im Mixer zerkleinern. Dafür braucht man einen guten Mixer. Es erleichtert die Arbeit, wenn man beim Mixen oder Pürieren etwas Öl zu den Kräutern gibt. Dann Kerne und Käse sowie Kräuter miteinander und mit dem Öl vermengen. Das Ergebnis sollte in der Konsistenz einem Basilikumpesto ähneln. Je nach Wassergehalt der Kräuter wird sich eine andere Konsistenz ergeben, die jeweils eine andere Ölmenge erfordert.

• In Gläser abgefüllt und im Kühlschrank aufbewahrt, hält sich das Pesto mehrere Tage, sofern man darauf achtet, dass die obere Schicht aus Öl besteht. Will man es länger konservieren, lohnt sich Einfrieren.

• Die Wildkräuterspätzle nach Rezept herstellen. Die heißen Spätzle auf den Tellern anrichten, pro Teller 2 EL Pesto darunterrühren, dann mit reichlich frischem, geschnittenem Rucola bedecken und mit frisch gehobeltem Parmesan bestreuen.

Volkskundliches

Rucola – zumindest die Version *Eruca sativa* – wird schon von Plinius als Küchengewürz geschätzt. Als Heilpflanze wird sie im Altertum eher selten aufgeführt, eher noch als Aphrodisiakum oder Potenz steigerndes Mittel. Als solches ist sie zum Beispiel bei Disokurides genannt. Später wird die Pflanze auch im Capitulare de villis Karls des Großen genannt, was darauf schließen lässt, dass außer *Eruca sativa* auch der Schmalblättrige Doppelsame schon früher verwendet wurde. Immerhin ähneln sich die Pflanzen sehr. Der Kräuterkundige Leonhart Fuchs kennt und benennt ebenfalls zwei Arten, wie auch schon Dioskurides.
Die Blätter des weißen Senfs genossen, machen nach Fuchs unkeusch, wirken harntreibend und sind gut für den Bauch. Allerdings beschreibt er auch, dass zu viel Genuss zu Kopfschmerzen führen kann, eine Nebenwirkung, die auch andere Autoren angeben. Mit den Samen kann man Skorpionen und Spinnen widerstehen und sich damit einreiben, um das Ungeziefer des Körpers zu vertreiben – »mit Honig vermischt und angestrichen / nimbt er hinweg allerley ungestalt des Angesichts«.

Im Garten

Am wohlsten fühlt sich die Wilde Rauke im Garten in einem wasserdurchlässigen, leicht humosen und sonnigen Beet.
Wird sie gut mit Nährstoffen versorgt, ist der Zuwachs stärker und man kann sie besser ernten, allerdings leidet die Frostfestigkeit. Erntet man die jungen Blätter regelmäßig, wächst die Pflanze munter bis in den Spätherbst weiter.

Ziest

Aufrechter Ziest, Stachys recta
Heil-Ziest, Stachys officinalis, früher Betonica officinalis
Wald-Ziest, Stachys sylvatica

Stellen Sie sich vor, Sie sitzen in einem höchst bequemen Ohrensessel, Ihr Blick ist in einen großen alten Garten gerichtet mit hohen Bäumen, verwilderten, blühenden Hecken, Sie haben keinerlei Termine oder Verpflichtungen zu erfüllen, außer zu sitzen und zu lauschen. Vor lauter Entspannung fallen Ihnen die Augen zu und Sie träumen sich weit zurück, sechshundert, siebenhundert Jahre, und gelangen in die späte Blütezeit des großen Römischen Reiches. Die Römer waren bis an den Rhein vorgedrungen und hatten linksrheinisch weite Gebiete unter ihrer Kontrolle. Dort lebten sie nach Zeiten des Krieges in für beide Seiten recht erfreulicher Koexistenz mit den ortsansässigen Völkern keltischen und germanischen Ursprungs. Sie hatten einiges Neues mitgebracht, nicht zuletzt den römischen Weinbau. (Eigentlich war es den Römern verboten, in den besetzten Gebieten Wein anzubauen, schließlich wollte und sollte die Weinschwemme aus dem alten Rom verbraucht werden. So recht hielt man sich aber nicht daran, denn es dauerte den Römern, deren Weinkonsum erklecklich war, viel zu lange, bis die Lieferungen aus Rom ankamen. Gut so, denn immerhin begann damals erst so richtig der deutsche Weinbau.)

Außer den Reben hatten sie auch einige andere Pflanzen mehr oder weniger unbewusst im Gepäck. Zu diesen Pflanzen, die ursprünglich im mediterranen Raum beheimatet sind, gehört der Aufrechte Ziest.

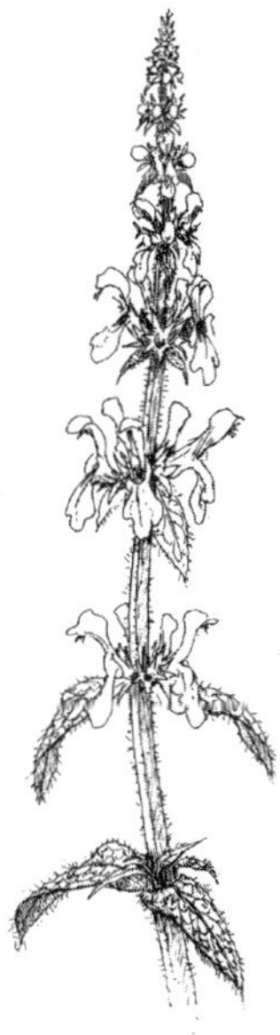

Aufrechter Ziest

Stachys recta

Dass nun gerade auch der Aufrechte Ziest zumindest in den warmen und trockenen Gebieten Deutschlands, zum Beispiel entlang des Rheins in Rheinland-Pfalz und Baden-Württemberg, heimisch wurde, hat einerseits mit dem dortigen Klima zu tun, andererseits dürfte ein alter römischer Ritus dafür verantwortlich sein. Die Römer hielten *Stachys recta* nämlich für eine ganz besondere Pflanze, von der sie glaubten, dass sie gegen Böses schütze, vor allem in Form von Hieb- und Schwertstichen. Also war es üblich, das Pflänzlein als Amulett bei sich zu tragen, besonders dann, wenn in der Arena gekämpft wurde oder auch wenn die Römer in den Krieg zogen.

Auf diesem Wege ist der wunderschöne gelb blühende Lippenblütler zu uns gekommen und hat sich überall dort, wo er sich wohl fühlte, niedergelassen. Da der Aufrechte Ziest aber, wie angedeutet, ein warmes, trockenes Klima bevorzugt und sich auf Halbtrockenrasen und Trockenrasen am wohlsten fühlt, ist er bei uns nicht allzu weit verbreitet und hat demgemäß auch in der Heilkunde und Küche keine besondere Bedeutung. Allerdings lohnt es sich, die Blüte durch eine Lupe anzuschauen, sie erinnert an eine Orchideenblüte und ist außergewöhnlich hübsch.

Im Garten

Der Aufrechte Ziest wächst im Garten auf Schotterflächen, möglichst Porphyr, Granit, Sandstein oder Basalt, nicht auf Kalkschotter. Er liebt volle Sonne und lässt sich gut mit Gamander *(Teucrium chamaedrys)*, Frühlings-Thymian *(Thymus praecox)* und Kugel-Lauch *(Allium sphaerocephalon)* kombinieren.

Heil-Ziest

Stachys officinalis, früher Betonica officinalis

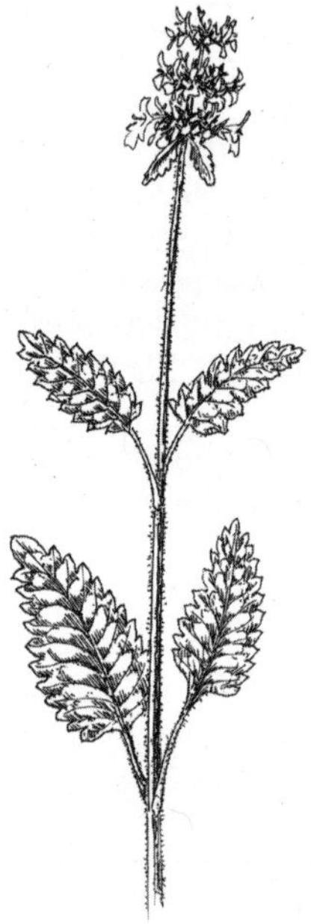

Vorkommen

Der Heil-Ziest (Gemeine Betonie) mag Waldränder und lichte Wälder. Manchmal findet man ihn auch im Halbtrockenrasen und auf anderen mageren Standorten. Er ist recht weit verbreitet.

Ausgewählte Inhaltsstoffe

Heil-Ziest enthält Gerbstoffe, Bitterstoffe, Betaine und Flavonoide sowie wenig ätherische Öle. Die Pflanze riecht beim Zerreiben aromatisch.

Volksnamen

Der Name »Stachys« kommt vermutlich aus dem Slawischen, während »Betonica« wahrscheinlich keltischen Ursprungs ist. Andere Namen sind Katzenwedel, Petunchen, Zahnkraut oder Fleischblume. Heil-Ziest zählte man früher zu den Stachys-Arten (in der älteren Literatur ist er noch unter dem Namen *Stachys officinalis* aufgeführt), inzwischen hat er einen eigenen Gattungsnamen als *Betonica officinalis.* Die Bezeichnungen »Heil« und »officinalis« deuten darauf hin, dass die Pflanze in der Heilkunde verwendet wurde.

Wirkung

In der Volksheilkunde war die Pflanze früher sehr beliebt. Man verwendete sie bei Magen-Darm-Leiden, häufig bei Durchfall, Asthma, Schwindel und allgemeinen Erschöpfungszuständen, hin und wieder auch bei Kopfschmerzen und Migräne. Im Altertum galt sie als eine ganz besondere Heilpflanze, die man bei einer großen Vielzahl von Leiden verwendete. Heutzutage wird der Heil-Ziest in der Medizin und auch in der Phytotherapie nicht mehr verwendet, doch nutzen ihn Homöopathen noch in manchen Fällen, zum Beispiel bei Schwächezuständen.

Blütezeit

Der Heil-Ziest blüht je nach Standort von Juni bis September und Oktober mit rosafarbenen Lippenblüten an endständigen dichten Ähren. Als Pflanze der Wiese wird sie nach der ersten Blüte zurückgeschnitten, damit sie erneut austreibt und blüht. Wuchshöhe 30 bis 50 cm.

Verwendete Pflanzenteile

Für Tee erntet man die nicht verholzten oberirdischen Pflanzenteile in der Blüte, die anschließend schonend getrocknet werden.

Gegenanzeigen, Nebenwirkungen, Wechselwirkungen

Der Genuss von größeren Mengen Heil-Ziest führt zu Erbrechen und Durchfällen. Die eine oder andere Tasse Tee schadet allerdings nicht.

In der Küche

Die jungen Triebe des Heil-Ziests galten als essbar und wurden als Gemüse oder zusammen mit anderem Gemüse gegessen. Heute ist das nicht mehr üblich. Das getrocknete Kraut verwendete man alleine oder gemischt mit anderen Kräutern als Tabakersatz und auch als Niespulver.

Volkskundliches

Die großen Heilkundler früherer Zeiten hielten die Betonie für eine Pflanze, die Böses abwehren kann. So ist von Plinius überliefert, dass ein Wein oder Essig aus Ziest den Magen und die Augen sehr stärke und dass in einem Haus, in dem Ziest vorhanden ist, kein Unglück möglich sei. Manchmal wurden die Häuser auch mit Ziest geräuchert, um böse Geister zu vertreiben, oder man vergrub das Kraut vor der Haustüre, um böse Geister fernzuhalten. Die Ärzte des Altertums verwendeten den Heil-Ziest auch gegen Epilepsie, Hysterie, Krämpfe, bei Knochenbrüchen, krampfartigen Zuständen und Zahn- und Ohrenschmerzen. So hängte man zahnenden Kleinkindern häufig einen Ziest um den Hals, um das Zahnen zu vereinfachen.

Im Garten

Heil-Ziest wächst auf mageren bis nährstoffreichen Böden in voller Sonne, aber auch bis in den Halbschatten hinein. Man kann ihn in mageren Wiesen, im Blumenbeet oder als Vorpflanzung vor einer Hecke in Kombination mit Tüpfel-Johanniskraut *(Hypericum perforatum)*, Wiesen-Schlüsselblume *(Primula veris)* und Tauben-Skabiose *(Scabiosa columbaria)* ansiedeln.

Wald-Ziest

Stachys sylvatica

Wald-Ziest bevorzugt humose Böden in halbschattiger bis schattiger Lage. In der Heilkunde hatte Wald-Ziest keine Bedeutung, allerdings sind die Wurzeln gut genießbar. Man erntet sie ab September bis in den Winter und verwendet sie wie Kartoffeln. Man kann sie solo genießen oder auch zusammen mit Kartoffeln. Auch die jungen Triebe sind essbar, obwohl sie einen etwas unangenehmen Geruch haben, der sich allerdings beim Kochen verliert.

Blütezeit

Der Wald-Ziest ist ein Lippenblütler, dessen rosafarbene Blüten in Scheinquirlen in den Blattachsen sitzen. Blütezeit von Juni bis September. Wuchshöhe 30 bis 60 cm.

Im Garten

Wald-Ziest wächst gut unter Sträuchern und Bäumen, wo er sich willig ausbreitet. Achtung: Durch seine starke Ausbreitung braucht er Partner oder kräftige, hohe Stauden wie Waldgeißbart *(Aruncus dioicus)*, Gelbe Taubnessel *(Lamium galeobdolon)* und Breitblättrige Glockenblume *(Campanula latifolia)*, die dies auch tun. Die jungen Triebe dieser drei Pflanzen sind hervorragend zum Dünsten in der Küche geeignet.

Die mediterranen Kräuter im Einzelnen

Majoran

Origanum majorana

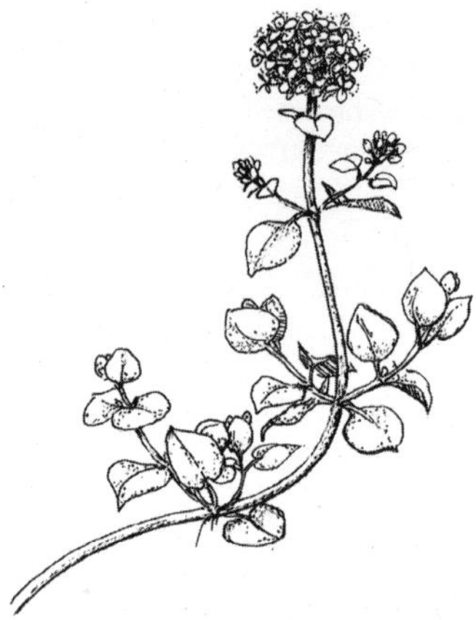

Vorkommen

Der Majoran ist ein nahezu weiß blühender Lippenblütler, der aus dem arabischen Raum kommend schon recht früh in die Mittelmeergebiete vordrang und von dort in das nördliche Europa gebracht wurde. Er kommt bei uns wild wachsend nicht allzu häufig vor, eher ausgewildert, und ist meist einjährig, da die Winter hierzulande zu hart für ihn sind. Als Gartenpflanze ist er allerdings schon lange bekannt und beliebt. Indigen, also einheimisch, ist der Dost *(Origanum vulgare),* der zur gleichen Gattung zählt (siehe Seite 67).

Volksnamen

Bratenkraut, Gartenkraut, Wurstkraut, Mairan

Ausgewählte Inhaltsstoffe

Majoran enthält hauptsächlich ätherische Öle, Bitterstoffe, Gerbstoffe, Phenolglykoside und Flavonoide.

Blütezeit

Majoran blüht von Juni bis Oktober weiß mit rispigen Trugdolden. Wuchshöhe 30 bis 60 cm.

Wirkung

Majoran wirkt spasmolytisch und schwach tonisierend, dazu appetitanregend und desinfizierend. Er wird meist als Küchenkraut verwendet, weniger in der Heilkunde. In der Heilkunde nur bei geringfügigen Befindlichkeitsstörungen, dann für den Magen-Darm-Bereich als entkrampfendes, entblähendes Mittel, zur Appetitanregung, zusammen mit anderen Mitteln bei Krampfhusten und wegen des ätherischen Öls in Badezusätzen gegen Erkältungskrankheiten.

Erwähnenswert sind auch die antioxidativen Eigenschaften, die bewirken, dass zum Beispiel gut mit Majoran gewürztes Schweineschmalz oder Schweinefett nachweislich länger haltbar ist. Deswegen wurde das Kraut früher auch zur Desinfizierung von Wunden verwendet.

Bekannt ist vielerorts noch die Majoransalbe, die man Säuglingen bei Schnupfen verordnete oder auch zum Einreiben bei Blähungen verabreichte. Dazu wird so viel frischer oder getrockneter Majoran wie zwischen drei Finger passt mit der gleichen Menge hochprozentigen Alkohols vermischt. Dies lässt man 12 bis 24 Stunden ziehen, gibt dieselbe Menge Vaseline dazu und erwärmt alles im Wasserbad etwa 10 Minuten. Dann durch ein Tuch abfiltern und abkühlen.

Verwendete Pflanzenteile

Man verwendet das getrocknete oder frische ganze Kraut.

Gegenanzeigen, Nebenwirkungen, Wechselwirkungen

Es sind keine bekannt. Die Wirkung der Salbe ist inzwischen umstritten, die Kommission E rät von der Verwendung ab. Wegen des Phenolglykosids (Hydrochinon), das als krebserregend gilt, wird von einem Gebrauch abgeraten, allerdings ist Hydrochinon nur in geringem Umfang enthalten.

In der Küche

Als Küchenkraut ist der Majoran ausgesprochen beliebt. Das herbe Aroma passt hervorragend zu vielen Kartoffelgerichten. Aber auch auf Pizza, Quiche und als Würzkraut für Tofugerichte ist Majoran nicht wegzudenken.

Volkskundliches

Majoran wurde oft in Liebestränken und Liebessalben verwendet, er galt als Glück bringend, denn man erzählte sich, dass ihn die griechische Göttin Aphrodite als »Zeichen des Glücks« geschaffen habe. In Ägypten war er der Gottheit Osiris geweiht. Im Mittelalter wurde die aromatische Pflanze ihres Duftes wegen über die Maßen geschätzt. Duftkugeln, Duftkissen, Sträuße, parfümiertes Waschwasser und auf den Boden gestreutes Kraut waren sehr beliebt. Mit jungen Blättern oder dem Saft der Pflanze rieb man Gegenstände ein, damit sie glänzten.

Im Garten

Majoran wächst auf trockenen, warmen, nicht zu nährstoffarmen Böden, am besten in vollsonniger Lage. Da die Pflanze bei uns nur einjährig ist, sollte sie im sonnigen Kräuterbeet gepflanzt oder im Topf gehalten werden. Eine direkte Aussaat funktioniert meist nicht.

Rosmarin

Rosmarinus officinalis

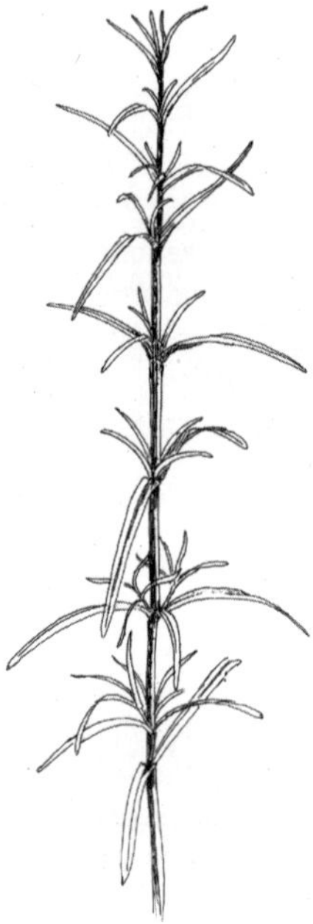

Vorkommen
Rosmarin ist ein immergrüner Halbstrauch, der ursprünglich aus dem Mittelmeerraum stammt und bei uns hauptsächlich in Gärten vorkommt. Die Pflanze ist recht frostempfindlich, wenn sie auf nähstoffreichen Böden gepflanzt wird, sodass sich in vielen Fällen Kübelhaltung empfiehlt. Allerdings gibt es, und deswegen soll der Rosmarin hier erwähnt werden, im rheinhessischen Guntersblum direkt in die Weinberge ausgepflanzte mediterrane Kräuter. Diese wurden bereits vor vielen Jahren gepflanzt. Unter ihnen auch Rosmarin, von dem ein Strauch Dimensionen erreicht hat, die höchst beeindruckend sind, sogar für die dort warmen, trockenen Sommer. Trotz aller Minusgrade im Winter fühlen sich die Kräuter zwischen den Reben so wohl, dass sie prächtig gedeihen, und das schon so viele Jahre, dass man sie guten Gewissens als frosthart bezeichnen darf.

Volksnamen
Rosmarinkraut, Lieblingskraut, Antonkraut, Kranzkraut, Hochzeitkraut, Badekraut, Weyrauchwurzel

Der Name »Rosmarin« könnte abgeleitet sein vom lateinischen »ros marinus«: Die Pflanze wächst in ihrer Heimat gerne an den Meeresküsten – »marinus« – und gedeiht dort hervorragend unter Einwirkung des Meerestaus – »ros« (Tau). Eine weitere Ableitung ist möglich aus den griechischen Wörtern »rhops«, Strauch, und »myrinos«, balsamisch – also Balsamstrauch.

Ausgewählte Inhaltsstoffe
Rosmarin enthält viel ätherisches Öl, Cineol, Borneol, Kampfer, Bitterstoffe, Gerbstoffe wie Rosmarinsäure, Flavonoide, etwas Saponine und bittere Carnolsäure.

Blütezeit
Rosmarin blüht von Februar bis April mit vielen hellblauen Lippenblütchen. Wuchshöhe 80 bis 150 cm.

Wirkung
Die Pflanze wirkt schmerzstillend, belebend, antioxidativ, hautreizend, durchblutungsfördernd, positiv inotrop (herzkraftstärkend) und steigernd auf den Koronardurchfluss.

Äußerlich wird Rosmarin verwendet als Salbe bei Durchblutungsstörungen, zur Schorfbildung, bei Narbenschmerzen, Muskelrheumatismus und Nervenschmerzen sowie als Bad bei Erkältungskrankheiten, Erschöpfungszuständen und Kreislaufbeschwerden.

Innerlich kommt die Pflanze bei Schwindel, Erschöpfung, zur Anregung (Tonisierung) des Magen-Darm-Traktes, bei Leberstau, Magenerkrankungen, Meteorismen (Blähungen, Trommelbauch), Gedächtnisschwund (hier gerne als Wein) und bei klimakterischen Beschwerden mit nervösen Erscheinungen zum Einsatz.

Die enthaltene Carnolsäure hat antioxidative Wirkung, deretwegen man das Kraut auch zu Konservierungszwecken nutzte.

Verwendete Pflanzenteile

Die Blätter können das ganze Jahr über frisch geerntet werden. Zum Trocknen schneidet man im Hochsommer Jungtriebe.

Die Zubereitungsarten variieren. In der Heilkunde als Salbe, Badezusatz, in Alkohol als Tonikum, auch als Wein, durchaus auch als Tee oder Infus. Beispielsweise empfahl Sebastian Kneipp einen Rosmarinwein der folgenden Art: Man gibt klein geschnittene Zweige des Rosmarins in eine Flasche, füllt mit Wein auf, korkt diesen zu und nimmt ab dem 2. Tag täglich 6 EL davon ein. Dies gilt als harntreibend, gemütsaufhellend, kreislauf- und verdauungsfördernd. Allerdings durfte die Menge nicht überschritten werden.

In der Küche lässt sich Rosmarin roh, in Essig oder in Öl eingelegt verwenden. Auch in der Kosmetik wird er genutzt.

Gegenanzeigen, Nebenwirkungen, Wechselwirkungen

Wegen der muskelanregenden Wirkung, die sich auch stimulierend auf die Gebärmutter auswirkt, sollen Schwangere auf den Genuss von Rosmarin verzichten.

In der Küche

In der Küche passt Rosmarin gut zu jeglichen Kartoffelgerichten (Ofenkartoffeln!), zu Gemüseeintöpfen und Gebratenem. Auch als Kräuteröl oder Kräuteressig. Ganz besonders apart ist ein selbst hergestelltes Schmalz mit Zwiebeln, Äpfeln und Rosmarin. Das Kraut sollte sehr sparsam verwendet werden, da es sehr intensiv ist.

Rosmarinkekse

220 g Weizenmehl Type 550
50 g Butter
25 g Zucker (Vollrohrzucker oder Roh-Rohrzucker)
1 verquirltes Ei
1 EL klein geschnittener Rosmarin
1 Prise Salz
etwas Milch zum Bestreichen
etwas Butter zum Bestreichen

- Aus Mehl, Butter, Zucker, Ei, Rosmarin und Salz einen Knetteig herstellen. Den Teig zu einer Rolle mit 3 bis 4 cm Durchmesser formen. Die Kekse 1 cm dick von der Rolle abschneiden.
- Auf ein Backblech, bedeckt mit Backpapier, legen, mit etwas Milch bestreichen und im vorgeheizten Backofen bei 220 °C 10 bis 15 Minuten backen. Heiß mit Butter bestreichen und genießen.

Für das Wohlbefinden

Rosmarin-Löwenzahnblüten-Wein zur Kräftigung

- Je 1 Handvoll frischen Rosmarin und frische Löwenzahnblüten mit 1 l Rotwein in ein 1,5-Liter-Einmachglas geben und mindestens 12 Stunden stehen lassen. Dann das Glas im Wasserbad erhitzen und das Gebräu etwa 30 Minuten knapp unter dem Siedepunkt kochen lassen (eher offen kochen als im verschlossenen Glas). Nach dem Abkühlen und Abseihen 1 EL Honig unterrühren (nach Geschmack auch etwas mehr). Mittags und abends vor dem Essen jeweils 1 Likörglas voll trinken.

Volkskundliches

Im Altertum war Rosmarin der griechischen Göttin der Liebe und Schönheit, Aphrodite, gewidmet. Daher sagte man verschiedenen Rosmarinzubereitungen auch aphrodisierende Wirkung nach (was durch den tonisierenden Effekt der Pflanze auch eine gewisse Berechtigung hat). Man verwendete Rosmarin für alle Hochzeitszeremonien, schmückte Götterstatuen mit Rosmarinkränzen und legte Neugeborenen einen Strauß in die Wiege. Legte man Rosmarinzweige unter das Kopfkissen, so hörten Albträume auf.

Neben seinem Wert für die Liebe gilt Rosmarin auch als eines der wichtigsten Symbole für Treue: »Und da ist der Rosmarin, das ist für die Treue«, sagte Shakespeares Ophelia. Rosmarin soll auch eines der beiden Kräuter gewesen sein, die Adam und Eva aus dem Paradies mitnahmen. Ein Absud aus Rosmarin und Weißwein, als Gesichtswasser verwendet, erhält das jugendliche Aussehen.

Im Garten

Im Garten pflanzt man am besten die Rosmarin-Sorte Arp, die besser winterhart ist als *Rosmarinus officinalis,* nur auf reinen Schotterflächen (damit sich keine Staunässe bilden kann) in vollsonniger Lage und schützt die Pflanze im Winter durch eine Abdeckung mit Tannenreisig.

Salbei

Echter Salbei, Salvia officinalis

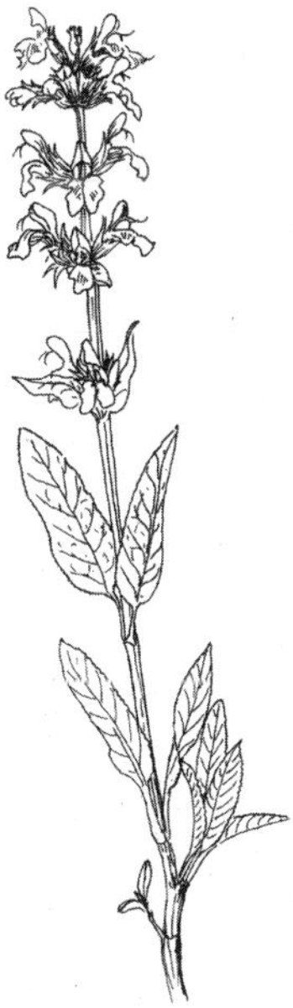

Vorkommen

Salbei ist ein ausdauernder immergrüner Halbstrauch, der aus dem Mittelmeerraum stammt und bei uns nur in Gärten heimisch geworden ist. In Rheinhessen kommt er allerdings auf schottrigen Flächen als Gartenflüchtling auch wild vor. Salbei ist etwas frostempfindlich, wenn er auf nährstoffreichen Böden gepflanzt wird, sodass er in kälteren Gebieten vielfach nur als Kübelpflanze anzutreffen ist, wofür er sich aber sehr gut eignet.

Volksnamen

Edelsalbei, Salvine, Kreuzsalbei, Königssalbei, Altweiberschmeckerle

Der Namensteil »salvia« kommt aus dem Lateinischen: »salvus«, gesund, oder »salvare«, heilen.

Ausgewählte Inhaltsstoffe

Salbei enthält ätherische Öle (darunter Thujon), Bitterstoffe, Gerbstoffe, wenig Saponine, Gummi, Eiweiße, Pflanzensäuren, Carnosol und Flavonoide.

Blütezeit

Salbei blüht von Juni bis August mit blauen Lippenblüten. Wuchshöhe 40 bis 80 cm.

Wirkung

Salbei wirkt bakterizid(!), viruzid, fungizid, adstringierend, antiphlogistisch (entzündungshemmend), antidiaphoretisch (schweißhemmend), antiseptisch und desinfizierend sowie schwach carminativ (krampflösend). Er wirkt bei Wunden, Entzündungen, unreiner Haut, Halsschmerzen, Entzündungen der Schleimhäute, der Mundhöhle, bei bakteriellen Infektionen allgemein und bei Durchfall. Er hilft bei übermäßigem Nachtschweiß, Schmerzen, die vom Rücken ausgehen, und er ist menstruationsfördernd.

Verwendete Pflanzenteile

Man verwendet die Blätter der Pflanze das ganze Jahr frisch. Will man sie trocknen, so macht man dies vor der Blüte.

Zubereitet wird ein Tee, indem man pro Tasse ½ TL Salbeiblätter 3 Minuten in heißem Wasser ziehen lässt. Damit wird zum Beispiel bei Halsweh gegurgelt (mindestens 5 Minuten lang).

Die Blätter werden bei Halsschmerzen oder Fieber frisch gekaut und sind auch gegen schlechten Mundgeruch hilfreich.

Gegenanzeigen, Nebenwirkungen, Wechselwirkungen

Nicht überdosieren! Das enthaltene Thujon ist ein giftiger Stoff, der eine innerliche Daueranwendung des Salbeis verbietet. Thujonempfindliche Personen reagieren mit starkem Hitzegefühl, Schwindel bis hin zu Herzrhythmusstörungen. Schwangere sollten auf den Genuss von Salbei generell verzichten. Der Dauergebrauch kann zu Darmstörungen führen.

In der Küche

In der Küche ist der Salbei sehr beliebt. Man verwendet in zum Beispiel in Grillmarinaden und auch sehr gerne in italienischen Gerichten. In der Küche ist der Lavendelblättrige Salbei *(Salvia lavandulifolia)* zu empfehlen, weil diese Art nur eine geringe Menge an Thujon enthält und dadurch besser verträglich und nicht zu bitter ist.

Für das Wohlbefinden

Salbei wird auch als Badezusatz oder reinigendes Gesichtswasser genutzt.

Salbeiwein

75 g Salbeiblätter und Salbeiblüten
1 l dunkler Rotwein
flüssiger Honig

- Die Salbeiblätter und -blüten etwa 1 Woche in den Wein einlegen, anschließend durch ein Mulltuch filtern, nach Belieben mit Honig süßen, in Flaschen abfüllen, in Likörgläsern servieren.

Volkskundliches

»Wer auf Salbei baut, den Tod kaum schaut«, heißt es in alten Büchern. Oder »warum sterben die Menschen, wenn in den Gärten Salbei wächst«, ist in einem Kräuterbuch aus dem 10. Jahrhundert zu lesen.

Die Pflanze ist so altbekannt und mythologisch bedeutsam, dass sich hier nur ein Bruchteil ihrer Bedeutung aufführen lässt. In der Antike glaubten die Menschen, der Salbei könne einen Mann unsterblich machen, und die Griechen verehrten ihn als Lebensretter. Die Ernte erfolgte nur in Verbindung mit Dankes- und Opferritualen, um die Pflanzenseelen zu besänftigen.

Salbei galt als fruchtbarkeitsfördernd und war Mittel für zahlreiche Zaubereien. So sollte im Mittelalter eine junge Frau, die an Halloween um Mitternacht in den Garten ging und neun Salbeiblätter pflückte, ohne einen Zweig zu zerbrechen, das Gesicht ihres künftigen Gatten sehen können oder einen Sarg, falls sie unverheiratet bliebe. Esse man im Mai Salbei, so verlängere dies das Leben ganz erheblich, Salbeiwein stellten die alten Römer gegen verschiedene Leiden her und Salbeiessig war in Pestzeiten hoch geschätzt. Ein Sträußchen Salbei, mit Kamille umgürtet, galt als Zeichen der Weisheit und wurde gerne von älteren Damen bei sich getragen. Salbei streute man im Haus, weil sein aromatischer Duft Ungeziefer fernhielt.

Als die Heilige Familie vor Herodes fliehen musste, waren ihr die Verfolger dicht auf den Fersen. Maria flehte die Pflanzen um Hilfe an, aber nur der Salbei gewährte sie ihr. Der Strauch wuchs so groß wie eine Hütte und verbarg die Familie erfolgreich vor den Häschern.

Deshalb erklärte Maria die Pflanze ab sofort zu einer Lieblingspflanze der Menschheit mit der Kraft, die Menschen von jeder Krankheit zu heilen. Deshalb wird Salbei auch übersetzt mit »Strauch, der das Heil der Welt birgt«.

Auch in der Zauberei ist Salbei eine höchst bedeutsame Pflanze. So entstammt dem »Hortus sanitatis« (1448) folgendes Rezept: »Lege die Pflanze vier Wochen in den Mist, dann wird sich aus ihr ein weißer Vogel entwickeln mit einem schlangenähnlichen Schwanz. Kommt jemand mit dem Blut dieses Zaubertieres in Berührung, so verfällt er für einen Monat oder länger dem Wahnsinn; verbrennt man den Vogel und streut die Asche ins Feuer, so entstehen Blitz und Donner. Gibt man das Pulver mit Baumöl und einem Docht aus Schlangenhaut in ein Gefäß und entzündet es, so wird das Haus von Schlangen bevölkert werden.«

Auch folgender Liebeszauber war recht beliebt: Man pflückte ein Blatt, in das man drei Löcher bohrte. Durch diese Löcher zog man einige Haare der oder des Begehrten zusammen mit eigenen Haaren. Anschließend unter der Türschwelle der oder des Geliebten begraben, um ewige Zuneigung zu bewirken.

Im Garten

Der Echte Salbei wächst im Garten auf trockenen, steinig schottrigen Böden in voller Sonne. Bei längeren Zeiten mit Temperaturen unter minus 15 °C sollte er bei Kahlfrost im Garten mit Reisig abgedeckt werden. Ansonsten ist die Pflege unproblematisch. Nach der Blüte kann das erste Mal üppig geerntet werden. Die Pflanze treibt danach wieder sehr gut durch. Eine empfehlenswerte Sorte, wegen des noch höheren Gehaltes an Inhaltsstoffen, ist *Salvia officinalis Extrakta* (Thüringer Salbei).

Zum Kochen sollte *Salvia lavandulifolia* (Lavendelblättriger Salbei) Verwendung finden, da dieser fast kein bitteres Thujon enthält. Kombiniert mit Lavendel und Rosmarin ist das mediterrane Beet komplett.

Auch *Salvia nemorosa* (Steppen-Salbei) ist im Garten empfehlenswert. Kombiniert mit *Centranthus ruber* (Roter Spornblume) und *Galium verum* (Echtem Labkraut), blüht er den ganzen Sommer über.

Für Experimentierfreudige in der Küche bieten sich die riesigen Blätter der einjährigen Rosette des Muskateller-Salbeis *(Salvia sclarea)* an. Diese in Olivenöl ausgebacken, ergeben ein leckeres (leicht bitteres) Amuse-Gueule und öffnen den Magen.

Thymian

Echter Thymian, Thymus vulgaris

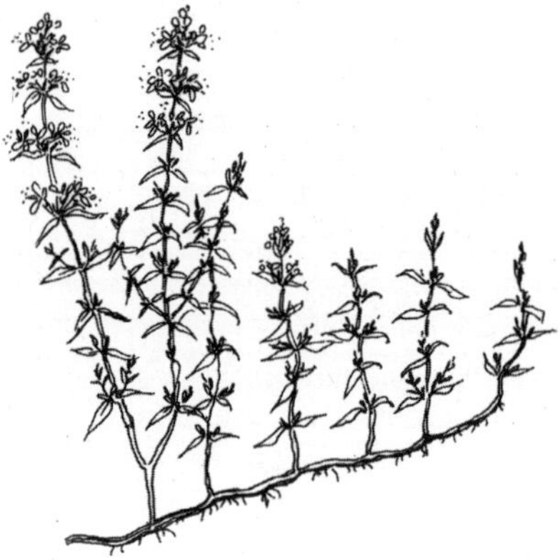

Vorkommen

Thymian zählt zu den Lippenblütlern und ist ein klassisches Mittelmeerkraut, das schon von den alten Ägyptern, aber auch von Griechen und Römern verwendet wurde. Nach Mitteleuropa gelangte das Kraut erst viel später durch reisende Mönche, erste Nennungen erfolgen bei Hildegard von Bingen (in der »Physika«). Das Kraut braucht ein trockenes, sonniges und warmes Klima, um sich wohl zu fühlen. In geeigneten Gegenden findet man Thymian auch bei uns manchmal ausgewildert. Ausgewachsene Thymiansträucher (eigentlich Halbsträucher) kommen in den südfranzösischen, süditalienischen und südspanischen Bergen vor und enthalten deutlich mehr Inhaltsstoffe (ätherische Öle) als ihre mitteleuropäischen Gartenvettern, die auch lange nicht so hoch wachsen.

Volksnamen

Bienenkraut, Immenkraut, Demut, Römischer Quendel, Gartenthymian

Der Begriff »Thymian« ist möglicherweise griechischen oder ägyptischen Ursprungs. Die Herleitung von griechisch »thumos«, Mut, ist nicht eindeutig bestätigt.

Ausgewählte Inhaltsstoffe

Thymian enthält ätherische Öle (1 bis 2,5 %) mit Thymol (anteilig bis zu 70 %) und Carvacrol, Bitterstoffe, Flavonoide, Gerbstoffe, darunter Rosmarinsäure, antioxidativ wirkende Biphenyle und etwas Saponine.

Blütezeit

Thymian blüht von Mai und Juni bis August und September mit helllila Lippenblüten. Wuchshöhe 20 bis 60 cm.

Wirkung

Thymol hat anerkannte antiseptische und fungizide Wirkung. Das ätherische Öl wirkt expektorierend (ablösend, auswerfend). Außerdem werden ihm sekretomotorische (auswerfende), sekretolytische (festsitzendes Sekret verflüssigende) und spasmolytische (entkrampfende) Effekte zugeschrieben. Da Thymianöl, das man zum Beispiel in Form eines Tees zu sich genommen hat, anschließend auch über die Lunge wieder ausgeschieden wird, können seine Eigenschaften auch dort gut wirken. Allerdings muss man hierfür zum Teil mit beachtlichen Mengen arbeiten, da der Anteil an Thymol im Tee in der Regel eher gering ist. Deswegen ist Thymian – bei entsprechender Dosierung – ein beachtliches Mittel bei allen (vor allem krampfhaften) Husten- und Bronchialerkrankungen, speziell bei Keuchhusten hat er sich sehr bewährt.

Die wässrige Lösung des stark antiseptisch wirkenden Thymianöls tötet im Laborversuch zum Beispiel Typhusbakterien in nur zwei Minuten. Die antiseptischen, desodorierenden und geruchshemmenden Eigenschaften machen Thymian auch sehr beliebt als Gurgelmittel, zum Mundspülen oder als Rasierwasser. Ähnlich wie den Quendel kann man ihn gut einsetzen bei Magen-Darm-Erkrankungen, bei denen seine spasmolytischen Eigenschaften gefragt sind (zum Beispiel bei Blähungen). Sein Einsatz als Wurmmittel ist inzwischen obsolet, da diese Indikation zu selten erfolgt und es hierfür schneller wirkende Mittel gibt. Ein Ölauszug soll gut bei Gelenkrheumatismus als Einreibemittel helfen. Thymian-Kräuterbäder empfehlen sich für schwächelnde Kinder. Man kocht hierfür einen intensiven Thymiantee (gut 1 Liter) und setzt ihn dem Badewasser zu.

Verwendete Pflanzenteile

Geerntet wird das blühende Kraut, bevorzugt die Triebspitzen, die gebündelt und aufgehängt im Schatten getrocknet werden. Ist die Trocknungstemperatur zu hoch, verliert die Pflanze zu viel ätherisches Öl. Nach dem Trocknen werden Blätter und Blüten abgerebelt, da der Stängel nahezu wirkstofffrei ist.

Gegenanzeigen, Nebenwirkungen, Wechselwirkungen

Überdosierung kann zu Überfunktion der Schilddrüse führen, die An- und Verwendung in normalen Dosen ist völlig unbedenklich.

In der Küche

In der Küche passt Thymian sehr gut zu allen fetten Speisen wie Bratkartoffeln, natürlich zu Nudelgerichten und allen mediterranen Speisen. Wegen seines intensiven Geschmacks wird er auch in Getreideburgern geschätzt.

Für das Wohlbefinden

Thymiansirup

100 g frischer oder getrockneter Thymian
500 ml kochend heißes Wasser
1 Zitrone
100 g Honig oder 200 g Zucker (Vollrohrzucker, Roh-Rohrzucker)

- Thymian in ein Einmachglas geben und mit kochendem Wasser übergießen. Das Glas ins Wasserbad stellen und 1 Stunde heiß halten. Anschließend die Kräuter abseihen. Die Flüssigkeit in einen Topf geben, den Saft der ausgepressten Zitrone dazugeben sowie Honig oder Zucker. So lange köcheln lassen, bis die Mischung eindickt (das kann 30 Minuten dauern – je länger man wartet, desto dicker wird der Sirup), dann in heiß ausgespülte Flaschen füllen.
- Die Haltbarkeit ist recht gut, da sowohl Thymian als auch Zucker konservierende Eigenschaften haben. Allerdings sollte man solche Heilmittel nie länger als ein Jahr verwenden. Bei bronchialen Erkrankungen nimmt man dreimal bis fünfmal täglich jeweils 1 bis 2 EL Sirup ein.

Thymianwein

- 1 Teil Thymiankraut auf 5 Teile Wein lässt man 7 Tage lang stehen. Danach abseihen und anschließend pro Tag 100 ml über den Tag verteilt trinken. Kräftigend, genesend, aufbauend, antidepressiv.

Volkskundliches

In der Volksmedizin wird das Kraut auch vielfach bei Hauterkrankungen, Schwellungen und Entzündungen verwendet. Es stärke die Mutter, sagte man, und sei gut für alle »traurigen«, »melancholischen« und »unsinnigen« Menschen. Thymian sagt man nach, dass er den Teufel von den Jungfrauen vertreibe.

Wohl von den alten Ägyptern ist überliefert, dass sie ihre Toten in Thymiankraut einwickelten, um den Wurmfraß hinauszuzögern. Damit wollte man möglicherweise der Seele Gelegenheit geben, über einen längeren Zeitraum ins Jenseits zu reisen. Ein Brauch, den die alten Völker hierzulande im Übrigen mit Rainfarn vollzogen, der auch als sehr wurmwidrig galt. Vielleicht stammt von dieser alten Tradition auch die Verbindung von Thymian mit dem Tod. So gab man Toten oft Thymian mit ins Grab.

Hierzulande tauchte Thymian erst im 11. Jahrhundert auf. Im Capitulare de villis, der um 812 nach Christus von Karl dem Großen veranlassten Landgüterverordnung, wird er noch nicht genannt.

Ähnlich wie Quendel galt auch Thymian als Schutzpflanze. Deshalb bestickten im Mittelalter die Damen den Rittern, die zu Kreuzzügen auszogen, Schals mit Thymianpflanzen oder gaben ihnen Thymianzweige mit. In Südfrankreich symbolisierte Thymian vor der Revolution die Kritik am System.

Im Garten

Im Garten wächst Thymian auf steinig schottrigen Böden in voller Sonne. Folgende Sorten sind für den Kräutergarten zu empfehlen:

- *Thymus vulgaris Compactum* mit buschigem, kompaktem Wuchs und ausgeprägtem Aroma – sehr gut zur Balkonbepflanzung und als Beeteinfassung geeignet.
- *Thymus vulgaris Deutsche Auslese* mit aufrechtem, hohem Wuchs und besonders gutem Aroma.
- *Thymus vulgaris Fragrantissimus,* eine wuchskräftige, graulaubige Art mit fruchtig frischer Geschmacksnote und Orangenaroma, die gut zu Salat und hellen Saucen passt.
- Für Süßspeisen bietet sich die aus den Pyrenäen stammende Naturhybride *Thymus × citriodorus* (Zitronen-Thymian) an. Auch diese ist bei uns gut winterhart.

Bei allen Thymiansorten ist ein Rückschnitt nach der Blüte von Vorteil, dann kann man den jungen Austrieb bis in den Herbst genießen.

Weitere empfehlenswerte wilde Kräuter

Blauer Lattich

Lactuca perennis

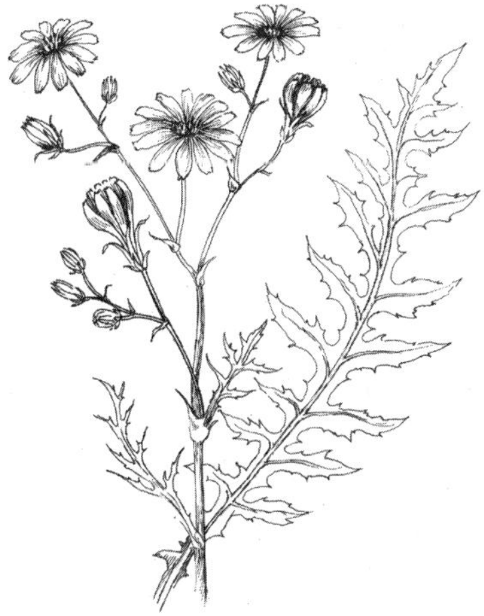

Die strahlend blauen Körbchenblüten blühen wunderschön von Mai bis September. Der Blaue Lattich wird 20 bis 60 cm hoch.

Im Garten wächst er auf humosen und trockenen Böden in sonniger bis halbschattiger Lage, zum Beispiel vor Hecken oder am Haus, wo es teilweise sehr trocken werden kann. In Kombination mit der Wiesen-Schlüsselblume *(Primula veris)* und dem Wilden Majoran *(Origanum vulgare)* ist er im Wildkräuterbeet ein schöner Blickfang.

Die jungen zarten, etwas bitternussig schmeckenden Blätter des Blauen Lattichs ergeben mit den jungen Trieben von Roter Spornblume *(Centranthus ruber)* und Glockenblume *(Campanula-Arten)*, den Blütenstängeln von Wildem Feldsalat und Vogelmiere *(Stellaria media)* einen leckeren Salat. Der Blaue Lattich ist ein guter Rucola-Ersatz oder sehr gut in Kombination mit diesem zu verwenden. Die Blätter können bis in den Sommer hinein geerntet werden, solange sie keinen Mehltaubefall haben. Gibt man dem Salat geröstete Pinienkerne oder Mandeln zu und macht ihn mit Zitronensaft und Kürbiskernöl an, hat man einen leckeren Frühjahrssalat. Die Blätter können als Würze auch an Gemüsegerichte gegeben werden.

Kleines Habichtskraut

Hieracium pilosella

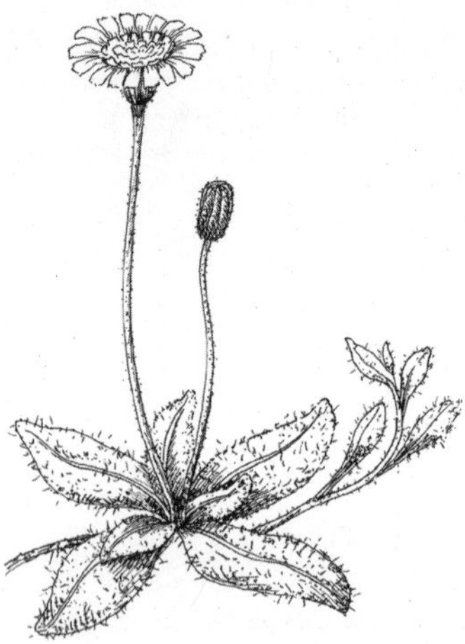

Die strahlend gelben Körbchenblüten mit unzähligen Zungenblüten erscheinen von Mai bis Oktober. Das Kleine Habichtskraut entwickelt oberirdische Ausläufer und wird 5 bis 25 cm hoch.

Im Garten wächst es auf steinig schottrigen Flächen in voller Sonne, zum Beispiel an Wegrändern und Trockenmauern. Auch für die Dachbegrünung ab 10 cm Substrathöhe ist es geeignet.

Es lässt sich sehr gut mit Sand-Thymian *(Thymus sepyllum)*, Quendel *(Thymus pulegioides)* und Rundblättriger Glockenblume *(Campanula rotundifolia)* kombinieren. Alle drei zusammen schmecken roh in gemischten Wildkräutersalaten sehr gut. Die Blüten sind als essbare Dekoration eine Augenweide und können auch als Knospen an Salate oder Gemüsegerichte gegeben werden. Tee aus dem blühenden Kraut gilt als harntreibend und fiebersenkend.

Knollen-Platterbse

Lathyrus tuberosus

Die hübschen karminroten Schmetterlingsblüten erscheinen von Juni bis August. Die Knollen-Platterbse wird zwischen 30 und 120 cm hoch und entwickelt unterirdische Ausläufer.

Im Garten wächst sie auf trockenen, humosen und lockeren Böden in vollsonniger Lage. Möchte man sie auf Ertrag anbauen, sollte man sie auf einem locker humosen Gemüsebeet kultivieren. Da sie zum Wuchern neigt, grenzt man, wie bei Topinambur, den Wuchsbereich

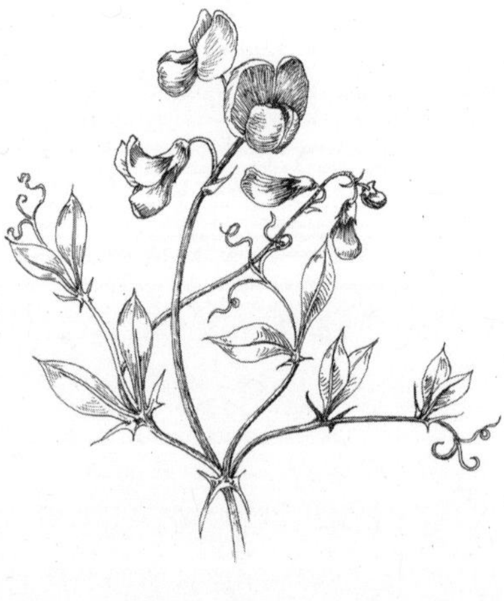

mit Brettern oder Folie, die mindestens 30 cm tief in den Boden reichen, ein. Die Platterbse macht sich im Blumenbeet gut in Kombination mit dem Echten Labkraut *(Galium verum)* und dem Steppen-Salbei *(Salvia nemorosa)*.

Die Blätter und jungen Triebe werden roh oder gedünstet entweder als Gemüse oder Beigabe zu Salaten verwendet. Die Wurzelknollen, die geschmacklich etwas an Esskastanien erinnern, können als Kartoffelersatz serviert oder mit Dressing angemacht zu einem außergewöhnlichen Salat werden.

Kriechender Günsel

Ajuga reptans

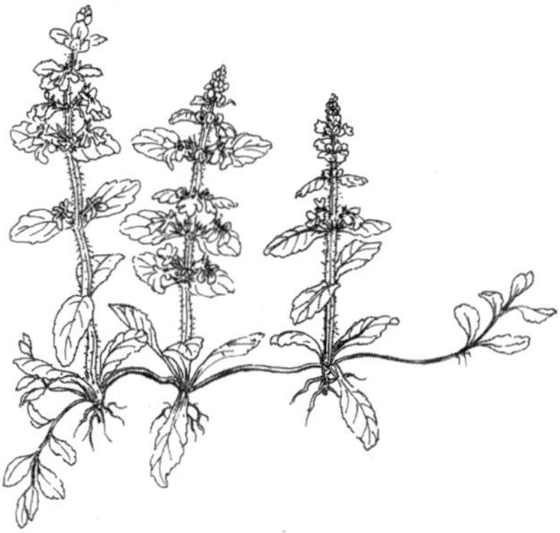

Der Kriechende Günsel bildet in den Blattachseln je sechs bis zwölf, in Scheinquirlen angeordnete blaue Blüten. Mit seinen oberirdischen Ausläufern verbreitet er sich gut. Er blüht von Mai bis August und wird 15 bis 30 cm hoch.

Im Garten wächst er gut in Blumenrasenflächen, die im Halbschatten liegen, aber auch unter Bäumen und Hecken oder an den feuchten Ufern von Teichen und Bachläufen. Dort gedeiht er auch in voller Sonne. Er macht sich sehr schön in Kombination mit Pfennigkraut *(Lysimachia nummularia)* und Gänseblümchen *(Bellis perennis)*, von denen sowohl die jungen Blätter als auch die Blüten in der Küche Verwendung finden. Auch alle Varietäten können so verwendet werden.

Die jungen Vitamin-C- und mineralstoffreichen Blätter des Günsels ergeben zusammen mit anderen Wildkräutern einen vitaminreichen Salat oder dienen fein gehackt als Würze zu Suppen, Eintöpfen, Eierspeisen und Weichkäse. Der Geschmack ist würzig herb bis scharf mit appetitanregender und verdauungsfördernder Wirkung.

März-Veilchen

Viola odorata

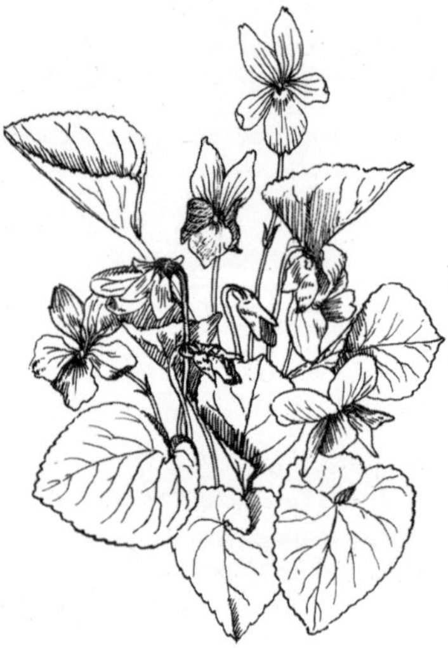

Die herrlich duftenden kleinen Spornblüten sind dunkelviolett und blühen von März bis April. Das Veilchen wird 5 bis 10 cm hoch und bildet leichte Ausläufer.

Im Garten wächst es am besten auf etwas reiferen, humosen Böden. Bei Neuanlagen sollte man also auf den vorhanden Boden Garten- oder Rindenkompost auftragen (3 bis 4 cm dick) und das Veilchen in diesen hineinpflanzen. Es hat keine besonderen Standortansprüche, wächst sowohl in der Sonne als auch im leichten Schatten und liebt es eher etwas trockener. Für den Garten gibt es diverse Veilchen-Sorten, zum Beispiel *Viola odorata Albiflora* (weiß), *Viola odorata Red Charme* (weinrot) oder *Viola odorata Königin Charlotte* (blau). Letztere Sorte blüht im Herbst leicht nach und verströmt dabei nochmals ihren betörenden Veilchenduft.

Die Blüten schmecken sehr mild und süßlich salatartig. Sie passen gut zu Salaten ebenso wie zu Süßspeisen, Saft, Konfekt oder Marmelade. Sie können getrocknet, kandiert oder in Eiswürfel eingefroren aufbewahrt werden. Ihr Aroma kann auch in Öl, Essig, Sirup oder Likör eingefangen werden. Veilchenessig passt sehr gut zu einem Wildkräutersalat. Zur Herstellung des Veilchenessigs werden 2 Handvoll Veilchenblüten mit 2 Liter Weinessig in einer Flasche übergossen und 14 Tage auf eine sonnige Fensterbank gestellt. Nach dem Absieben der Blüten die Flasche dunkel aufbewahren.

Mauer-Zimbelkraut

Cymbalaria muralis

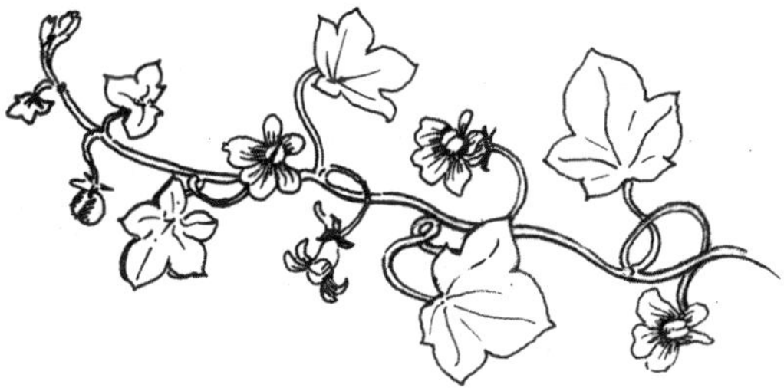

Die hellvioletten Lippenblütchen erscheinen von Juni bis September ununterbrochen. Das Mauer-Zimbelkraut wächst sehr flach über Steine und Mauern. Wuchsbreite 30 bis 60 cm.

Im Garten gedeiht das Mauer-Zimbelkraut an absonnigen bis halbschattigen Plätzen in Mauerfugen, Geröllflächen und zwischen alten Holzstücken auf durchlässigem Boden am besten. Es verjüngt sich regelmäßig durch reichliche Aussaat in Fugen und Ritzen. Dafür hat die Pflanze eine besondere Technik entwickelt: Wenn eine Blüte abgeblüht ist, dreht sich diese um 180 Grad, sodass sie zur Mauer schaut. Der reife Samen wird in Richtung Mauer geschleudert und findet mit etwas Glück eine Fuge, in der er keimen kann. In Kombination mit dem Tüpfelfarn *(Polypodium vulgare)*, dessen Wurzel süßlich schmeckt, daher auch der Name »Engelsüß«, ist das Mauer-Zimbelkraut eine ideale Mauerbegrünung.

Diese kleine Pflanze hat es pfeffrig scharf in sich, was den Geschmack angeht. Eine Handvoll Triebspitzen und Blätter würzt jedes Gemüse fantastisch. Auch in Salaten und auf der Pizza sollte man sie versuchen. Das Tolle daran ist, dass man vom Frühjahr bis in den Herbst ernten kann, da die Pflanze ständig nachwächst.

Rote Spornblume

Centranthus ruber

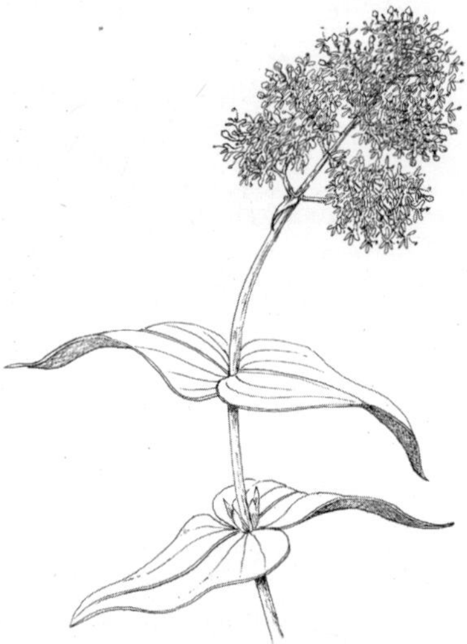

Der schirmförmige Kronenblütenstand mit seinen zahllosen roten Röhren und Spornen blüht von Mai bis September. Wuchshöhe 30 bis 80 cm.

Im Garten wächst die Rote Spornblume an trockenen Standorten in voller Sonne zwischen Mauerfugen, Schotter- und Kiesflächen. Ein Ausschneiden der verwelkten Blüten regt die Pflanze an, bis in den Herbst hinein neue Blüten nachzuschieben. Sollte die Pflanze einmal sehr stark unter Blattlausbefall leiden, kann man sie bis zum Boden zurückschneiden. Sie treibt dann willig wieder aus. Es gibt von der Spornblume auch eine weißblütige Variation, *Centranthus ruber Albus.*

Die jungen Triebe und Spitzen schmecken leicht angedünstet und mit Pfeffer und Salz gewürzt sehr lecker als Beigabe zu asiatischen Gerichten. Den ersten Austrieb im Frühjahr kann man komplett ernten, danach nur noch die zarten Triebspitzen.

Rundblättrige Glockenblume

Campanula rotundifolia

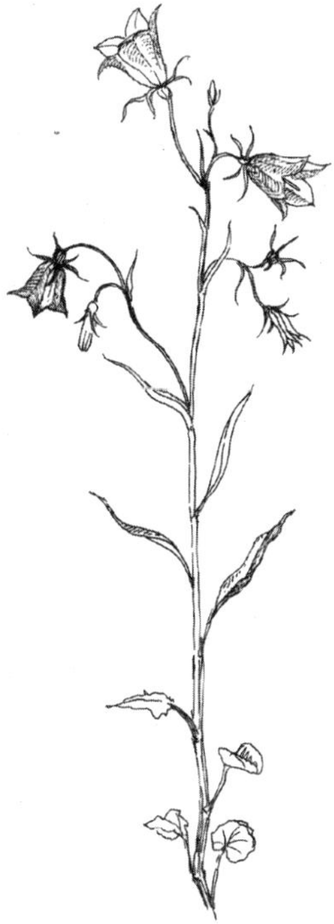

Die in lockeren Rispen hängenden blauen Glocken blühen von Juni bis September. Wuchshöhe 10 bis 40 cm.

Im Garten wächst die Rundblättrige Glockenblume auf sandig kiesigen, schottrigen Flächen an sonnigen bis halbschattigen Standorten. Der pH-Wert (Säuregehalt) im Boden sollte nicht über 6 liegen, sonst kümmern die Pflanzen. Es gibt auch eine weiß blühende Form, *Campanula rotundifolia White Gem.*

Besonders lecker schmecken die frisch ausgetriebenen Blätter und Triebe. Diese kann man einmal komplett auf 2 bis 3 cm Höhe über dem Boden zurückschneiden und zum Würzen von Feldsalat, Rucola oder anderen Blattsalaten verwenden.

Gut im Geschmack und ertragreicher für die Küche sind die Acker-Glockenblume *(Campanula rapunculoides)* und die Nesselblättrige Glockenblume *(Campanula trachelium)*. Beide benötigen humosen Boden und wachsen an sonnigen bis halbschattigen Standorten. Die Wurzeln dieser beiden Campanula-Arten können vom Herbst bis zum Frühjahr geerntet und roh (nur *Campanula rapunculoides)* oder gekocht zu einem leckeren, süßlich schmeckenden Salat verarbeitet werden. Salat aus Blättern der Acker-Glockenblume schmeckt vorzüglich und erinnert sehr an Feldsalat.

Die blauen, lilafarbenen oder weißen Campanula-Blüten sind meist sehr gut im Geschmack. Man sollte allerdings die grünen Teile, Staubgefäße und Griffel vor dem Verzehr entfernen.

Taubenkropf-Leimkraut

Silene vulgaris

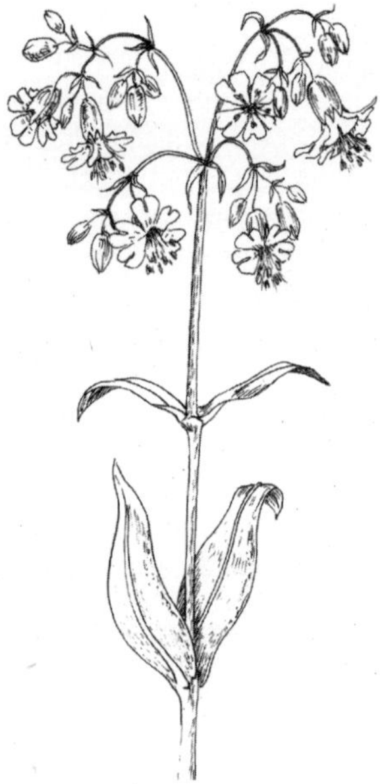

Das Taubenkropf-Leimkraut blüht von Juni bis August mit weißen Blüten in lockeren Trugdolden und wird 20 bis 50 cm hoch.

Im Garten wächst es gut in mageren Blumenwiesen, Wildstaudenbeeten und vor sonnigen Gehölzhecken. In Italien wird es mancherorts als Gemüse angebaut, benötigt dann aber nährstoffreichen Gartenboden. Bei solch einem Boden ist es bei nassem Winter unter Umständen allerdings nicht besonders langlebig. Geerntet werden können die üppig wachsenden Blätter und Stängel. Das Taubenkropf-Leimkraut lässt sich gut mit dem Blauen Lattich *(Lactuca perennis)* und der Roten Spornblume *(Centranthus ruber)* kombinieren.

Die Vitamin-C- und Vitamin-A-haltigen Blätter und jungen Triebe des Taubenkropf-Leimkrautes können mit ihrem angenehm mildwürzigen Geschmack vor der Blüte zu Spinat, Salat oder Suppe verarbeitet werden.

Taubenkropf-Leimkrautblätter in Joghurt

für 4 Personen

- 100 g Taubenkropf-Leimkrautblätter, 30 g Gundelrebenblätter, 20 g Hirtentäschel und Schafgarbe sowie 5 Waldmeisterspitzen waschen und in Streifen schneiden.
- 20 g Vollrohrzucker oder Roh-Rohrzucker, Salz, frisch gemahlenen Pfeffer, Dill und Kümmel nach Geschmack daruntermengen. 250 g Joghurt sämig schlagen und unter die Kräutermischung heben.

Wald-Erdbeere

Fragaria vesca

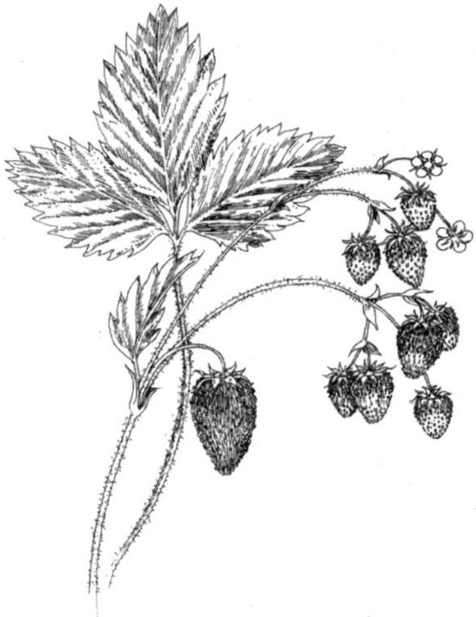

Die getrenntblättrige, weiße Blüte der Wald-Erdbeere entwickelt nach der Befruchtung ihre rote Scheinfrucht, die Erdbeere. Die Pflanze blüht von Mai bis Juni und wird 5 bis 15 cm hoch. Im Spätsommer bildet sie üppige oberirdische Ausläufer mit mehreren neuen Pflänzchen.

Im Garten wächst sie gut unter Obstbäumen oder vor Hecken mit einigermaßen humosem Boden, der im Sommer auch schon mal austrocknen darf. Während der Fruchtreife sollte der Boden allerdings möglichst feucht sein, damit die Früchte saftig werden. Die Wald-Erdbeere wächst sehr gut in Kombination mit der Gundelrebe *(Glechoma hederacea).*

Die Vitamin-C- und mineralstoffreichen Früchte können im Sommer zu Eis, Kompott oder Marmelade verarbeitet oder eine Bowle daraus gemacht werden. Die Blätter können im Frühjahr frisch wie Spinat zubereitet werden oder fein gehackt als Würze für Salat, Quark sowie Suppen und Eintöpfen (erst kurz vor dem Servieren zugeben) dienen. Durch Fermentation der Blätter bekommt man einen schmackhaften Kräuter-Schwarztee. Sehr gut ist eine Mischung zu gleichen Teilen aus Wald-Erdbeer-, Brombeer- und Himbeerblättern.

Weinbergs-Lauch

Allium vineale

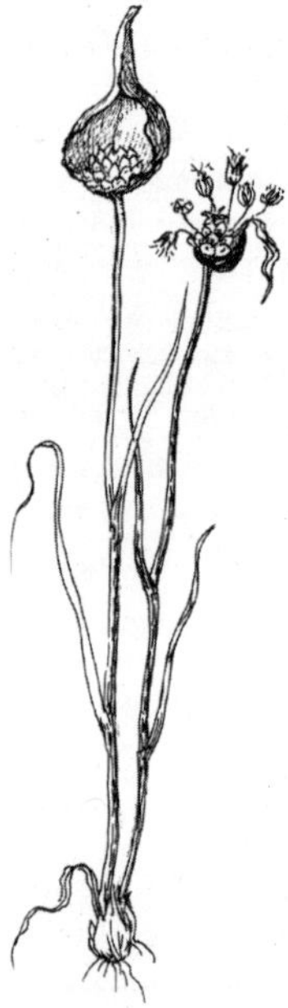

Eher selten erscheinen beim 30 bis 50 cm hoch werdenden Weinbergs-Lauch rosafarbene Blüten in Form einer Scheindolde, meist bildet er kleine Zwiebelchen aus. Diese kann man entweder aufs Brot streuen oder an Ort und Stelle wieder aussäen. Blüten und Zwiebelchen erscheinen von Juni bis August.

Im Garten wächst der Weinbergs-Lauch auf humosen, lehmigen und trotzdem trockenen Standorten in voller Sonne bis hin zu absonnigen Lagen, zum Beispiel auf Mauerkronen oder am Fuß von Trockenmauern, an Wegrändern und im Wildkräuterbeet. Die Blätter des Weinbergs-Lauches ziehen im Hochsommer ein und treiben im Herbst, wenn es feucht wird, wieder aus. So kann man auch im Winter ernten und den milden Schnittlauchgeschmack genießen.

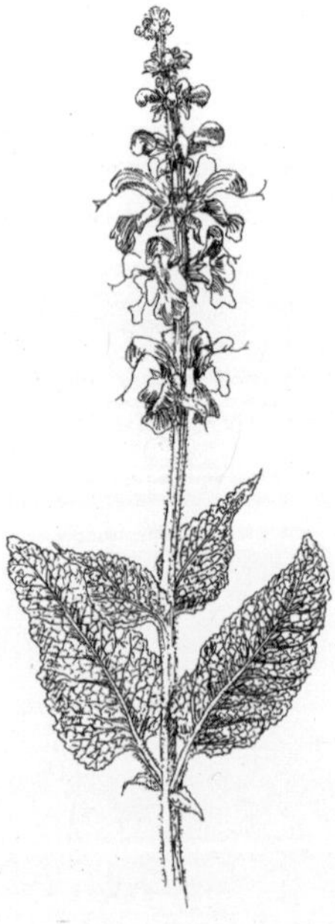

Wiesen-Salbei

Salvia pratensis

Der einheimische Wiesen-Salbei ist frosthart und kommt bei uns an sonnigen Böschungen und auf sonnigen Wiesen vor. Er enthält wesentlich weniger Inhaltstoffe als der Echte Salbei *(Salvia officinalis)* – weniger sowohl bezüglich der Anzahl der Inhaltsstoffe als auch der Mengen, vor allem weniger ätherische Öle –, weshalb er in der Heilkunde und Küche keine besondere Bedeutung hat.

Im Garten wächst Wiesen-Salbei auf mageren bis normalen Gartenböden in vollsonniger Lage, auf Wiesen oder in Blumenbeeten. Nach der ersten Blüte sollte er zurückgeschnitten werden, damit er im Spätsommer nochmals zur Blüte kommt. Es gibt eine weiße Farbvariante *(Salvia pratensis Swan Lake)* und eine rosafarbene *(Salvia pratensis Rose Rhapsody)*, die kräftig wachsen und sehr schön sind. Im Garten kombiniert mit *Leucanthemum vulgare* (Magerwiesen-Margarite) und *Malva moschata* (Moschus-Malve), ergibt das einen schönen Blickfang.

Früher pflückte man den Wiesen-Salbei mancherorts am 4. Juli und verteilte ihn im Haus, da er dann eine Mäuse verscheuchende Wirkung haben sollte. In der Landwirtschaft verfütterte man die Pflanze mit gutem Erfolg an Schweine, wenn diese Durchfall hatten.

Wiesen-Schlüsselblume

Primula veris

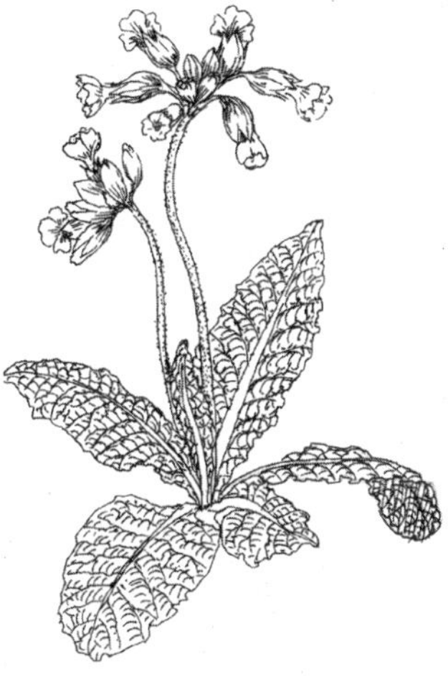

Die glockenförmige Blütenkrone mit ihren goldgelben Einzelblüten, die im Inneren orange gefleckt sind, erscheint von März bis April. Sie wird 10 bis 20 cm hoch.

Im Garten wächst die Wiesen-Schlüsselblume gut in mageren Blumenrasen und Wiesenflächen und vor sonnigen Hecken. Als Zwischenpflanzung für hohe Stauden eignet sich die Kissen-Primel, auch Stängellose Schlüsselblume genannt *(Primula vulgaris)*, da sie sich besser ausbreitet als die Wiesen-Schlüsselblume. Sie wird nur 5 bis 10 cm hoch. Für feuchte Stellen im Garten, die auch bis in den Halbschatten gehen dürfen, ist die Hohe Schlüsselblume *(Primula elatior)* die richtige Wahl.

Die jungen zarten Blätter mit reinigender Wirkung passen besonders gut an Wildkräutersalate und sind in einer Kräutersuppe, zusammen mit Brennnesseln, jungem Sauerampfer und einer Prise Gundelrebe, sehr schmackhaft. Schlüsselblumentee aus der Wiesen-Schlüsselblume wirkt harntreibend und krampflösend und soll gegen Schlaflosigkeit und Nervosität helfen. Achtung! Bei Allergikern können Primeln heftige Hautreaktionen hervorrufen.

Wildes Stiefmütterchen

Viola tricolor

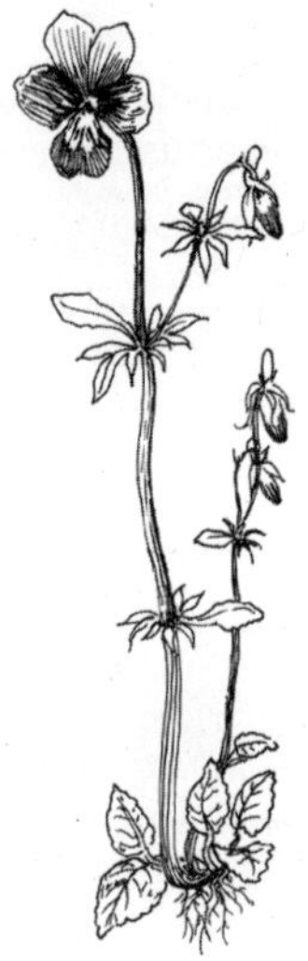

Die wie ein kleines Gesicht aussehenden Blüten geben dem Stiefmütterchen seinen Namen. Es blüht ununterbrochen cremefarben-violett von April bis Oktober und wird 5 bis 20 cm hoch.

Das Stiefmütterchen ist zweijährig bis mehrjährig und braucht immer wieder offenen Boden, um sich neu aussäen zu können. Aus diesem Grund sollte im Sommer der Boden rundherum gelockert werden. Die Pflanze ist nicht sehr anspruchsvoll und mit einem sonnigen Standort auf mäßig nährstoffreichem Boden zufrieden. Sie eignet sich gut als Zwischensaat für Neupflanzungen in Kombination mit Klatsch-Mohn *(Papaver rhoeas)* und Echter Kamille *(Matricaria recutita)*.

Der krautige Teil der Pflanze kann von April bis August gesammelt werden. Aus dem im Schatten getrockneten und anschließend in Papier oder Stoffsäckchen aufbewahrten Kraut wird ein Tee zubereitet, der bei katarrhartigen Erkrankungen der Atemwege wegen seiner auswurffördernden Wirkung hilfreich ist. Außerdem ist er wegen seiner reinigenden Wirkung ein Heilmittel bei einigen Hautkrankheiten, wie Akne, Ekzemen, Furunkulose oder Milchschorf bei Kindern. Verwendung der Blüten wie beim März-Veilchen *(Viola odorata)*.

Phytopharmazie

Phytopharmazie ist die Lehre von den Drogen und deren Inhaltsstoffen. Wildkräuter sind bei weitem nicht nur harmlos, und wer sich mit Wildkräutern beschäftigt, diese zu sich nimmt oder äußerlich verwendet, sollte sich ausführlich mit den Inhaltsstoffen der Pflanzen beschäftigt haben. Im Folgenden sind nur die wichtigsten Inhaltsstoffe aufgeführt.

Die Beschäftigung mit diesem Buch reicht bei weitem nicht aus als Grundlage für Selbstversuche oder gar Versuche mit anderen. Natürlich ist nichts dagegen zu sagen, wenn Sie die Brennnessel verwenden, doch muss man eben auch wissen, dass diese Pflanze zu den Nitratsammlern gehört, dass sich Nitrat von unten nach oben in einer Pflanze anreichert, umso mehr, je älter die Pflanze ist, und dass deshalb nur junge Pflanzen und von diesen nur die oberen zwei bis vier Blattpaare verwendet werden sollten.

Im Folgenden werden als Beispiele möglichst bekannte Pflanzen genannt, in der Hoffnung, dass so das Vorstellungsvermögen der Leser zu den Inhaltsstoffen größer ist und sich die Stoffe dadurch besser einprägen.

Auch Wildkräuter sollten nie über einen längeren Zeitraum (maximal 4 Wochen) regelmäßig eingenommen werden. Bei der kurmäßigen Anwendung von Heilkräutern wird nach 4 Wochen das Kraut gewechselt.

Inhaltstoffe

1. Ätherische Öle

Ätherische Öle sind stark riechende ölartige Flüssigkeiten, die in Alkohol und Benzin, nicht aber in Wasser löslich sind. Sie wirken geschmacksverbessernd, gleichzeitig aber auch verdauungsfördernd, kreislaufanregend, oft reizend (Haut oder Magen – Kamille) und desinfizierend (Thymian), auch entzündungshemmend (Kamille).

Mindestens 0,1 % ätherisches Öl muss eine Pflanze enthalten, damit sie als Heilpflanze gilt. Das Öl liegt in kleinen Ölbläschen oder Drüsen (Johanniskraut) und wird durch Drüsen, Ölgänge oder über Drüsenhaare geleitet. Charakteristisch für solche Pflanzen ist ein starker Geruch. Ätherische Öle sind häufig zu finden bei Lippenblütlern, Korbblütlern und Doldenblütlern. Das Öl gewinnt man durch Dampfverfahren (Dampf löst) und Destillationsverfahren (diese trennen das Öl von den anderen Inhaltstoffen). Beispielpflanzen sind: Thymian, Kamille, Rosmarin, Kümmel. Eine Sonderstellung haben die Senföle. Sie wirken besonders antibiotisch und kreislaufanregend (Senf, Kohl, Knoblauch, Zwiebel, Bärlauch).

Ätherische Öle gehen bei starkem Erhitzen verloren, deshalb sollten solche Kräuter den Gerichten erst kurz vor dem Verzehr zugesetzt werden und auch bei der Heilmittelherstellung von langen Kochzeiten ausgenommen bleiben.

Wirkung und Anwendung
Wirkungen:
- durchblutungsfördernd (hyperämisierend), zum Beispiel Ingwer
- Bakterienwachstum hemmend (bakterizid), zum Beispiel Kamille
- schmerzlindernd (analgisierend), zum Beispiel Gewürznelke, Nelkenwurz
- entkrampfend (spasmolytisch), zum Beispiel Kümmel, Dost
- pilzabweisend (fungizid), zum Beispiel Salbei
- auswurffördernd (expektorierend), zum Beispiel Spitz-Wegerich, Thymian
- anregend (tonisierend), zum Beispiel Pfefferminze, Rosmarin

Anwendung im Verdauungstrakt, Atemtrakt, Nierenbereich, auf äußerer Haut und Schleimhaut.

Kontraindikationen
reizend für die Schleimhäute

2. Bitterstoffe
Bitterstoffe sind in zahlreichen Pflanzen enthalten. Der Begriff »Bitterstoff« bezieht sich nicht auf chemische Qualitäten, sondern darauf, dass diese Stoffe bitter schmecken. Daher lassen sie sich keiner chemisch einheitlichen Stoffgruppe zuordnen. Bitterstoffe finden sich zum Beispiel in den Stoffgruppen der Glykoside, Terpene, Laktone oder Alkaloide.

Bitterstoffe fördern die Magensaft- und Speichelproduktion und unterstützen die Verdauung und den Stoffwechsel. Man unterscheidet drei Bitterstoffgruppen: *amara tonica, amara aromatica* und *amara acria.*

- *amara tonica:* reine Bitterstoffe – sie sind (stickstofffrei) stark appetitanregend und kräftigend, zum Beispiel Enzianwurzel, Tausendgüldenkraut, Bitterklee
- *amara aromatica:* Bitterstoffe plus ätherische Öle – sie wirken neben kräftigend auch antiseptisch, zum Beispiel Beifuß, Schafgarbe, Engelwurz
- *amara acria:* Bitterstoffe plus Scharfstoffe – zum Beispiel Pfeffer, Galgant, Ingwer

Insgesamt schätzt man die komplexe verdauungsfördernde, beruhigende und stärkende Wirkung der Bitterstoffe auf den Magen-Darm-Trakt, auf den Stoffwechsel und damit auf das Immunsystem. Die Verwendung von Bitterstoffen kann gerade heute wieder von großer Bedeutung zu sein, hat doch die Nahrungsmittelindustrie die allermeisten Bitterstoffe aus unserer täglichen Ernährung zugunsten von mehr Süße herausgezüchtet. Ich habe den Eindruck, dass zahlreiche Zivilisationskrankheiten (wie Übergewicht, Bluthochdruck, Herz-Kreislauf-Erkrankungen und andere) damit zusammenhängen und eine breitere Verwendung von Bitterstoffen diesbezüglich vorbeugend hilfreich sein könnte.

Wirkung und Anwendung
Wirkungen:
- appetitanregend
- magenstärkend
- leicht laxierend (abführend)
- verdauungsfördernd

Kontraindikationen
kontraindiziert bei Magenschleimhautentzündungen, Entzündungen des Verdauungstraktes, Magengeschwüren

3. Schleimstoffe

Schleimstoffe (auch Mucilaginosa genannt, von griechisch »mucceuse«, schleimig) wirken reizmildernd. Der Schleim legt sich auf die Schleimhäute und wirkt so schützend und mildernd. Gut also bei Schleimhautentzündung (zum Beispiel Königskerze). Schleimstoffe sind sehr hitzeempfindlich und entsprechende Kräuter werden bei der Teebereitung immer kalt angesetzt.

Besonderes: Schleimstoffe wirken abschwächend auf die Geschmacksnerven, besonders für die Geschmacksempfindung Sauer. Himbeeren zum Beispiel enthalten weniger Zucker und mehr Säuren als Johannisbeeren, schmecken aber aufgrund des höheren Schleimstoffanteils süßer als Johannisbeeren.

Wirkung und Anwendung

Wirkungen:
auskleidend, reizlindernd, wundheilend, schmerzlindernd, hustenlindernd, gut im Mundbereich bei Mundtrockenheit, im Verdauungstrakt werden Bakterien eingeschleimt und ausgeschieden, äußerlich gut für die Haut (Neurodermitis)

Beispiele: Eibischwurzel, Malvenblüten, Königskerzenblüten, Lindenblüten, Leinsamen

Kontraindikationen

Nicht zu lange anwenden, weil durch die Verschleimung die Resorption von Mineralstoffen und Vitaminen im Dünndarm verschlechtert wird. Der Schleim legt sich auf die Darmwand und auch Arzneimittel können in ihrer Wirksamkeit eingeschränkt sein.

4. Gerbstoffe

Gerbstoffe bilden keine eigene chemische Stoffklasse. Zu ihnen zählen Substanzen aus unterschiedlichen Stoffklassen. Sie sind meist sauer und lassen Eiweiße gerinnen, zum Beispiel beim Gerben von Häuten zu Leder, das heißt, die obersten Hautschichten werden gegerbt. Die Gerbstoffe gehen dabei eine feste Verbindung mit Eiweißen ein und verhärten dadurch. Durch die Verhärtung entsteht ein saures Klima und die Hautoberfläche wird verkleinert, beides wirkt bakterienunfreundlich.

Gerbstoffreiche Heilmittel sollten kalt zubereitet werden, um nicht zu viele Gerbstoffe zu lösen, sonst hat man schnell zu viel des Guten. Am besten lösen sie sich in heißem Wasser oder in Alkohol, schwerer in kaltem Wasser und gar nicht in Benzin.

Wirkung und Anwendung

Wirkungen:

- adstringierend (zusammenziehend) wundheilend
- blutstillend
- antibakteriell

Beispiele: Eichenrinde (nur äußerlich anwenden, da sonst zu stark), Blutwurz, Salbei, Gänse-Fingerkraut, Bärentraubenblätter, Walnussblätter

Anwendung bei Entzündungen, Durchfällen, Hämorrhoiden, Erfrierungen, Blutungen.

Kontraindikationen

kontraindiziert bei Reizungen der Schleimhaut

5. Saponine

Saponine (von griechisch »sapo«, Seife, schaumbildend) schäumen in wässriger Lösung. Sie sollten wohldosiert angewendet werden, weil sie in großer Menge die roten Blutkörperchen zerstören.

Wirkung und Anwendung
Wirkungen:

- reinigend
- auswerfend (expektorierend)
- Sekrete lösend (sekretierend)
- Sekrete auflösend (sekretomotorisch)

Beispiele: Seifenkraut, Schlüsselblume, Goldrute, Birkenblätter

Anwendung bei Erkrankungen der Atemwege, des Verdauungstraktes und des Atemtraktes (Bronchialbereich).

Kontraindikationen
Saponine schädigen die Wände der roten Blutkörperchen. Kontraindiziert bei Anämien oder Geschwüren.

6. Flavonoide

Flavonoide (von lateinisch »flavus«, gelb; Flavone: gelbe Pflanzenstoffe) fördern die Aufnahme von Vitamin C, Vitamin D und Kalzium im Körper. Sie festigen die Wände der Blutgefäße, sind also gut für die Durchblutung und bei Kreislaufbeschwerden. Einige Flavonoide wirken auch entzündungshemmend, gegen Leberleiden und Magengeschwüre.

Wirkung und Anwendung
Wirkungen:

- Radikale fangend (antioxidativ): Flavonoide können freie Sauerstoffionen (freie Radikale) binden, die anderenfalls zellschädigend wirken und eine Zelle bis zur Krebszelle verändern können.
- Gefäße schützend: Flavonoide beugen der Kapillarbrüchigkeit vor, erhöhen die Durchlässigkeit der Kapillaren und verhindern so zum Beispiel Ödeme.
- Sie wirken sehr entkrampfend spasmolytisch.
- Gut für alles, zum Beispiel auch bei Erkrankungen der Herzkranzgefäße (Angina Pectoris).

Beispiele: Holunder, Arnika, Rosskastanie, Weißdorn, Ringelblume, Lindenblüten, rotes Weinlaub, Arnikablüten, Königskerzenblüten, alle Zwiebelgewächse und Lauchgewächse.

Kontraindikationen
Es sind keine Kontraindikationen bekannt, es sei denn, die Pflanze enthält weitere Wirkstoffe, die Kontraindikationen haben.

7. Glykoside

Glykoside sind Verbindungen von einem Zuckermolekül und einem Nicht-Zuckermolekül. Letzteres ist der eigentliche Wirkstoff. Das heißt, bei einem Glykosid ist der Wirkstoff an ein Zuckermolekül gebunden.

Die Stoffgruppe der Glykoside ist außerordentlich umfangreich: Hierzu zählen zum Beispiel Senfölglykoside, Saponinglykoside, Farbstoffglykoside, Blausäureglykoside. Wichtig sind besonders die Herzglykoside (davon kennt man gut 100), zum Beispiel Digoxin, Digitoxis, Strophantin. Herzwirksame Glykoside sind gefährlich, da bei Überdosierung Lähmungserscheinungen bis hin zum Tod durch Atemlähmung auftreten können. Andererseits sind sie gute Medikamente, zum Beispiel enthalten in Fingerhut, Maiglöckchen, Wegrauke, Adonisröschen.

Wirkung und Anwendung

Die Wirkungen der Glykoside sind sehr unterschiedlich. Senfölglykoside etwa wirken kreislaufanregend und appetitanregend, die herzwirksamen Glykoside sind teilweise so stark wirksam auf das Herz, dass keinerlei Selbstmedikation erlaubt ist.

8. Alkaloide

Alkaloide sind meist basische Pflanzenstoffe, die häufig giftig wirken und zum Beispiel in Hexensalben eine bedeutsame Rolle spielten (Wahnvorstellungen, Vergiftungserscheinungen, Flugsalbe). Entscheidend ist die Dosis. Sie wirken betäubend auf die Nervenzellen, also auch auf Schmerzen.

Wirkung und Anwendung

Alkaloide wirken auf das Zentralnervensystem, das heißt auf den ganzen Körper, nicht nur auf einzelne Organe: betäubend, schmerzlindernd, hypnotisierend, Halluzinationen hervorrufend. Es gibt zahlreiche klinische Indikationen, wegen ihrer Toxizität ist keinerlei Selbstmedikation erlaubt.

Beispiele für Alkaloide: Schlafmohn enthält 46 verschiedene Alkaloide, darunter Codein und Morphin. Zu den Alkaloiden zählen auch die Substanzen Coffein, Teein, Nicotin, Strychnin. Pyrrolizidinalkaloide sind lebertoxisch und karzinogen (also hochgiftig). Auch Solanin in Nachtschattengewächsen, zum Beispiel in Kartoffel und Bittersüßem Nachtschatten, ist ein Alkaloid.

Alkaloidhaltige Pflanzen sind zum Beispiel Schierling, Rainfarn, Schöllkraut, Schlafmohn, Berberitze und zahlreiche andere.

9. Pflanzensäuren
Beispiele für Pflanzensäuren sind Fruchtsäuren, Apfelsäuren, Weinsäure, Essigsäure, Oxalsäure oder Kieselsäure.

Oxalsäure ist zum Beispiel in Rhabarber, Erdbeeren, Sauerampfer, Sauerklee enthalten. Überdosierung oder Dauerzufuhr können Nierensteine verursachen.

Kieselsäure ist zum Beispiel in Acker-Schachtelhalm, Schafgarbe, Quecke, Beinwell enthalten. Sie wirkt positiv auf die Haut, auf Bindegewebe, Haare und Nägel.

10. Vitamine, Mineralstoffe, Spurenelemente
Vitamine, Mineralstoffe und Spurenelemente sind vor allem in frischen Kräutern enthalten. Speziell die Vitamine A und C. Unter den Mineralstoffen ist Eisen hervorzuheben. Viel Vitamin C enthalten zum Beispiel die Hagebutte und der Sanddorn, aber auch Vogelmiere mit durchschnittlich 115 mg Vitamin C in 100 g essbarem Anteil oder Brennnessel mit 320 bis 340 mg pro 100 g Blattmasse sind reich an diesem Vitamin.

Heilmittel im Überblick

Kräuterheilmittel kann man prinzipiell mittels dreier Hilfsstoffe selbst herstellen: mit Wasser, Alkohol und Öl. Wichtig bei allen Herstellungen ist das genaue(!) Etikettieren der Heilmittel, und zwar von Beginn der Herstellung an. Das endgültige Etikett bekommt das fertige Produkt.

Zum Beispiel:
Spitz-Wegerich, Blätter,
Tinktur Alkohol 50 %, 22. 5. 2013

Oder:
Spitz-Wegerich, Blätter,
Infus einf., 22. 5. 2013

Ebenfalls sehr bedeutend ist, dass man sich über Wirkungsweise eines Kräutermittels im Klaren ist, bevor man es anwendet, und zusätzlich zunächst eine Probe macht für den Fall, dass man allergisch reagiert.

Selbstverständlich kann man die allermeisten Heilpflanzen frisch oder getrocknet verwenden. Grundsätzlich sind frische Pflanzen inhaltsreicher, allerdings benötigt man von frischen Pflanzen in der Regel eine größere Menge, da sie noch Wasser enthalten, das bei getrockneten Pflanzen nicht mehr vorhanden ist.

Mittel auf Wasserbasis

Heilmittel auf Wasserbasis sind am wenigsten lange haltbar, haben aber den Vorteil, dass man sie auch aus getrockneten Kräutern herstellen kann.

Kräutertee oder Aufguss: Die benötigte Menge des zu verwendenden Krauts hängt stark vom Kraut ab. Je stärker dessen Wirkung ist, desto weniger Kraut benötigt man oder darf man verwenden, um Nebenwirkungen zu vermeiden. Also genau informieren!

Ein Teelöffel getrocknetes Kraut pro Tasse Tee wird mit der entsprechenden Menge kochendem Wasser übergossen und je nach Kraut und Anwendung bis 20 Minuten ziehen gelassen. Zitrone, Honig oder Milch können als heilende Zusätze zugegeben werden.

Ein Tee aus frischem Kraut wird genauso zubereitet, braucht allerdings weniger Zeit, um zu ziehen.

Infus-Dekokt: Für ein Infus-Dekokt die vorgeschriebene Menge des getrockneten Krauts mit kaltem Wasser ansetzen, aufkochen, ziehen lassen, abseihen und in kleinen Schlucken trinken. Das macht man zum Beispiel, um die Schleimstoffe in einer Pflanze zu lösen, zum Beispiel bei Seifenkraut oder Schlüsselblume.

Mazerat: Für ein Mazerat die vorgeschriebene Menge Kraut in kaltes Wasser geben und 6 bis 12 Stunden ziehen lassen. Abseihen und anschließend kalt oder leicht erwärmt trinken. Zum Beispiel, um Gerbstoffe nicht zu stark zu lösen, etwa im Falle von Blutwurz gegen Durchfall.

Mazerationsdekokt: Hierfür ein Mazerat herstellen, mit dem Kraut aufkochen, abseihen und in kleinen Schlucken trinken. So geht man meist bei getrockneten oder frischen Wurzeln vor.

Infus: Der Infus ist die medizinisch wirksamste Zubereitung auf Wasserbasis. Er unterscheidet sich vom Tee durch seine größere Intensität. Von Blättern und Blüten nimmt man je 2 große Handvoll getrocknet (etwa 30 g), gibt sie in ein Einmachglas, übergießt sie mit 1 l kochendem Wasser und legt den Deckel auf. Man lässt Blätter mindestens 4 Stunden ziehen, Blüten maximal 2 Stunden, dann abseihen. Diese Methode spart das Auskochen der Kräuter, das man beaufsichtigen müsste. Je leichter flüchtig die Inhaltsstoffe der Pflanze sind, desto kürzer die Zeit: So braucht zum Beispiel Kamille nur 30 Minuten zu ziehen (wie übrigens auch alle Blüten).

Von einem Infus nutzt man als Erwachsener (60 bis 70 kg Körpergewicht) maximal 2 ½ Tassen am Tag, je niedriger das Körpergewicht ist, desto niedriger die erforderliche Dosis. Infus sind nur begrenzt haltbar! Anwendungen für Infus:

- *Vollbad:* 2 l Infus für eine Badewannenfüllung (kann man auch toll aus getrockneten Kräuterresten vom letzten Jahr machen).
- *Fußbad und Sitzbad:* wie Vollbad.
- *Umschläge:* Umschläge macht man, indem man ein sauberes Tuch in heißen Infus taucht und ausgewrungen auflegt. Für den Breiumschlag werden zerquetschte Pflanzen mit Wasser gemischt und zu einem Brei gerührt. Dieser wird auf die Haut gegeben und dort mit einem Mulltuch oder einer Mullbinde festgehalten.

- *Kompressen:* Frische zerkleinerte (mindestens zerdrückte) Kräuter werden in ein Tuch gegeben und auf die betroffene Stelle gelegt.

Dekokt oder Abkochung: Dekokte sind konzentrierte Infus, die man gewinnt, indem man zunächst einen Infus bereitet. Dieser wird abgemessen, dann bis zum Dampfen erwärmt (das ist lange vor dem Sieden oder Kochen) und auf kleiner Hitze dampfend auf die Hälfte reduziert. Ein einfaches Dekokt ist viermal stärker als ein Infus. Dekokte und deren Verwendung sind nur für erfahrene Kräuterkundler geeignet. Ich erwähne sie nur deshalb an dieser Stelle, weil sie der Sirupherstellung dienen.

Sirup: Für einen Sirup gibt man auf 250 ml einfaches Dekokt die gleiche Menge (250 g) Zucker oder die halbe Menge Honig (Honig süßt doppelt so stark wie Zucker). Das Süßungsmittel in die heiße Flüssigkeit geben und bis zum Kochen erhitzen. Die kochend heiße Flüssigkeit in geeignete Flaschen gießen. Nach Belieben der besseren Haltbarkeit wegen 1 EL hochprozentigen Alkohol zugeben. Abgekühlt im Kühlschrank aufbewahren. Sirup hält 3 bis 6 Monate.

Denken Sie bei Kleinkindern und Kindern immer daran, dass kleinere Körper auch wesentlich kleinere Mengen an Kräutermitteln benötigen, und verzichten Sie auf den Zusatz von Honig und selbstverständlich Alkohol! Der Körper eines Kindes kann Alkohol mangels des dafür erforderlichen Enzyms kaum abbauen. Sind Kinder betrunken, so bleiben sie es zwei bis drei Tage lang!

Mittel auf Alkoholbasis

Tinktur: Tinkturen sind Kräutermittel, die in Alkohol (90-prozentig oder mindestens 38-prozentig), manchmal auch in Essig oder ähnlich angesetzt werden. Tinkturen werden äußerlich und innerlich angewendet und sind in der Regel länger haltbar als Kräuterheilmittel auf Wasserbasis.

Tinkturen wirken schnell, sie sind oft jahrelang haltbar, man braucht nur kleine Mengen, deshalb sind sie auch gut transportabel. Die Herstellung ist denkbar einfach und man braucht nur eine kleine Menge Pflanzen, um eine Arznei herzustellen. Bestimmte Inhaltsstoffe (zum Beispiel einige Alkaloide) sind zudem nur in Alkohol oder Essig löslich. Vitamine und Mineralstoffe werden allerdings vom Alkohol kaum aufgenommen. Insgesamt sind Tinkturen zwar durchaus nützlich, aber frische, in der Küche frisch zubereitete Kräuter oder auf Wasserbasis hergestellte Kräuterheilmittel, frisch zugeführt, werden dem menschlichen Körper wohl eher gerecht. Tinkturen sind allerdings toll, wenn man auf Reisen ist.

Mittel auf Ölbasis

Für den Laien ist nur die Herstellung von Ölauszügen möglich. Ätherische Öle zu extrahieren braucht Fachleute und Fachgeräte. Ölauszüge sind auch die Ausgangsstoffe für weitere Verarbeitungsformen, zum Beispiel für Salben und Cremes. Wichtig für die Herstellung aller Ölauszüge ist das Vermeiden von Feuchtigkeit und zu viel Sauerstoff im Glas, da beide Schimmelpilze begünstigen.

Man kennt Kaltauszüge und Warmauszüge. Beide Auszüge eignen sich zur Herstellung von Salbe und Creme.

Kaltauszug (kalter Ölauszug): Kaltauszüge gewinnt man, indem man Einmachgläser randvoll mit frischem, absolut trockenem, grob zerkleinertem Pflanzenmaterial füllt (Ernte an einem trockenen warmen Tag) und langsam Öl (Ölsorte nach Rezept) darübergießt. Dabei müssen Luftbläschen entfernt werden (Rühren mit dem Stiel eines Holzlöffels oder Ähnlichem, kein Metall). Das Glas muss randvoll und die Kräuter müssen ganz bedeckt sein. Dann Deckel auflegen, Glas etikettieren und mindestens 6 Wochen stehen lassen. Danach abseihen und das Öl einige Tage stehen lassen, bis sich am Boden Flüssigkeit absetzt. Jetzt das Öl vorsichtig abgießen und im Keller oder Kühlschrank aufbewahren. Wird die Flüssigkeit am Boden nicht restlos entfernt, wird das Öl in kurzer Zeit schlecht werden. Auf der sicheren Seite ist man, wenn man getrocknete Kräuter auszieht. Allerdings ist die Intensität in diesem Fall geringer.

Warmauszug (warmer Ölauszug): Für einen Warmauszug wird das mit Öl und Kräutern gefüllte Glas (100 g Kraut auf 1 l Öl) vorsichtig im Wasserbad erwärmt und darin stehend 4 Stunden ausgezogen. Anschließend abseihen, die Kräuter gut ausdrücken, zum Öl neue Kräuter (100 g) geben und den Vorgang wiederholen. Diese Methode spart eine Wartezeit von 6 Wochen, allerdings muss man aufpassen, dass während des Ausziehens genügend Wasser im Wasserbad bleibt. Auch in diesem Fall setzt sich bei der Verwendung frischer Kräuter am Boden Wasser ab, welches man dringlich vom Öl entfernen muss, um ein hochwertiges und vor allem länger haltbares Kräuteröl zu erhalten.

Über das Trocknen der Kräuter

Kräuter aller Art zu trocknen, gelingt ganz einfach. Wichtig ist, darauf zu achten, dass die Kräuter an einem sonnigen Tag geerntet werden und der Tau abgetrocknet ist. Man nimmt nur einwandfreies Pflanzenmaterial, das nicht gewaschen wird, um Feuchtigkeit zu vermeiden. Die Kräuter werden locker gebündelt, zusammengeschnürt und einem luftigen Ort, nicht aber in der Sonne, kopfüber aufgehängt. Nach Abschluss des Trocknungsvorganges werden die Blätter und Blüten abgestreift oder die ganze Pflanze zerkleinert und in fest schließenden, am besten dunklen Gläsern aufbewahrt. Getrocknete Kräuter halten sich gewöhnlich ein Jahr.

Blüten trocknet man am einfachsten auf Gestellen, die mit feiner Gaze oder Ähnlichem bespannt sind, ebenfalls im Schatten. Blüten sind in der Regel empfindlich und schimmeln leicht, sie müssen sehr sorgfältig getrocknet werden. Idealerweise wird bei nicht mehr als 30 °C, maximal 35 °C, getrocknet. Kräuter und Blüten sollten nie im Backofen getrocknet werden, da die wünschenswert niedrige Temperatur dort in der Regel nicht verlässlich genau einstellbar ist. Wertvolle Inhaltsstoffe gehen bei zu hoher Temperatur leicht verloren.

Für Wurzeln kann man auch den Backofen – leicht geöffnet bei niedrigster Temperatur – nutzen, sonst auch den Dörrapparat, ebenfalls nicht über 40 °C. Ansonsten werden Wurzeln zum Trocknen längs gespalten und wie Kräuter aufgehängt. Zuvor säubert man sie gründlich, gegebenenfalls (anders als Kräuter) auch mit Wasser.

Kräuter einfrieren

Die Tiefkühltruhe ist bei weitem nicht die schlechteste Art, wilde Kräuter eine Zeit lang haltbar zu machen. Sie eignet sich für fast alle Frühjahrskräuter, die man in der Küche verwenden will. Bärlauch, Knoblauchsrauke, Brunnenkresse, Brennnessel, Vogelmiere, Löwenzahn, Hirtentäschel und andere. Diese Art der Haltbarmachung nutzt man für den Küchenbereich, da beim Einfrieren die Vitamine erhalten bleiben, die zum Beispiel beim Trocknen oder auch beim Erhitzen weitgehend verloren gehen.

Kräuter, die schwerpunktmäßig in der Heilkunde verwendet werden, eignen sich für die Aufbewahrung im Gefriergerät weniger oder behalten die hierfür gewünschten Inhaltsstoffe auch, wenn sie zum Beispiel getrocknet oder in Alkohol eingelegt werden.

Ich persönlich friere Kräuter gründlich gesäubert und nur grob zerkleinert ein. Wenn ich sie dann nutze, kann ich entscheiden, ob sie grob verwendet oder weiter zerkleinert werden.

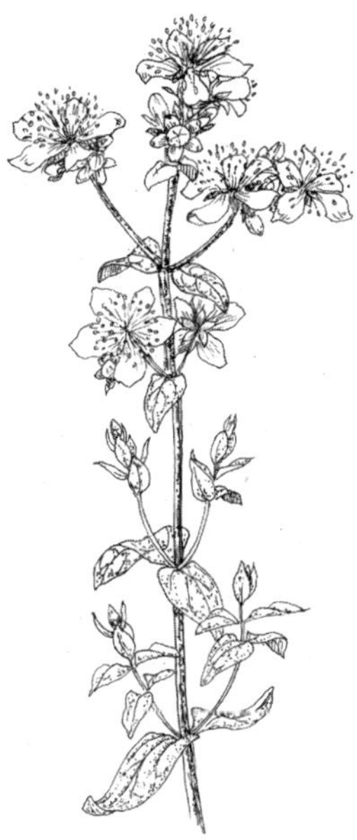

Die Autorin

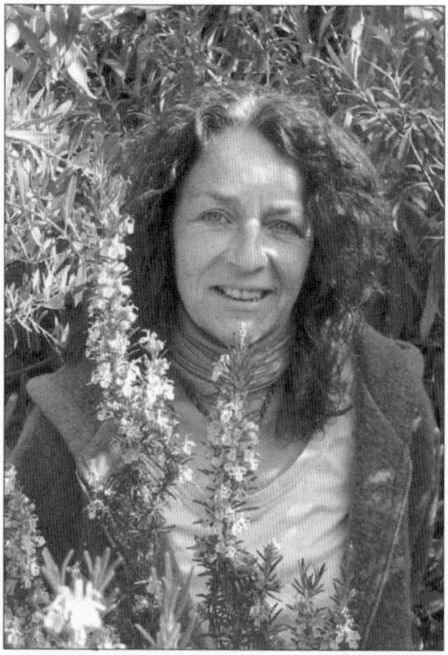

Christina Mann ist ausgebildete Wildkräuterführerin, Phytotherapeutin und Ethnobotanikerin (CAS, UZH). Ihr besonderes Anliegen ist die Erhaltung und Weitergabe des historischen Wissens um die Wildkräuter. Gemeinsam mit ihrem Mann bewirtschaftet sie in Eckelsheim »Weingut & Kräuterhof Mann«. Die qualifizierte Winzerin, Hauswirtschafterin und Erziehungswissenschaftlerin gründete vor mehr als zehn Jahren die Kräuterschule Herbula und widmet sich im Rahmen von Kräuterführungen, Seminaren, Kräuterfesten und Kochkursen intensiv Wildkräutern und Kräuterkunde.

Kontaktadresse:
Weingut & Kräuterhof Mann
Kräuterschule Herbula
Rainer und Christina Mann
Hauptstraße 7 – 9
55599 Eckelsheim
www.kraeuterhexe-eckelsheim.de
www.weingutmann.de

Der Autor

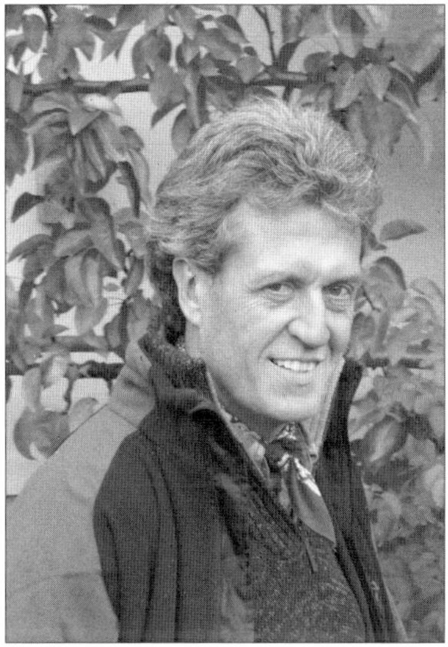

Gärtnermeister Friedhelm Strickler führt gemeinsam mit seiner Frau die Bioland-Kräuter- und Wildpflanzengärtnerei Strickler in Alzey. Die naturnahe Gestaltung von Gärten liegt ihm ganz besonders am Herzen. Kunden und Fachleute schätzen seine hohe Kompetenz und praktische Erfahrung bei der Anzucht und Verwendung von Wildpflanzen und Kräutern – sowohl beim Kauf von Pflanzen als auch bei der Planung und Gestaltung von Gärten. Der Schaugarten, Kräuter- und Naturgartenseminare sind darüber hinaus beliebte Anziehungspunkte der Gärtnerei.

Kontaktadresse:
Kräuter- und Wildpflanzengärtnerei
Friedhelm und Monika Strickler
Lochgasse 1
55232 Alzey
www.gaertnerei-strickler.de

Zum Weiterlesen

- Abraham, Hartwig / Thinnes, Inge: **Hexenkraut und Zaubertrank,** Urs Freund Verlag
- Auerswal, B.: **Unsere Heimatkräuter als Hausmittel,** Nachdruck der Ausgabe 1920 Dresden, Gondrom Verlag
- Berger, Judith: **Das magische Heilkräuterjahr,** Droemer Knaur
- Blaufuss, Alfred / Reichert, Hans: **Die Flora des Nahegebietes und Rheinhessens,** Pollichia
- Boericke, William: **Handbuch der homöopathischen Materia medica,** Haug Verlag
- Brooke, Elisabeth: **Von Salbei, Klee und Löwenzahn,** Bauer Verlag
- Brunfels, Otto (Hrsg.): **Das Buch der Kräuter, bearbeitet nach Otto Brunfels (1532),** etwa 1918 Dresden, Verlag Urania-Gesellschaft
- Corbetta, Francesco: **99 Piante spontanee mangerecce,** Oasi Alberto Perdisa
- Della Beffa, Maria Teresa: **Erbe,** De Agostini
- Dinzelbacher, Peter: **Heilige oder Hexen?,** Artemis & Winkler Verlag
- Düll, Ruprecht / Herfried Kutzelnigg: **Taschenlexikon der Pflanzen Deutschlands,** Quelle & Meyer
- Fischer, Georg: **Heilkräuter und Arzneipflanzen,** Karl F. Haug Verlag 1947
- Fischer-Rizzi, Susanne: **Blätter von Bäumen,** AT Verlag
- Fischer-Rizzi, Susanne: **Medizin der Erde,** AT Verlag
- Frohne, Dietrich: **Heilpflanzenlexikon,** Wissenschaftliche Verlagsgesellschaft WVA
- Fuchs, Leonhart: **Kreutterbuch,** Nachdruck der Ausgabe von 1543 Basel, VMA Vertriebsgesellschaft
- Genaust, Helmut: **Etymologisches Wörterbuch der botanischen Pflanzennamen,** Nikol Verlag
- Geßmann, Gustav W.: **Die Pflanze im Zauberglauben,** Paul Hartmann Esoterischer Verlag
- Greiner, Karin / Weber, Angelika: **Magie und Heilkraft der Frauenkräuter,** Mosaik Verlag
- Grau, Jürke / Jung, Reinhard / Münker, Bertram / Bauer, Paul: **Beeren, Wildgemüse, Heilkräuter,** Mosaik Verlag
- Hirsch, Siegrid / Grünberger, Felix: **Die Kräuter in meinem Garten,** freya
- Höfler, Max: **Volksmedizinische Botanik der Germanen,** Nachdruck der Ausgabe von 1908 Wien, Verlag für Wissenschaft und Bildung VWB, Berlin 1990
- Höhne, Anita: **Medizin am Wegesrand,** Heyne
- Hollerbach, Elisabeth und Karl: **Kraut und Unkraut zum Kochen und Heilen,** Irisiana
- Kalbermatten, Roger: **Wesen und Signatur der Heilpflanzen,** AT Verlag
- Kaufhold, Peter: **PhytoMagister,** Pflaum Verlag

- Kranzberger, Bernhard / Mair, Stefan: **Handbuch der Heilpflanzen,** Bechtermünz
- Künzle, Johann, Kräuterpfarrer: **Das große Kräuterheilbuch,** Nachdruck der Erstausgabe von 1945 Walter-Verlag, Bibliographisches Institut
- **Magische Welt der Kelten,** Gondrom
- Marzell, Heinrich: **Wörterbuch der deutschen Pflanzennamen,** Nachdruck der Erstausgabe von 1943, Parkland Verlag, Köln 2000
- Marzell, Heinrich: **Zauberpflanzen Hexentränke,** Franckh'sche Verlagshandlung Kosmos Gesellschaft der Naturfreunde 1963
- Mayer, Johannes G. / Goehl, Konrad: **Höhepunkte der Klostermedizin,** Volker Hennig Verlagsbuchhandlung
- Müller, Irmgard (Hrsg.) / Manheim, Ron (Hrsg.): **Anholter-Moyländer Kräuterbuch,** Stiftung Museum Schloss Moyland
- Ochsner, Patrizia Felizitas: **Hexensalben und Nachtschatten-gewächse,** Nachtschatten Verlag
- Ody, Penelope: **Heilen mit Kräutern und Pflanzen,** Neuer Honos Verlag
- Pahlow, Mannfried, Apotheker: **Das große Buch der Heilpflanzen,** Gräfe und Unzer Verlag
- Pahlow, Mannfried, Apotheker: **Heilpflanzen,** Gräfe und Unzer Verlag
- Peschke, Hans-Peter von / Feldmann, Werner: **Kochbuch der alten Römer,** Artemis & Winkler Verlag
- Pötsch, Erich M. Dr.: **Historisches zum Ampfer,** Bundesanstalt für alpenländische Landwirtschaft
- Rausch, Andrea / Lotz, Brigitte: **Dumonts kleines Kräuterlexikon,** Dörfler Verlag GmbH
- Recht, Christine / Wetterwald, Max Felix: **Ernte am Wegrand,** Ulmer Verlag
- Redaktion Time-Life-Bücher: **Verzauberte Welten. Feen und Elfen,** Hamburg 1984
- Schleich, Johann: **Kräuterweiber und Bauerndoktoren,** Kopp Verlag
- Schöpf, Hans: **Zauberkräuter,** VMA Verlag
- Schöpf, Hans: **Volksmagie,** Styria
- Schrödter, Willy: **Pflanzen-Geheimnisse,** Reichl Verlag
- Seybold, Siegmund: **Die wissenschaftlichen Namen der Pflanzen und was sie bedeuten,** Ulmer Verlag
- Storl, Wolf-Dieter: **Heilkraft der Zauberpflanzen,** AT Verlag
- Storl, Wolf-Dieter: **Heilkräuter und Zauberpflanzen zwischen Haustür und Gartentor,** AT Verlag
- Storl, Wolf-Dieter: **Kräuterkunde,** Aurum im Kamphausen Verlag
- Storl, Wolf-Dieter: **Pflanzendevas,** AT Verlag
- Storl, Wolf-Dieter: **Pflanzen der Kelten,** AT Verlag
- Tegetthoff, Folke: **Kräutermärchen,** Nymphenburger
- Weed, Susun S.: **HeilWeise Teil 2,** Frauenoffensive
- Weiss, Rudolf Fritz / Fintelmann, Volker: **Lehrbuch Phytotherapie,** Hippokrates

Verzeichnis der vorgestellten Pflanzen

Deutsche Pflanzenamen

Botanische Pflanzennamen

Verzeichnis der Rezepte

In der Küche

Für das Wohlbefinden

Naturgarten e. V. –

Der Verein für naturnahe Garten- und Landschaftsgestaltung

Naturbegeisterte Gartenbesitzer, Biologen, Gartengestalter und Landschaftsarchitekten gründeten 1990 den Verein für naturnahe Garten- und Landschaftsgestaltung (kurz Naturgarten e. V.). Seitdem wird die Naturgartenidee mit viel Tatkraft, Idealismus und Begeisterung weiter entwickelt und hat sich weit über Deutschlands Grenzen hinaus verbreitet.

Einblicke in unsere Vision:

Die Zukunft der Garten- und Landschaftsgestaltung gehört dem naturnahen Grün – nicht nur im privaten Bereich vor der Haustür, sondern genauso in öffentlichen Anlagen: Schulhöfen, Kindergärten, Firmengeländen, Verkehrsgrün ... die Möglichkeiten sind unzählig.

Ein dichtes Netzwerk von Naturoasen mit vielfältig strukturierten Lebensräumen für einheimische Pflanzen und Tiere ermöglicht uns und unseren Kindern durch bewusstes Erleben den Zugang zur Natur.

Wir möchten den Weg vom monotonen Einheitsgrün und exotischen Pflanzungen hin zu vielfältigen, bunten und artenreichen Lebensräumen entscheidend prägen.

Wir sehen uns als Gemeinschaft, in der sich die einzelnen Mitglieder gegenseitig in ihrer Naturgartenarbeit unterstützen und jedem Interessierten Hilfe und Wissen anbieten.
Durch unser persönliches Beispiel möchten wir die Menschen für den verantwortungsbewussten, schonenden Umgang mit allen Ressourcen sensibilisieren.

Der Erfolg unserer Arbeit hängt von jedem einzelnen Mitglied ab. Die kleinen täglichen Beiträge sind mindestens genauso wichtig wie große spektakuläre Aktionen.

Machen Sie mit, teilen Sie unser Miteinander-Leben und Voneinander-Lernen. Egal, ob Freizeit-Naturgärtner, Profi-Naturgärtner, Naturschützer, Umweltbeauftragte oder stille Förderer im Hintergrund – wir freuen uns über jedes (neue) Naturgartenmitglied.
Helfen Sie mit, das Netz zu knüpfen. Naturgarten e. V. – ein Netzwerk fürs Leben.

NaturGarten e.V.

Naturgarten e. V.
Bundesgeschäftsstelle
Kernerstraße 64
74076 Heilbronn
Telefon: 07131 / 64 9999 6
E-Mail: geschaeftsstelle@naturgarten.org
Website: www.naturgarten.org

Lebensraum Garten

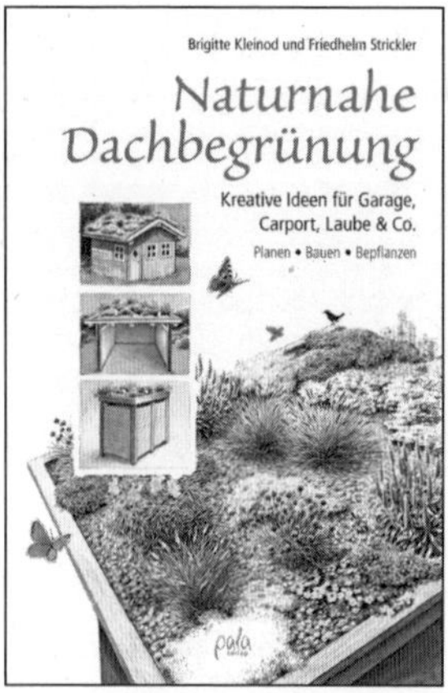

Brigitte Kleinod und Friedhelm Strickler:
Naturnahe Dachbegrünung
ISBN: 978-3-89566-303-1

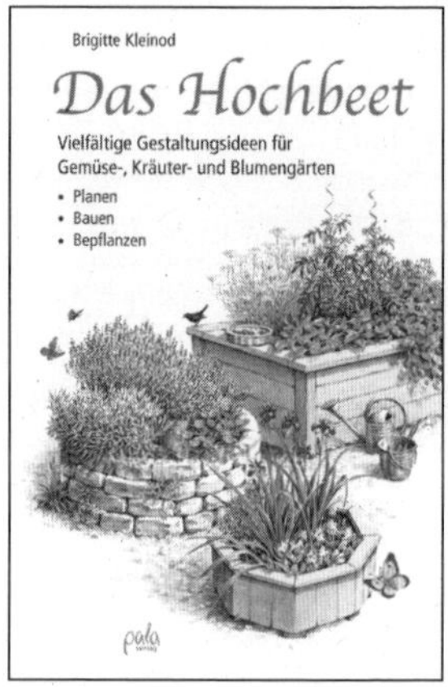

Brigitte Kleinod:
Das Hochbeet
ISBN: 978-3-89566-261-4

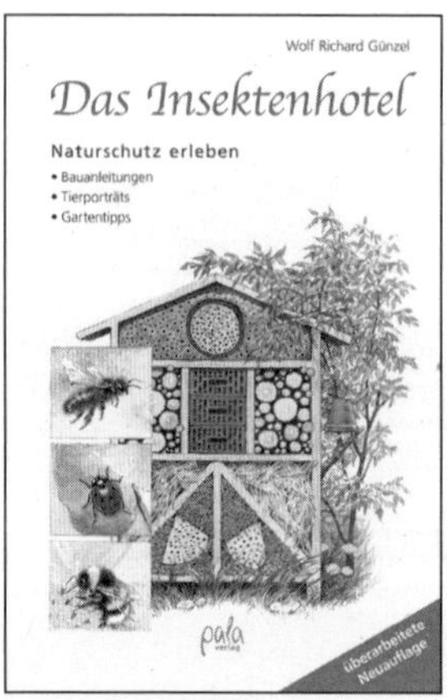

Wolf Richard Günzel:
Das Insektenhotel
ISBN: 978-3-89566-300-0

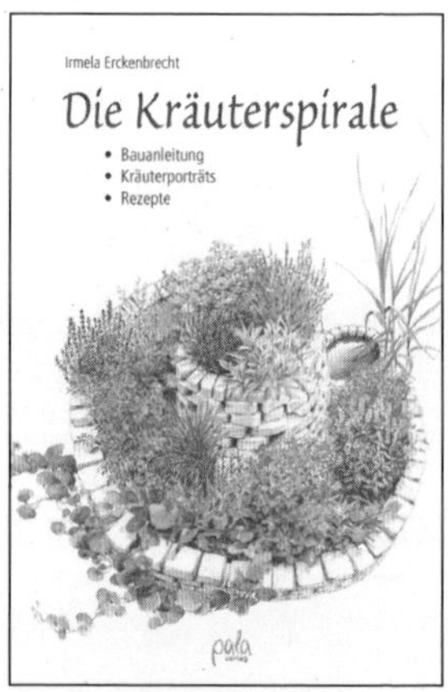

Irmela Erckenbrecht:
Die Kräuterspirale
ISBN: 978-3-89566-290-4

Vom Garten in die Küche

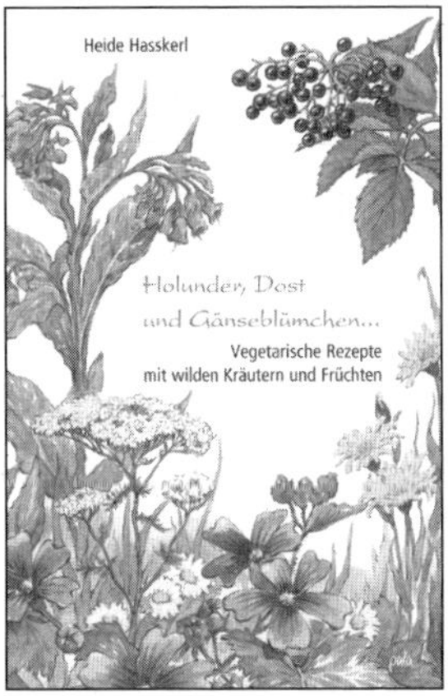

Heide Hasskerl:
**Holunder, Dost
und Gänseblümchen ...**
ISBN: 978-3-89566-253-9

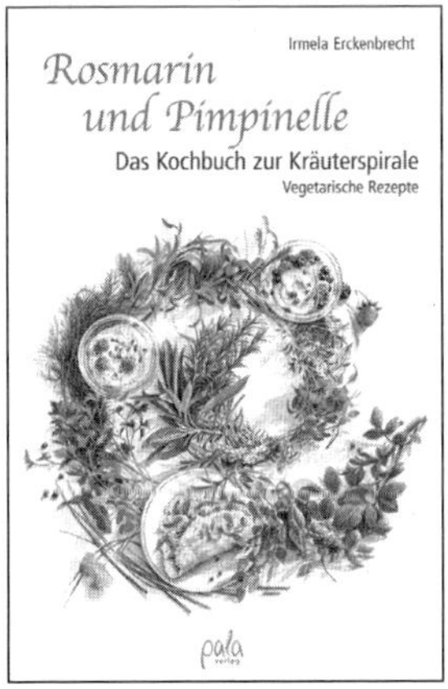

Irmela Erckenbrecht:
Rosmarin und Pimpinelle
ISBN: 978-3-89566-256-0

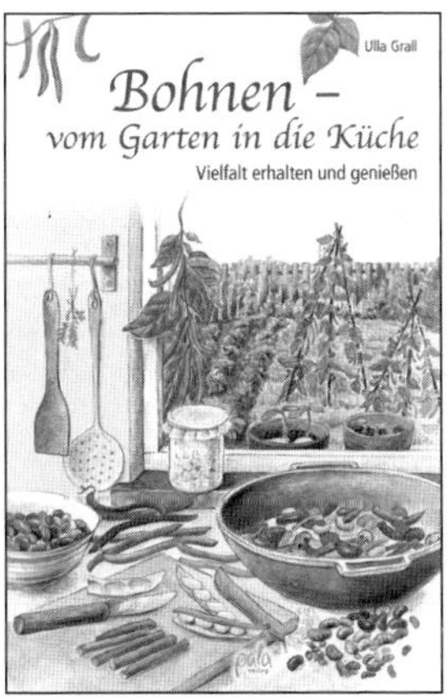

Ulla Grall:
Bohnen – vom Garten in die Küche
ISBN: 978-3-89566-298-0

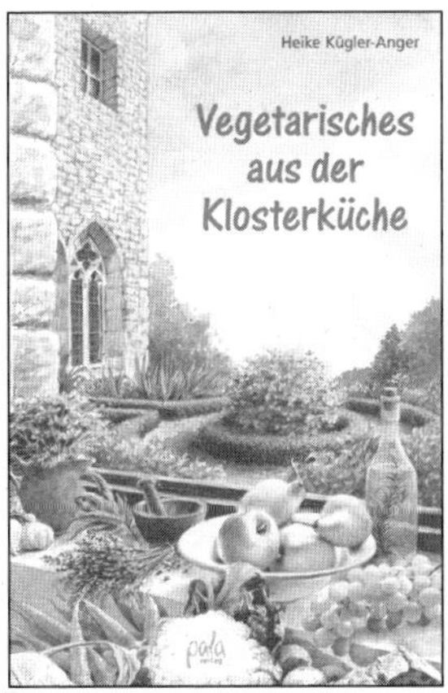

Heike Kügler-Anger:
Vegetarisches aus der Klosterküche
ISBN: 978-3-89566-286-7

Gesamtverzeichnis bei:
pala-verlag, Rheinstraße 35, 64283 Darmstadt, www.pala-verlag.de

ISBN: 978-3-89566-316-1

Rheinstraße 35, 64283 Darmstadt
www.pala-verlag.de
3. überarbeitete und erweiterte Neuauflage.
Die erste Auflage erschien 2005 im Vicusverlag Eckelsheim.

Umschlagbild und Innenillustrationen: Heidi Janicek, München

Lektorat: Angelika Eckstein

Druck und Bindung: fgb • freiburger graphische betriebe
www.fgb.de
Printed in Germany

Dieses Buch ist auf Papier aus 100 %
Recyclingmaterial gedruckt und
klimaneutral produziert.

Print CO2 kompensiert
Id-Nr. 1326904
www.bvdm-online.de